きどにゃんとゆく！
水・電解質を学ぶ旅

腎生理がわかれば、水・電解質異常がわかる！

改訂2版

滋賀医科大学総合内科学講座　教授／
国立病院機構東近江総合医療センター　内科診療部長

杉本俊郎 著

南山堂

推薦の言葉

　人体における「水・電解質」の恒常性，特に細胞外液の恒常性を保つ上で腎臓は最も重要な役割を担っていますが，ややもするとその役割の複雑さゆえに近寄りがたさをもたれている方が多いのではないでしょうか．著者は「人類が進化の過程で獲得してきた腎臓の働き」との視点で腎臓の生理作用を解説し，読者が興味をもって接するように，また容易に理解できるように解説されています．また，研修医（ナトリン）と腎臓専門医（きどにゃん）の問答形式で書かれており，多くの読者にとって読みやすい内容となっているのではないでしょうか（なぜか大阪弁である！？）．随所に「4コママンガ」を挿入されているのも「清涼剤」の役割を果たしています．

　まず初章で，「なぜ人類は腎臓の働き－糸球体や尿細管－を獲得したのか」を海水から淡水へ，そして陸上へと生活環境を変化させる過程で適応し，獲得してきた「進化」の視点で解説されています．さらに，近位尿細管，遠位尿細管の働きを「原尿の流れ」との視点から説明され，血液・尿化学検査値の見方についても解説されています．後半では，実地臨床上遭遇する頻度の高い低ナトリウム血症を始め高カリウム血症や代謝性アシドーシスなどについて，各々症例を提示しつつ実践的な診療の進め方を具体的に解説されていて，多くの読者にとって大変参考となる内容です．最近注目されている慢性腎臓病（CKD）の症例で遭遇する電解質異常についても取り上げられており，日常臨床に役立つのではないでしょうか．また，高齢者で特に問題となっている NSAIDs による副作用症例，利尿剤の使用や輸液といった日常臨床でなにげなく行っている診療行為についても気を付けなければならない留意点について触れられているのは参考となります．

　ところで，糖尿病の症例も提示されていますが，その中で「糖尿病性腎臓病 diabetic kidney disease（DKD）」という見慣れない言葉が登場しています（各論第4，5話）．高齢化社会を反映してでしょうか，微量アルブミン尿から顕性タンパク尿へ進行し，さらに腎機能が低下する経過を呈する典型的な「糖尿病性腎症 diabetic nephropathy（DN）」ではなく，アルブミン尿・タンパク尿を呈さず腎機能が低下する2型糖尿病症例に遭遇する機会が増えてきております．おそらく「虚血性病変」の関与が大きいのではないかと推測されますが，こうした非典型的症例を含めて「糖尿病性腎臓病（DKD）」と呼ぶことが提唱されているわけです．

　全般を通して感じるのは，欧米の最新の情報を必要に応じ引用され，読者が新

しい知見に触れられるように配慮されているだけでなく，古くから評価されている「先達」の考えを重視することの大切さを説いておられる点です．「温故知新」の心構えではないでしょうか．

　著者の杉本俊郎氏は腎臓学会で活発な活動と博識ぶりが高く評価されておられ，その言動が注目されている専門医です．ただ，腎臓学を専門とされてはいますが総合臨床医となるべく研鑽を積み重ねてこられており，水・電解質代謝異常を呈する患者であっても全人的な対応を重視する臨床を経験してきておられる専門医でもあります．主徴候の背後にあるさまざまな所見，異常や患者さんの特性に配慮した水・電解質代謝異常の臨床を実践されてこられた著者の「経験知」を多くの研修医・若手医師に学び継いで頂ければ幸いです．

2018年8月

滋賀医科大学名誉教授

吉 川 隆 一

改訂2版の序

　本書「きどにゃんとゆく！ 水・電解質を学ぶ旅　腎生理がわかれば、水・電解質異常がわかる！」の初版を執筆して，約6年の月日が経ちました．本書は，私にとって，「水・電解質異常」を腎生理を通じて理解する試みのきっかけを与えてくれたものです．

　本書をはじめとした私が執筆した3冊のきどにゃんシリーズは，「腎生理・病態生理を理解して，水・電解質異常に対応しよう」というコンセプトが根底にあります．よって，理屈っぽい記載が多く，類書にあるようなマニュアル的な記載が少ないことから，私の周りの専攻医には，解りづらいという感想が多いのが事実でした．しかし，今回，改訂版の執筆の機会を頂いたということは，このコンセプトに関して，読者の皆様に一定のご支持をいただいたものと考えております．よって，本改訂においても，**きどにゃんシリーズのコンセプトを堅持し**，初版執筆時に私が理解していなかったことや，近年の「水・電解質異常」「腎生理」「心腎疾患」に関する進歩について等を，改定・追記しました．さらに，初版で述べなかった「高 Na 血症」「低 K 血症」，そして，超高齢社会に臨床に欠かせない「シックデイ・ルール」に関する項目を新たに追加しました．

　最後に，日々の臨床場において私を支えてくださっている滋賀医科大学総合内科学講座・東近江総合医療センターの皆様，そして，初版の執筆時から，企画・編集に多大なるご尽力を賜りました小池亜美氏をはじめとした南山堂編集部の皆様に心からの感謝の意を表します．

2024年12月

きどにゃん　中の人
滋賀医科大学総合内科学講座　教授
国立病院機構　東近江総合医療センター　内科診療部長

杉本俊郎

初版の序

　本書は，臨床の現場でしばしば遭遇する「水・電解質異常」の症例に対して，誰でも自信をもって対応できるようになることを目的にしたものである．質の高い臨床研究に裏付けられたエビデンスに乏しいため「水・電解質異常」の臨床の現状は，各々の症例に対応するために「水・電解質異常」の病態生理(**腎生理**)を理解する必要があると考えられている．しかし，**腎生理**の根幹とされる腎尿細管の構造やチャネル・トランスポーター系がしばしば複雑であると(筆者にとっては誤解に近い)認識をされ，「水・電解質異常」は難しいと感じる方が多いように思われる．そのためか，既存の「水・電解質異常」の入門書は，**腎生理**についてあえて詳細な記載を避け解説を行っているものが多い．

　常々，筆者は，「水・電解質異常」の臨床を専門としている腎臓内科専門医として，「水・電解質異常」に対応するために必要な**腎生理**の知識を，若い先生が正確・簡単に理解できる方法はないか模索してきた(図)．筆者が模索し続けている『**腎生理を理解して「水・電解質異常」に対応する**』方策をまとめたものが本書である．読者の先生が「水・電解質異常」に対応する時に，本書の内容が役立つことができれば望外の喜びである．

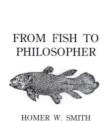

A

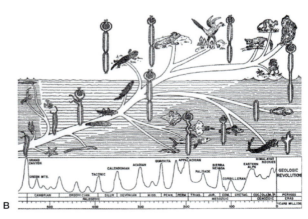

B

(A：Smith HW：From Fish to Philosopher. The history of our internal environment. Little, Brown&Co, 1953より，B：Vize PD, Smith HW：A Homeric view of kidney evolution：A reprint of H. W. Smith's classic essay with a new introduction. Evolution of the kidney. 1943. Anat Rec A Discov Mol Cell Evol Biol 277：344-354, 2004より)

最後に，筆者に本書を執筆する機会を与えてくださり企画・編集に多大なご尽力を賜りました南山堂の小池亜美，古賀倫太郎の両氏，巻頭言を賜った筆者の腎臓内科医としての師である元滋賀医科大学学長の吉川隆一先生，今まで筆者に「水・電解質異常」の臨床を教えてくれた患者さん達に心からの感謝の意を評します．

2018年9月

きどにゃん　中の人
滋賀医科大学総合内科学講座（地域医療支援）　准教授
国立病院機構　東近江総合医療センター　診療部　総合内科部長

杉本俊郎

目次

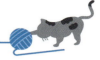

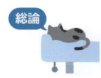

総論 腎生理を簡単に理解する方法

第1話 腎臓の進化を考えると腎生理がわかる（前半） 2
- 魚から哲学者へ ……………………………………………………………………… 5
- 淡水から，糸球体・遠位尿細管ができた ……………………………………… 7
- 海に戻った魚，海からまた淡水へ戻った魚 …………………………………… 8

第2話 腎臓の進化を考えると腎生理がわかる（後半） 15
- 落ちこぼれの魚 〜シーラカンスとハイギョ〜 ………………………………… 15
- 陸への挑戦 〜両生類，爬虫類〜 ………………………………………………… 17
- 代謝の亢進，高濾過・高吸収型の腎臓の哺乳類 ……………………………… 20

第3話 原尿の旅
〜原尿の流れを理解すれば腎生理はわかる！〜 31
- 尿細管が機能するための原則 …………………………………………………… 35
- 近位尿細管の機能 ………………………………………………………………… 37
- ヘンレループの機能 ……………………………………………………………… 39
- 遠位曲尿細管の機能 ……………………………………………………………… 43
- 集合管 〜皮質集合管の機能〜 …………………………………………………… 46
- 水の再吸収 ………………………………………………………………………… 49
- 尿素の働き ………………………………………………………………………… 51
- 対向流交換系 ……………………………………………………………………… 55

第4話 カリウムの生理 59
- K は細胞内電位を決め，細胞の興奮を調節する ……………………………… 59
- ヒトの腎臓の nature は，多量に摂取されていた K に対応している ……… 62
- K の流れ …………………………………………………………………………… 63
- 近位尿細管，ヘンレループ，遠位尿細管での K ……………………………… 64
- 集合管，アルドステロン感受性尿細管での K 代謝 …………………………… 65
- K の調節と，Na と細胞外液量調節の関係 ……………………………………… 67

食事による高K血症を防ぐ仕組み ……………………………………………… 68

第5話 原尿の流れを考えながらみる
尿化学検査・血液腎機能のみかた　75

腎生理に基づく尿化学検査のみかた ……………………………………………… 77
尿化学検査の考え方の基本は，fractional excretion ………………………… 78
尿化学検査 〜各々の項目の意味するところ〜 ………………………………… 84
原尿の流れを考えながら，血液腎機能をみる ………………………………… 86
急性期の病態の腎機能の判断 …………………………………………………… 89

各論　腎生理を理解して，患者さんの尿細管内の尿の流れを理解しよう

第1話 最も多い電解質異常，
低ナトリウム血症の急性期対応　98

重篤な低Na血症（＜125mEq/L）に対する初期対応 …………………………… 98
低Na血症の病態生理
　〜症状と成因について同時に考えながら対応しよう〜 …………………… 99
いまだ解決していない低Na血症に関する臨床上の争点 …………………… 112

第2話 うっ血性心不全と低ナトリウム血症
〜心腎症候群（CRS）と低Na血症〜　127

うっ血性心不全治療の原則 ……………………………………………………… 129
提示症例の病態を腎生理学的に考えると ……………………………………… 131

第3話 利尿薬の使い方　142

古典的な利尿薬の分類 …………………………………………………………… 142
新しい利尿薬の作用の考え方とその分類法 …………………………………… 146
利尿薬といえば，利尿薬の王様のフロセミド ………………………………… 151
その他，古典的利尿薬に含まれない新規利尿薬 ……………………………… 155

第4話 高ナトリウム血症
〜超高齢社会のわが国において，今後，増加が危惧される電解質異常〜　164

高Na血症の病態 ………………………………………………………………… 165
高Na血症の病態の鑑別 ………………………………………………………… 168
高Na血症への対応の基本 ……………………………………………………… 169

第5話 腎臓からみた高血圧治療　173

- 腎生理に基づく高血圧治療 〜 The Laragh Method® 〜 ･････････････････････････ 175
- 腎保護を目指した高血圧治療 ･･ 179
- サイアザイド系利尿薬と低 Na 血症 ･･ 181
- MRA と低 Na 血症 ･･ 183

第6話 慢性腎臓病における高カリウム血症　188

- 今回の症例の病態 〜高 K 血症を中心に〜 ･････････････････････････････････ 189
- 今回の症例の治療 〜急性期〜 ･･･ 192
- 高 K 血症は慢性期でも危険 ･･ 200
- RAS 阻害薬を継続するために最大の努力をすべき ････････････････････････････ 202

第7話 低カリウム血症
〜鑑別と補正の注意点〜　211

- 低 K 血症の一例 ･･･ 211
- 低 K 血症の成因の鑑別 ･･ 212
- 低 K 血症の補正に関して ･･･ 214

第8話 慢性腎臓病における代謝性アシドーシス　217

- 今回の症例の病態 〜高 K 血症と代謝性アシドーシス〜 ･･････････････････････ 220
- 慢性腎臓病の外来での管理
  　〜高 K 血症と代謝性アシドーシスを同時に管理する〜 ････････････････････ 224

第9話 NSAIDs と電解質異常　230

- NSAIDs が腎機能に及ぼす影響 ･･･ 231
- NSAIDs で困らないようにするためには ･････････････････････････････････････ 235

第10話 カルシウム・マグネシウムの異常　241

- Ca・Mg を常に電解質の測定に加えよう ･････････････････････････････････････ 241
- 見逃されている高 Ca 血症 ･･･ 242
- 高 Ca 血症の病態と初期対応 ･･･ 244
- 高 Ca 血症の原因 ･･ 247
- ミルク―アルカリ症候群から，カルシウム―アルカリ症候群へ
  　〜薬剤性高 Ca 血症に気をつけよう〜 ･････････････････････････････････････ 249
- 高 Ca 血症と悪性腫瘍 ･･ 250
- Mg の異常
  　〜種々の電解質の異常の影に Mg 代謝異常あり！〜 ･･････････････････････ 252

第11話 慢性腎臓病におけるシックデイ・ルールと電解質異常　260
　　超高齢社会のわが国において，薬剤による急性腎障害・電解質異常の発症に
　　注意すべきである ··· 260

第12話 急性期の輸液の一考察　264
　　急性期の輸液の基本，循環を改善させる蘇生
　　　　～最新の輸液理論とは～ ·· 265
　　維持輸液 ～何を維持するのか？～ ··· 274
　　メリハリのある輸液を ～急性腎盂腎炎の初期輸液～ ·· 279
　　腎障害の患者の輸液 ～リンゲル液のKの投与は？～ ··· 280

第13話 救急外来で遭遇する電解質異常
～アルコール依存症と高血糖緊急症～　286
　　アルコール依存症・高血糖緊急症の代謝異常の本質は，
　　グルコース代謝の異常 ·· 287
　　アルコール依存症はあらゆる電解質異常を引き起こす ·· 292
　　高血糖緊急症 ～糖尿病性ケトアシドーシスの一例～ ·· 295

第14話 運動誘発性熱中症　304
　　人類は元来脱水に強いはず？ ··· 305
　　なぜ巷では，運動時に水分補給が必要といわれているのか？
　　　　～運動時の体温調節～ ·· 307
　　運動時のEHRIとは？ ··· 309
　　2％か4％か？ ··· 312
　　運動誘発性低Na血症 ··· 314
　　EHRIの対応は，運動開始前に終わっている？
　　　　～処暑環境下への順化がEHRIの予防で最も重要～ ··· 318

　　主要な略語 ··· 322

　　索　引 ·· 324

ストーリー

　初期研修2年目の研修医，名取リン．彼女の最近の悩みは，水・電解質異常がよくわからないということでした．腎臓内科での研修が間近に迫っている名取にとって，この悩みは深刻です．

　そんなある日，帰宅途中の名取の前に喋る猫が現れました！「きどにゃん」と名乗る不思議な猫は，どうやら水・電解質異常に詳しいようで，名取に「ワイが水・電解質異常を教えたる！」と声をかけます．いきなりのことに驚く名取でしたが，水・電解質異常がわかるようになるならと，藁にもすがる思いできどにゃんの教えを受けることにしたのでした．

キャラクター

きどにゃん

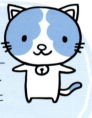

水・電解質異常に詳しい猫．名取のことを「ナトリン」と呼ぶ．

名取リン（なとり・りん）

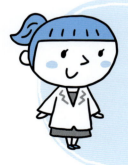

初期研修2年目の研修医．専門をどうするかはまだ悩んでいる．水・電解質異常が苦手でどうにかしなければと思っていた所にきどにゃんと出会い，教えを受けることになる．好奇心旺盛で真面目だが，やや天然な所がある．

本書の効果的な使い方

総論では腎生理について解説しとって，各論では総論の内容をもとに具体的な症例をみていくで！ せやから，総論から順番に読んでいくのがおすすめや！
「きどにゃん's Point」ではワイが特に重要なポイントを解説しとるから，しっかり読むんやで！

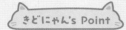 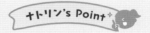

私が重要な部分を解説した「ナトリン's Point」もありますよ！

各論の「症例」ではワイやナトリンが経験した，水・電解質異常を理解する上で役立つ症例を紹介しとる．
「まとめ」ではそれぞれの章の内容を簡潔にまとめとるから，復習に最適や！

「MEMO」では，発展的な内容も紹介されています！

腎生理を学べば水・電解質異常は必ず理解できる．頑張って勉強するんやで！

初版出版後にあらためてナトリンと話した内容は「～それから数年後～」で示しとる．読者の皆も，医療知識をアップデートしていくんやで！

〜それから数年後〜

総論
腎生理を簡単に理解する方法

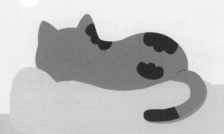

第1話

腎臓の進化を考えると
腎生理がわかる（前半）

きどにゃんによる水・電解質についての授業が本格的に始まりました．
各電解質の働きから順番に学んでいくのだとばかり思っていたナトリンですが……？

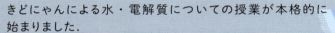

 ほな，早速やけど，今の状況からや．水・電解質がわからんということやけど，具体的に何がどうわからんのや？

 えーっと，水・電解質そのものはわかっているつもりなんです．でも，水・電解質異常や輸液療法に関して勉強しようと思うとうまくいかなくて……．いろんな本を買って読んでいるんですけど，どうもしっくりいきません．

 何がしっくりいかへんのやろか？

 本を読むとわかった気になるんです．でも，実際にベッドサイドで患者さんをみると，本の通りという患者さんはほとんどいらっしゃらないですよね．それで，本が初心者向けでやさしすぎるからかと思って，腎臓専門医の指導医の先生に相談すると，「訳のわからない複雑な尿細管の図」が載った分厚い本を薦められて，閉口しちゃいました．

第1話
腎臓の進化を考えると腎生理がわかる（前半）

なるほどな．水・電解質異常や輸液療法やったら，研修医や初学者向けの良書は今までにいろいろあるけど，それらを読んでもわからんのやな？

読んでいるときは納得するんですけど，実際に患者さんをみると，本で理解したことが応用できない感じで悩んでいます．

ワイが思うに，今までの教科書は，非常にわかりやすいんやけど，わかりやすさに主眼がおかれて，水・電解質異常の理論，つまり腎生理の知識がなくても理解できるという趣旨の本が多いんや．実臨床の場で応用がきかんのはそれが理由やと思うで．やっぱり，腎生理を理解することが，水・電解質異常や輸液を理解する近道やとワイは思っとる．

腎生理？ってことは，あの「訳のわからない複雑な尿細管の図」を勉強しろってきどにゃんは言うんですか？わかりやすく教えてくれるって言ったのに！

尿細管の図は，「訳のわからない複雑な尿細管の図」やないんやけどなぁ……心配せんでも，ちゃんとわかりやすく教えたるで．
　ほな，ナトリン，これはワイが朝の散歩で会う友達の写真やけど，これをみてどう思う？

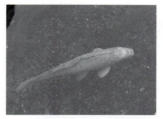

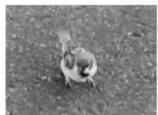

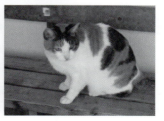

3

総論　腎生理を簡単に理解する方法

コイと，スズメと，ネコを見てどうと言われても……ネコは可愛いですけど……．

彼らの腎臓がどうなっているか考えたことはあるか？

きどにゃん！　私は人間の医師であって，動物なんて……．

すまんな．でもな，こういうことを考えて腎生理学の礎を築いた先人がおるんや．ナトリン，知っとるか？

……？？

その先人ちゅーのは，米国の Homer W. Smith 先生や[1]．Smith 先生は，クリアランスの概念を提唱した先生で，米国腎臓学会 American Society of Nephrology (ASN) において，生理学の分野で業績を挙げた研究者に贈られる賞にその名前が残っているんや．先生は，魚などの海や淡水に棲んでいる生物の腎臓の研究などから，ヒトの腎生理の解明に偉大な足跡を残されたんや．先生は，これらの研究の成果として，脊椎動物の進化における腎臓の役割を，1953 年，"From Fish to Philosopher" という書籍で一般向けに記されとる．

Philosopher って，「哲学者」ですよね？　どうして，腎臓の進化について考えると「哲学者」になれるんですか？

Smith 先生はこのようなことを言われたんや．
「(生命の進化の過程で)生体内の体液の組成を一定に保つ(内部環境維持：ホメオスタシス)ために，腎臓が進化した．この内部環境を維持しているのは，摂取された食物や水分量ではなく，腎臓が働いているから体液の組成は一定になっている．よって，腎臓は，内部環境維持の『マスター』だ」
この言葉を受けて，ASN が 1994 年に 50 周年を迎えた際の腎生理に関する特集では，腎生理について学習し知識を増やすことで，いかなる nephrologist も「哲学者」になれる，という記載があるんや．腎臓の役割について深く考える

第1話
腎臓の進化を考えると腎生理がわかる（前半）

ということは，「哲学者」ということやないかな？

かっこいいですね！ きどにゃん，Smith先生は，どのようなことを"From Fish to Philosopher"に書かれているんですか？

魚から哲学者へ

ナトリン，この図1-1を見てみ．この図は，Smith先生が1943年に腎臓の進化をテーマに行った講義についてまとめられた論文に掲載されている図なんや[2]．

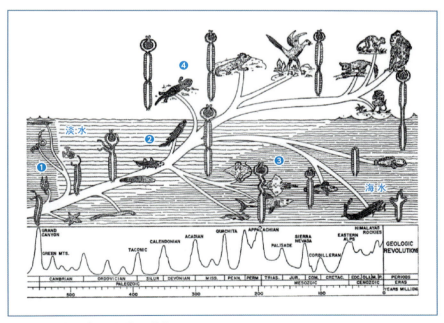

図1-1 脊椎動物の腎臓の進化
(Vize PD, Smith HW: A Homeric view of kidney evolution: A reprint of H.W.Smith's classic essay with a new introduction. Evolution of the kidney. 1943. Anat Rec A Discov Mol Cell Evol Biol, 277: 344-354, 2004より)

総論　腎生理を簡単に理解する方法

 図の下側が水で，上側が陸ですね．水にも2種類あるみたいですけど，薄いのが淡水で，濃いのが海水ですか？

 せやで．そうすると，これはどういうことを表している図かわかるか？

 まず，海水から生命が誕生して（❶），そして，淡水で魚などの脊椎動物が生まれ（❷），途中，海水へ戻っていった生物（❸），陸へ進出していった生物（❹），というような図となっています．それぞれの生物の横に記載されているのは……そうか，ネフロンの模式図ですね！

 ええ調子や．ほな，そのネフロンに注目してみよか．

 うーん……陸へ進出していった生物の腎臓は，図を見てなんとなくわかります．でも，この図を見ると，淡水で糸球体ができたように描かれているし，一部の海水の生物には，尿細管だけで，糸球体のないものもありますよね．これはどうしてなんでしょう？

 ええところに気がついたな．これだけの解説ができるんやったら，「哲学者」になれる可能性が高いで．その疑問はおいおい解決するとして……．
Smith先生は，水に棲んでいる魚類の腎臓を研究して，糸球体や尿細管の進化における始まりを推理することで，腎生理の理解を深めようと考えられていたようや．せやから，われわれもSmith先生の例にならって，腎生理を進化の過程から理解してみよか．
というわけで，まずは今から約5億年前の地球を見に行くで．水・電解質を学ぶ旅のはじまりや！
（筆者注：これから述べる腎臓の進化の過程は，われわれが実臨床で水・電解質の異常を理解するために必要な腎生理を身につけるためのものであり，必ずしも正確ではないことを理解いただきたい．また，Smith先生の著作には，地球の地殻変動や気候変動と脊椎動物の進化との関連が記載されているが，きどにゃんには腎臓のこと以外はわからないので，省略した．）

第1話
腎臓の進化を考えると腎生理がわかる（前半）

> **MEMO** 腎臓のオリジンは？
>
> 尿細管や尿管などの泌尿器官は，海水に生息していた原始的な魚類の先祖の中胚葉系の組織に生じた，卵や精子を体外に放出する生殖系の輸精管や輸卵管に相当する組織が元になったと考えられている．よって，海水にいる原始的な魚類，円口類のヌタウナギには，等浸透圧的に再吸収（エンドサイトーシス）を行う，いわゆる近位尿細管に相当するものがすでに存在している．

淡水から，糸球体・遠位尿細管ができた

 太古の地球にはほとんど陸がなかったから，原始の生物が海水で発生したのは間違いないやろな．せやから，太古の生物の体液は，浸透圧の法則から考えても，ほぼ海水に近いものでよいと考えられる（ただし，現在の海水とは異なる）．ほな，ナトリン，海水で生まれた脊椎動物の祖先が，淡水に進出するとどうなると思う？

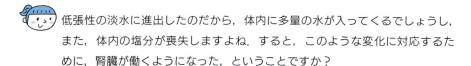 低張性の淡水に進出したのだから，体内に多量の水が入ってくるでしょうし，また，体内の塩分が喪失しますよね．すると，このような変化に対応するために，腎臓が働くようになった，ということですか？

 そうや．図1-1に示してあるように，Smith先生は，海水から淡水に進出した脊椎動物の祖先から進化した原始の魚類に，糸球体や遠位尿細管ができた，いや，正確には，糸球体やNaClを再吸収し水を通さない尿細管（遠位尿細管）できたので，淡水に進出できるようになったと推測されたようや．

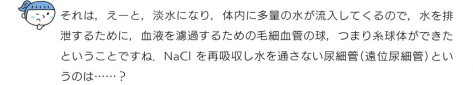 それは，えーと，淡水になり，体内に多量の水が流入してくるので，水を排泄するために，血液を濾過するための毛細血管の球，つまり糸球体ができたということですね．NaClを再吸収し水を通さない尿細管（遠位尿細管）というのは……？

7

総論　腎生理を簡単に理解する方法

淡水下では，体内の塩分（NaCl）も喪失する．血液が糸球体で濾過されれば，血液から濾過されたNaClやグルコースを尿に喪失しないために，近位尿細管の再吸収能は増加する．せやけど，等張的に再吸収を行う近位尿細管だけでは，NaClなどを一生懸命に再吸収しても，水も同時に再吸収されてしまうから，水の排泄ができひんやろ？

NaClを再吸収したいけど，水も捨てたい．そうか，NaClは再吸収するけど，水は再吸収しない尿細管，つまり，遠位尿細管が必要になったんですね．遠位尿細管でNaClを再吸収するけど，水は再吸収しない，尿を血液より薄くできる，ということですね！

せやで．そういうわけで，現在のワイらも遠位尿細管のことを希釈セグメント diluting segment と呼んどるんや．それに，この遠位尿細管の機能を抑制するサイアザイド系利尿薬によって低Na血症が起こりやすいことも，これで理解できたんやないか？

そうか，遠位尿細管の機能を抑制するから，水が捨てられなくなる．つまり，水が体内に溜まって低Na血症になる，ということですね！確かに，サイアザイド系利尿薬が低Na血症を起こす理由も，今ならちゃんと理解できます！こんなにいろんなことが腎臓の進化から説明できるなんてすごいです！

海に戻った魚，海からまた淡水へ戻った魚

Smith先生の図1-1には，淡水から海水に戻った魚たちのことものっとるけども，図1-1を見てもわかるように，実は彼らは，ワイらの直接の祖先やないんや．せやけど，現在生息している魚の腎臓を知ることは，腎生理の理解にとても役立つで．

えっと，図1-1では，淡水から最初に海水に戻ったのは，サメやエイの仲間ですよね．

第1話
腎臓の進化を考えると腎生理がわかる（前半）

サメやエイは，脊椎動物の中で最も複雑な構造を示す腎臓をもっとるんや．

そうなんですか？　でも，でもサメとかエイって，「生きた化石」ともいわれるぐらい原始的な魚類だって聞いたことがありますけど……．

生きた化石というのは確かにそうやけどな．さっきみたいに，順番に考えてみるで．まず，淡水にいた魚類が，海水に再進出すると，体液の組成には何が起こる？

海水は NaCl 濃度が高いので，体内の水分が，浸透圧勾配によって体外へ失われていくし，逆に海水から NaCl が流入してきますよね．

その通りや．そこで，サメやエイはこの問題を解決する前に，ユニークな方法を用いたんや．

おっと，その前に，腎臓のもう1つの重要な役割，つまりタンパク質や核酸の代謝で生じる窒素代謝物の排泄について説明せなあかんな（図1-2）[4]．

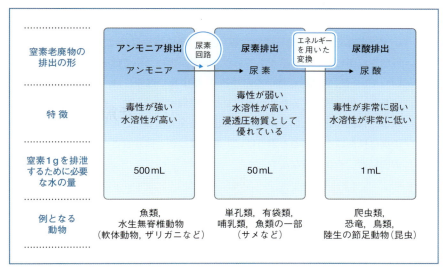

図1-2　窒素代謝物の変化

(Schulte K, Kunter U, Moeller MJ: The evolution of blood pressure and the rise of mankind. Nephrol Dial Transplant, 30: 713-723, 2015より作成)

9

総論　腎生理を簡単に理解する方法

図1-2を見ると，水中に棲んでいる魚類は，窒素代謝物として主にアンモニアを排泄しているんですね．

アンモニアは毒性の強い物質やけど，水溶性の高い物質やから，水中に棲んでいる限りは，腎臓を用いなくてもその排泄は容易なんや．せやけど，陸上に上がるとそういう訳にはいかへんから，両生類は，アンモニアを肝臓で無毒な尿素に変換してから排泄するようになったんや．しかし，尿素の排泄には比較的多量の水が必要なんや．水辺に棲んでいる両生類にとっては問題ないんやけど（両性類も水中にいるときは，アンモニアの排泄が増加するようである），完全陸生の哺乳類が尿素を排泄するためには，水分を保持するために一工夫が必要やったんや．このことは，爬虫類や哺乳類の腎臓のところで考えるで．

なるほど．でも，きどにゃん，爬虫類や鳥類は尿酸を使っていますよね？ 確か，尿酸の合成過程は，尿素と比べて複雑で，その合成にはエネルギー（アデノシン三リン酸 adenosine triphosphate〈ATP〉）が必要だったと思うんですけど（図1-2）……．

よく知っとるな．尿酸は，水溶性が低く，その排泄に水分がいらない（極論をいえば固体として排泄可能である）ため，爬虫類や鳥類は水分保持のために，尿酸を採用したという話があるんや．実際，鳥についてはその排泄物は「糞」といって，「便」や「尿」とはいわんやろ？ 爬虫類や鳥類には，両生類や哺乳類にはある，尿を排泄するための器官である膀胱がないんや．そして，爬虫類や鳥類は，「総排泄孔」という出口から排出物を全部出しとるんや．ナトリンも，鳥の糞は見たことがあると思うけど，あの糞は便と尿が混ざっとる．そして，糞の白いところが尿酸なんや．

へぇ，鳥の糞は見たことありますけど，全部「便」にあたるんだと思ってました．白いところは「尿」にあたる，っていうことなんですね．

もう1つ，爬虫類は，乾燥した陸上で殻のある卵を産むために，尿酸を採用したという意見があるんや．仮に，水溶性が高く細胞透過性の高い尿素を，胚が卵の中に排泄すると，卵の中全体が尿だらけになってしまうやろ？ せやけど，

第1話
腎臓の進化を考えると腎生理がわかる（前半）

尿酸の形で排泄すれば，固体やから，卵の中に拡がらずにすむんや．よって，爬虫類は，陸上での卵生の獲得とともに，尿酸排泄に移行したんやないかと考えられとる．鳥も卵生やから，爬虫類のシステムをそのまま採用したと考えられとるで．

すごい，尿酸の形で排泄すると，爬虫類や鳥類には良いこと尽くめなんですね！……って，きどにゃん！ この話と，サメやエイが海に戻ったのと関係があるんですか！？

すまんすまん，話が脱線してしもうたわ．サメやエイの話やったな．
サメやエイは，その骨格が完全に骨化していない，軟骨魚類である（＝軽量化に有利）という特徴があるんやけど，もう1つ，肝臓で尿素を産生し，体内に尿素をため込んで浸透圧物質として利用している，という特徴があるんや（**浸透圧順応型**）．サメやエイの体液中には尿素が高濃度で存在するため，海水より高浸透圧であり，浸透圧勾配を利用して海水から水を体内に取り込んどる．また，海水から流入するNaClは，直腸腺やエラの塩類細胞から体外へ排泄されていると考えられとる．つまり，両生類や哺乳類が尿素を利用するシステムは，サメやエイからきているのかもしれんな．
（筆者注：サメの直腸腺は，まずCl⁻を分泌し，Na⁺が荷電の関係で伴って排泄される．ヒトの汗腺に似ている構造である．この過程にNa利尿ペプチドが関与している[5]．）

尿素を浸透圧物質として利用しているんですね．って，ちょっと待ってください！ 学生のとき，尿素は細胞膜を自由に行き来することができるから，生体内では浸透圧物質として作用しない，つまり，有効浸透圧物質として考えないって習ったんですけど……？

おっ，ナトリン，鋭いな．「哲学者」に近づいとるで！ Smith先生によれば，細胞で尿素を透過させないのは，サメの皮膚（鮫肌），サメのエラ，腎臓の尿細管（これはサメに限らず）である，という記載があるんや．つまり，サメが海水に直接触れる皮膚やエラは，尿素を透過させないために，尿素が浸透圧物質となるということや．せやけど，最近の研究では，エラからかなりの尿素が水中に失われていることが判明しとる．せやから，サメやエイは，貴重な尿素を失

11

総論　腎生理を簡単に理解する方法

わないために腎臓に特徴がある．それは，ヘンレループ様の構造がもう1つある，つまりループが全部で2つある，ということや．

サメやエイは，脊椎動物の中で最も複雑な構造を示す腎臓だっていわれたのは，このことだったんですね．

せやで．エイはエイでも，淡水エイという淡水に棲んでいるエイがおるんやけど，このエイは体内にあまり尿素をためることができないから，海水へはいけへんのや．その淡水エイの腎臓は，ワイらの腎臓と同じく，ヘンレループ様の構造が1つしかない．よって，「ヘンレループ様の構造が，尿素の保持に重要」であることは間違いないと思うで．実際，この考えを支持する研究結果が出とるしな．つまり，このループ構造や血管が，「対向流増幅系」や「対向流交換系」を形成して，尿素の保持に関与していると考えられとるんや．

サメもエイもすごいですね．これだけ完成されたシステムをもっていることが，現在まで，海中で優れた捕食者として生存可能だった理由の1つなんですね．でもきどにゃん，現在の海中の魚類って，サメやエイだけではないですよね．

せやな．ワイは，サメやエイの弱点は，そのエラにあると思っとる．彼らには，エラ蓋がないやろ？ せやから，陸と比べて酸素分圧が低い水中で酸素を取り込むには，常に泳ぐ必要があるんやないやろか？ さっきも言ったように，サメやエイのエラからは海中に多量の尿素が漏出しとるんやけど，エラを進化させて酸素の取り込みを効率化させようとすると，どうしても海中に接するエラの面積を増やす必要があるんや．せやから，尿素を浸透圧物質として使用する浸透圧順応型のサメやエイは，尿素喪失のリスクが増えてしまうために，エラの進化の道を歩むことができひんかったんやないかな．
（筆者注：これは筆者独自の仮説である．）

現在，淡水や海水に生息している主たる魚類は条鰭類（硬骨魚類が含まれ，軟骨魚類は含まれない）であり，水の生活に非常に順応しとる．それに条鰭類は脊椎動物の中で最も多い種を有しとって，脊椎動物の成功者と考えられとるんや．彼らの骨格は，サメやエイと異なり完全に骨化しとるから，硬骨魚類と呼

第1話
腎臓の進化を考えると腎生理がわかる(前半)

ばれとる．エラにはエラ蓋があって，水中からの酸素の取り込みに適した進化したエラを有しとるんや．硬骨魚類の体液は，淡水でも海水でもワイら哺乳類とほぼ同じ一定の浸透圧で，浸透圧調節型の仕組みを獲得しとる．

浸透圧が一定っていうことは，腎臓が無茶苦茶頑張っているんですか？

いや，海水の条鰭類は，エラが頑張っとるで．条鰭類はエラ蓋から自ら水流を作り，酸素を効率よく取り込んどる．さらに，海水に生息している条鰭類は，海水を比較的多量に飲み，エラに存在する塩類細胞からNaClを排泄することで，水（自由水）を産生する仕組みを開発したんや（図1-3）．これで，海水における問題，つまりNaClの過剰流入と自由水不足の問題を解決し，浸透圧

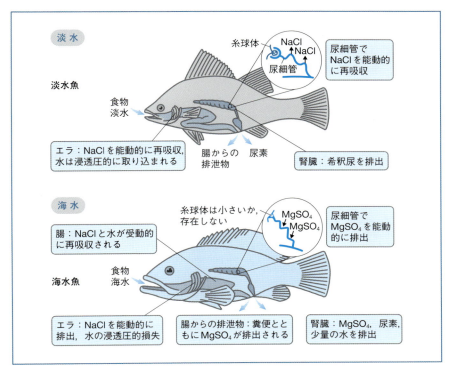

図1-3　海水と淡水の条鰭類の体液調節機構
(Peter H. Raven, George B. Johnson: Chapter 48 Vertebrates. Biology. 6th edition. 2002より作成)

が一定である浸透圧調節型の体液を得た，ということや．

そうか，エラで浸透圧の調節ができるようになったから，淡水の環境で得た尿を薄くするためのシステムの１つである糸球体は不要になったんですね．それで，海水の魚類の中に糸球体のない，尿細管だけのものがいるんですね．

そういうことや．海水の魚類にとって，アンモニアは水中に勝手に逃げるし，NaClは多量にあるから再吸収は不要やろ？ せやけど海中に多い二価イオンであるCa^{2+}，Mg^{2+}（主としてMg^{2+}）を捨てるために，尿細管が必要となるんや．

だから，淡水に棲んでいる条鰭類は，尿を薄くし，NaClの喪失を防ぐために，糸球体，遠位尿細管はしっかり存在しているんですね（図1-3）．

魚の腎臓を知ると，本当に腎臓の機能に詳しくなりますね．これまでは腎臓がどうしてそういう機能をもっているかちゃんと考えていなかったんですけど，今ならわかります！

文 献

1) Berliner RW: Homer Smith: his contribution to physiology. J Am Soc Nephrol, 5: 1988-1992, 1995. PMID: 7579044
2) Vize PD, Smith HW: A Homeric view of kidney evolution: A reprint of H.W.Smith's classic essay with a new introduction. Evolution of the kidney. 1943. Anat Rec A Discov Mol Cell Evol Biol, 277: 344-354, 2004. PMID: 15052662
1943年に行われたKansas大学医学部でのSmith先生の講義のまとめ．
3) CAJASN's Renal Physiology for the clinician. Clin J Am Soc Nephrol, 9: 1271, 2014.
米国腎臓学会の創立50周年特集号．
4) Schulte K, Kunter U, Moeller MJ: The evolution of blood pressure and the rise of mankind. Nephrol Dial Transplant, 30: 713-723, 2015. PMID: 25140012
5) Silva P, Evans DH: The Rectal Gland of the Shark: The Road to Understanding the Mechanism and Regulation of Transepithelial Chloride Transport. Kidney360, 5:471-480, 2024. PMID: 38433340

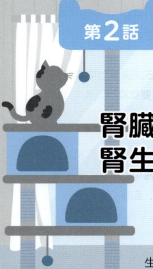

第2話

腎臓の進化を考えると腎生理がわかる（後半）

生物の進化から腎生理を学ぶ，ということに最初は驚いていたナトリンですが，次第にその面白さに気付いたようで……？

落ちこぼれの魚 〜シーラカンスとハイギョ〜

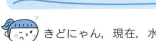

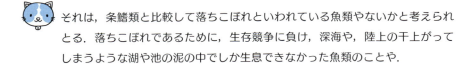
きどにゃん，現在，水中に多数の種類が存在して繁栄している魚類（条鰭類）は水中の環境に適応した種であって，私たち陸上脊椎動物の直接の祖先ではないということでしたけど，私たちの祖先はどの魚類になるんですか？

それは，条鰭類と比較して落ちこぼれといわれている魚類やないかと考えられとる．落ちこぼれであるために，生存競争に負け，深海や，陸上の干上がってしまうような湖や池の泥の中でしか生息できなかった魚類のことや．

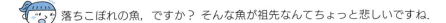
落ちこぼれの魚，ですか？ そんな魚が祖先なんてちょっと悲しいですね．

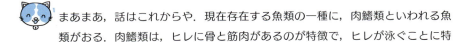
まあまあ，話はこれからや．現在存在する魚類の一種に，肉鰭類といわれる魚類がおる．肉鰭類は，ヒレに骨と筋肉があるのが特徴で，ヒレが泳ぐことに特

15

総論　腎生理を簡単に理解する方法

化している条鰭類と比較するとその効率で負けて，生息域を追われて現在に至ったと考えられとる．現存する肉鰭類は，深海に住むシーラカンスと，アフリカなどの乾燥した大地の湖水に生息する数種類の ハイギョ だけや．せやけど，その落ちこぼれの魚類である彼らのヒレが，陸生脊椎動物の四肢に進化したんやないかと考えられとる．

じゃあ，彼らの体液調節や腎臓を知れば，私たち陸生脊椎動物の腎臓を知るのに役立つ，っていうことですね．

せやな．実際，Smith 先生は，ハイギョの研究をされていたんや．
肉鰭類のうちシーラカンスは，深海に生息しとる．体液の浸透圧調節は，サメやエイと同じく，体内に尿素を蓄積する浸透圧順応型の調節を行っていると考えられとる．一方でハイギョは，夏の乾季に湖水が干上がると，マユの中に閉じこもって夏眠をすることが知られとるんやで．

魚なのに，陸上で生活できるんですね．あっ，だから空気で呼吸をする器官として肺ができたんですね．腎臓は，水分が逃げないように尿を濃縮する必要があるし，窒素の代謝物の排泄は，周りに水がないんだから，毒性の高いアンモニアのままではダメですよね？

ナトリン，かなり鋭いなぁ．ハイギョは，夏眠時に血液中の尿素の濃度が上昇することが知られとって，アンモニア排泄から尿素排泄に変化する可能性が示唆されとるんや．さらに，分子生物学的検討によって，ハイギョは，ワイらの腎尿細管の集合管に発現している水トランスポーターのアクアポリン2 aquaporin 2（AQP2）に相当する AQP が遺伝子重複により出現し，腎臓に発現・機能していることが解明されたんや．つまり，夏眠時にはワイらと同じ，

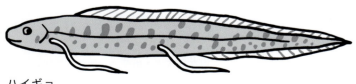
ハイギョ

腎臓の進化を考えると腎生理がわかる（後半）

バソトシン vasotocin（哺乳類におけるアルギニンバソプレシン arginine vasopressin〈AVP〉）-AQP-尿素システムを用いて，尿の水分を再吸収していることが示唆されとるということや．

それに，哺乳類の遠位尿細管・集合管にみられるアルドステロン aldosterone-上皮性 Na$^+$ チャネル epithelial Na$^+$ channel（ENaC）システムがハイギョに発現していることも最近の研究で明らかになっとるで．せやけど，この aldosterone-ENaC システムは，夏眠の間には活性化していないことも示されとるから，夏眠においては，vasotocin-AQP-尿素システムのほうが重要みたいや[1]．

vasotocin-AQP-尿素システムは，ハイギョ由来ということですね．魚としては落ちこぼれでも，陸への進出の元となったわけですか．そういう意味では，ちっとも落ちこぼれじゃないですよねぇ．

せやな．進化の過程においては，その当時は落ちこぼれであった種が次世代で主役となることはよくあるで．

じゃあ，今はおっちょこちょいな私も，そのうち主役に……？？

……．

陸への挑戦 〜両生類，爬虫類〜

正直これまで，腎臓の機能ってややこしくてちょっと苦手だったんです．でも，進化の過程で生き物がどういう戦略をとってきたかを知るのは，楽しいですね．

せやろ？ そしたら，この調子でもうちょっと勉強しよか．ナトリン，まだだついてこれるやろ？ 次はいよいよ，本格的に陸での生活をみていくで．

頑張ります！ えっと，陸へ初めて進出したのは，両生類（特に成体）ですよね．

17

総論　腎生理を簡単に理解する方法

サメやエイのところで教えてもらったように，陸生になると，窒素代謝物としては，アンモニアから尿素主体の排泄に変わるんですよね．陸に上がると，乾燥した条件での生活になるから，水やNaClの喪失にどうやって対応するかが重要ですね！

せやな．両生類の代表として，現在のカエルについて検討すると，両生類のとった戦略が明らかになってくるで．

きどにゃん's Point

❶ カエルの糸球体の毛細血管のループの数は少なく，糸球体濾過量 glomerular filtration rate（GFR）が少ない
❷ ハイギョのもつシステム，vasotocin-AQP-尿素システムを用いて，腎臓で尿を濃縮する能力をもっているが，濃縮尿は作れない
❸ 腎尿細管において，レニン・アンジオテンシン・アルドステロン系 renin-angiotensin-aldosterone system（RAS）を用いて効率よくNaClの再吸収を行えるようになった

❶は，GFRを減らして，水分喪失を防いでいるっていうことですよね．それに，陸生といっても，水辺の生活が主だから，尿を濃くする必要がないんですね．いや，尿が濃くできないから，水辺から離れられないというほうが正しいでしょうか．そして，RASを利用するようになった……．RASが生物を陸上に進出させたというのは，このことだったんですね．

だいぶわかっとるようやな．さらにカエルは，糸球体から水を失わない工夫として，vasotocinにより輸入細動脈を収縮させて，GFRをゼロにすることが可能なんや．これは，カエルの腎髄質には腎門脈系（哺乳類にはないシステム）からの血流も還流しとるからこそ可能な機構や．輸入細動脈の血流がなくなっても腎門脈系から血流を受けるから，虚血にはならんのや（この腎門脈系は，魚類・爬虫類・鳥類ももっている）．

腎臓の進化を考えると腎生理がわかる（後半）

 へー，虚血に強い腎臓をもっているんですね．

 さらにカエルは，膀胱上皮と，水に浸かっている腹部の上皮からも，vasotocin-AQPシステムを介して水の再吸収を行っとる．さらに，RASを用いることで，腎臓だけでなく，皮膚，膀胱からもNaClの再吸収を行っていると考えられとるんや．

 腎臓以外の臓器も関与しているんですね．

 まだあるで．カエルは，脱水に強い身体ももっとる．なんと，体重の減少が50％となるような脱水でも生命の維持が可能なんや！

 カエルは脱水に弱いと思ってましたけど，そうじゃないんですね．腎臓だけでなく，全身を利用して，陸生に対応しているんですね．

 それから爬虫類になると，完全に陸生に移行するんや．両生類と比較して大きな変化は，陸上生活に適した乾燥に強い皮膚（水が皮膚から蒸発しづらい）で全身が覆われるようになることや，殻に囲まれた乾燥に強い卵を産むことなどやな．

 だから，卵の中が汚染されないように，尿素から尿酸へと窒素代謝物が変化したんでしたよね（総論第1話「腎臓の進化を考えると腎生理がわかる（前半）」〈p.10〉参照）．

 よく覚えとったな．その通りや．Smith先生は，「尿酸は不溶性なため，爬虫類の糸球体は，尿酸を排泄するだけの少ない濾過量で十分」と述べとる．実際，爬虫類の糸球体は，両生類と同じく毛細血管のループの数は少なく，GFRは低いんや．尿酸排泄をするから水分が少なくても構わへんから，尿の濃縮力も低いんやな．それと，爬虫類は，総排泄孔から糞を排泄するけど，その総排泄孔では，水の再吸収も行っとるんや．

それから，海中に生息するウミガメなどは，涙としてNaClを捨てる塩類細胞ももっとるで．

総論　腎生理を簡単に理解する方法

ウミガメの話は聞いたことがあります！　産卵の痛みで泣いていると思われがちだけど，実際は NaCl を目のところにある塩類腺から排出しているんですよね．

それはともかく，両生類・爬虫類は，水分の喪失を防ぐために，低濾過型の糸球体を採用している，ということですね．

低濾過やから尿細管の原尿の流れも少ない．せやから，尿細管の進歩も少ないといえるかもしれんな．

それと，両生類と爬虫類は，血圧が低いことも特徴や[2]．理由としては，低圧系の大気に接している肺が血圧の上昇に弱いから，肺循環と体循環が完全に分離していない両生類と爬虫類は，血圧を上げられないといわれとる．よって，両生類と爬虫類は，全身に効率よく血液が送れない（実際，両生類と爬虫類は赤血球の直径が大きい）から，代謝が上がらず，変温動物であると考えられとる．

代謝の亢進，高濾過・高吸収型の腎臓の哺乳類

完全に陸生に移行した爬虫類から，鳥類，哺乳類が出現してくるんですね．

せやな．哺乳類が出現したときの環境は，寒冷（恐竜が動いている昼間は寝ていて，夜間に動くため）と乾燥が特徴やと Smith 先生は述べとる．そのような環境で素早く動くためには，代謝を亢進させ体温を上げ一定に保つ，恒温化が必要であると考えられる．そのため哺乳類になってからは，肺循環と体循環が完全に分離し，血圧が上昇し，さらに赤血球が小型化し，全身に効率よく血液が送れるようになったんや（赤血球の小型化によって，毛細血管腔が細くなり，酸素が拡散しやすくなる．さらに，毛細血管腔が細くなると血管抵抗が増加し，血圧を上昇させないと血流が保てなくなると考えられている）．

つまり，全身に効率よく酸素が送れるようになって代謝が亢進したから，恒温化が可能になったということですよね．

地上に上がったときにもう 1 つ排泄しづらくなった代謝産物があるんや．

第2話
腎臓の進化を考えると腎生理がわかる（後半）

？？？？？

それは，二酸化炭素や．ヒトの二酸化炭素の産生量は膨大で，1日15,000 mmolもあるんやけどな．

肺の換気で排泄していますよね．水の中だと，二酸化炭素の排泄が違うんですか？ ……そうか，二酸化炭素は，酸素と比較して20倍水に溶けやすいですよね．水にいるときは，二酸化炭素は皮膚から水中に排泄できるってことですね．

せや．二酸化炭素は強力な酸なので，初期の陸上四足脊椎動物は，アルカリのタンクとして皮骨があったそうや．皮骨からアルカリを吸収するために，毛細血管を張り巡らせていたようやな．皮骨なので，化石に残ったんや．しかし，こんな重たいものをかついではいられないので，肺の換気機構が改良されていったという意見があるんや．

そうすると，二酸化炭素を効率よく排泄させるために，循環器系が対応したということですね．恒温化には，二酸化炭素・酸素の運搬が寄与していたんですね！

恒温化の背景についてはばっちりやな！ 次に，恒温化したときに腎臓の機能はどのように変化したか考えてみよか．

えっと，このような循環では，血圧が上昇しているからGFRは増加しますよね．それに，GFRが増加すれば，尿細管への原尿の流れも増えるので，再吸収の増加，つまり機能の進化も必要となりますよね．

せやな．それが，ワイが教えたいことのキモの1つ，尿細管の機能維持に重要な流れ(flow)，つまり「原尿の流れ」のことや．GFRが多いということは，他にどういうことが考えられるかな？

GFRが多い，つまり原尿が多いということは……そうか，尿をさらに濃縮し

て，水分を喪失しないような機構が必要となるんじゃないでしょうか．

その通りやで．哺乳類の GFR は，両生類や爬虫類と比較して，非常に高い値を示しとる．それに，両生類・爬虫類と比較してより複雑な構造・機能を備えた尿細管を有しとるんや．尿を濃縮する機構については覚えとるか？

ヘンレループと，AVP-AQP-尿素システムの活用ですよね．

せや．哺乳類になると vasotocin から vasopressin になったんやな．哺乳類は，サメの腎臓にみられた尿細管のループ構造を採用し，「対向流増幅系」を用いて腎髄質の浸透圧を増加させて尿を濃縮するシステムを獲得したんや．この，「対向流増幅系」のループ構造は，鳥類も採用しとるけど，鳥類の場合は，主たる浸透圧物質は NaCl や（**MEMO**〈p.27〉参照）．NaCl を再吸収し，水を透過させないこの機構は，海水で暮らす条鰭類のエラの，塩類細胞のシステムを利用したんやないかとワイは考えとるで．

哺乳類は，尿の濃縮に NaCl だけじゃなくて尿素も用いているんですよね？

せやで．鳥類と比較すると，尿素を用いることで，さらに尿を濃縮することが可能になったと考えられとる．

鳥類の窒素代謝物は尿酸でしたけど，哺乳類になると窒素代謝物がまた尿素になるんですよね．これは，卵生から胎生に変わって，尿酸である必要がなくなったからですか？

そのことも重要やな．せやけど理由は他にもあるで．例えば，尿酸は代謝過程が複雑でアデノシン三リン酸 adenosine triphosphate（ATP）が必要やけど，哺乳類はそのエネルギーを寒冷・乾燥の環境に適応するために節約する必要があったんやないかな．それに，尿酸は固体で浸透圧が生じひんから，尿の濃縮にも関与できへん，ということで，哺乳類は尿酸を諦めたのかもしれん．そこで，サメのように尿素を浸透圧物質として利用するシステムを採用して，尿の濃縮に用いるようになったんやないやろか．つまりな，尿素を浸透圧物質

第2話
腎臓の進化を考えると腎生理がわかる（後半）

として用いるためには，尿素が細胞内外を自由に透過したらダメな訳や．実際，哺乳類の腎髄質のヘンレ上行脚は尿素を透過させへんけど，ヘンレ下行脚や髄質部の集合管には尿素トランスポーターが存在しとって（自由に透過できなくなっている），尿素が腎髄質で「対向流増幅系」の機構を利用して浸透圧物質として働くようになっとるんや（総論第3話「原尿の旅〜原尿の流れを理解すれば腎生理はわかる！〜」〈p.31〉を参照）．

さっきでてきた，Smith先生の「細胞で尿素を透過させないのは，サメの皮膚（鮫肌），サメのエラ，腎臓の尿細管（これはサメに限らず）」という言葉ですよね．

そういうことや．尿素は，タンパク質の代謝物で，老廃物といわれることがあるんやけど，哺乳類の腎臓では，尿素は比較的複雑な輸送経路をとっていて，100％ すぐに尿に排泄されるわけやないんや（総論第3話〈p.31〉を参照）．これは，哺乳類にとって尿素は，サメやエイと同様に重要である証拠やないかとワイは考えとる．また，尿素は浸透圧物質として尿の濃縮のみならず，尿細管の機能維持に重要である flow，つまり「原尿の流れ」の維持に重要だという考えもあって，ワイもその考えを支持しとるんや．

尿素は，サメやエイだけじゃなくて，哺乳類にとっても重要な物質だっていうことですね．そういえば，肺炎の重症度分類の CURB65 に血中尿素が含まれていますよね．それだけ尿素が重要ってことですか？

その通りや！また，哺乳類になると，両生類・爬虫類・鳥類がもっとった腎門脈系は退化・消失して，髄質の尿細管は輸出細動脈からの血管の還流のみを受けるようになったんや．この変化によって，尿細管周囲の血管の血圧は低下し，尿細管の再吸収の増加につながったと考えられとる．

哺乳類は腎門脈系は退化・消失している，っていうことは，魚類・両生類・爬虫類・鳥類が用いていた，輸入細動脈を vasotocin で収縮させて GFR をゼロにして水分の喪失を防ぐ，っていう「裏技」が使えないんですね．

23

総論　腎生理を簡単に理解する方法

> **MEMO　哺乳類だけ腎門脈が存在しない理由**
>
> 哺乳類だけ腎門脈がない理由が，筆者には初版執筆時には理解できなかったが，現在では，その理由を次のように考えている．すなわち，それは，筆者が子供のころに習った進化の過程は，
> - 魚類→両生類→爬虫類→鳥類→哺乳類
>
> であったが，実際は，
> - 魚類→両生類→爬虫類→鳥類
> - 魚類→両生類→(いわゆる)爬虫類型哺乳類→哺乳類
>
> というように，「両生類→爬虫類→鳥類」の過程と，「両生類→(中略)→哺乳類」の過程は太古に進化の途中で枝分かれている．この「両生類→(中略)→」の過程で腎門脈を喪失したので，哺乳類には腎門脈が存在しないのであろう．

さらに，ヘンレループの最後の部分（遠位尿細管の前）が，源流の糸球体の近傍を戻り，緻密斑 macula densa を形成しているんやけど，哺乳類になると，レニンを分泌する顆粒細胞 granular cell が，より糸球体に近い領域に存在するようになるんや（総論第3話〈p.31〉を参照）[3]．

緻密斑やレニンの分泌細胞の位置の変化はどういう意味があるんですか？

まず，緻密斑に Cl^-（Na^+）が流入する量が増えると，輸入細動脈を収縮させて GFR を減少させ，尿からの体液の喪失を減らす方向に働くんや．これを尿細管糸球体フィードバック tubuloglomerular feedback（TGF）と呼ぶ．また，より糸球体に近い領域に存在するようになった granular cell は，血圧の低下だけやなくて，緻密斑に流入する Cl^-（Na^+）の減少によってもレニンを分泌できるようになるんや．レニンの分泌によって angiotensin II（Ang II）が活性化され，輸出細動脈＞輸入細動脈を収縮させ，GFR の低下を防ぎながら腎尿細管での再吸収を増加させ（Ang II の尿細管への直接作用，尿細管周囲の輸入細動脈の下流の血管内の膠質浸透圧の増加などによる），尿からの体液の喪失を減らす方向に働く．つまり哺乳類は，腎門脈系の消失，高血圧の維持（恒温化のために代謝を維持する），水分の保持（尿の濃縮のための尿素の利用）などから，「できる限り GFR を減らさない」という戦略を選択せざるを得なく

第2話 腎臓の進化を考えると腎生理がわかる(後半)

なって,いろんなシステムを採用し進歩させてきたといえるんやないかな.
(筆者注:このレニンの分泌機構が,緻密斑に流入する Cl^- を減少させるループ利尿薬の問題点となる.)

ちょっと難しくなってきました……. つまり,哺乳類は,寒冷・乾燥に対応するために,高濾過・高吸収型の腎臓を採用して,尿から水や NaCl も喪失しないような工夫をしているということですよね?

そういうことやな.哺乳類の腎臓は,脊椎動物の進化の過程で利用されてきたシステムをうまく利用して,高濾過・高吸収型の機能を有しとる.例えば,淡水の原始魚類からは希釈システムである糸球体と遠位尿細管を利用しとる.そして高代謝状態維持のためには血圧の上昇が必要やから,高濾過の糸球体を維持し,そのために尿素を保持するサメ由来のヘンレループを,そして水を喪失しないハイギョ由来の AVP-AQP-尿素システムをうまく応用して,体液の喪失を防ぐシステムを開発したといえるんやないかな(図2-1).

なるほど.進化の視点から腎臓を考えると,腎ネフロンのそれぞれのパーツ

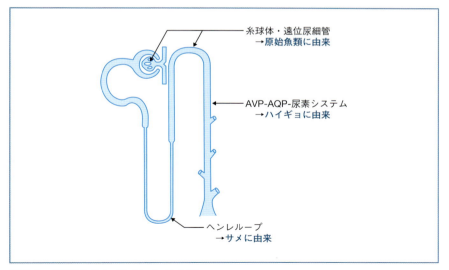

図2-1 腎臓の各セグメントの由来

総論　腎生理を簡単に理解する方法

の由来や存在理由が明確になりました．なんだか，腎臓のことに詳しくなったような気がします！　それにしても，こうやって進化の過程をみてみると，確かに旅をしてきたような気になりますね．

> **MEMO** ハイギョ vs. ゾウアザラシ
>
> 　長期間絶食状態に置かれる哺乳類としてゾウアザラシの子供がいる（正確には絶食ではなく，母乳のみの摂取）．ハイギョの夏眠においては，代謝を下げ，vasotocinで GFR を低下させ，vasotocin-AQP-尿素システムで水分の再吸収を行うが，RASの活性化はあまりみられない．一方，ゾウアザラシは，母乳の脂肪や代謝の亢進で代謝水を得ており，AVP-AQP-尿素システムの活性化はみられない．代謝の亢進には血圧の維持が必要であり，GFR の低下はなく，RAS の活性化によって NaClの喪失を防いでいる[1]．このことは，哺乳類の腎臓が，「できる限り GFR を減らさない」という戦略を選択したことと関係していると筆者は考える．

最後に海から陸への腎臓の変化をまとめるで（図 2-2）．

　海の中では，NaCl が豊富にあるので，Na 利尿ペプチドが重要で，これが過剰な NaCl の排泄に関与していたんや．NaCl を排泄して，細胞内に水を残すことで，体内の自由水を得ていたんやろな．淡水に移行すると，極端に NaClが減って，自由水が過剰になるわな．そこで，尿細管の極性が変化して，AVP

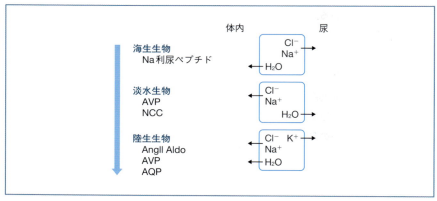

図 2-2　海から陸への腎臓の変化

第2話
腎臓の進化を考えると腎生理がわかる（後半）

が Na^+-Cl^- co-transporter（NCC）を介して Na^+ を再吸収し，そして，細胞内に残った自由水を尿へ排泄するようになったんやろな．この段階までは，NaCl と水の移動は対向しているのが特徴やな．さらに，陸に移行すると，RAS が NaCl の再吸収に関与し，そして水チャネルである AQP ができて，NaCl と水の移動が同方向になって，NaCl と水を保持するようになったんやろな．尿細管細胞の極性が変化することは，急性腎障害で当たり前にみられることやし，げっ歯類に Na 利尿ペプチドの遺伝子を欠失させてもあまり大きな問題が起きないこともこの図に当てはまるわな．

この図を見ると，進化の過程で NaCl を再吸収する仕組みを獲得してきたのにもかかわらず，現代人は塩分摂取が多いということに問題を感じました．塩分過剰を改善させる医療介入は，進化の過程に挑戦しているみたいですね．

ナトリンも，だいぶ腎生理学の魅力がわかってきたようやな．次は哺乳類の腎臓についてもっと詳しくみていくで．

> **MEMO　鳥類の腎臓**
>
> 　この項で述べた哺乳類の腎臓の進化は，「腎生理を理解して臨床の現場で役立てよう」ということが目的であり，進化上は哺乳類と直接関係の少ない鳥類の腎臓の話は省略したため，ここで少し述べてみたい．
>
> 　鳥類も，哺乳類と同じく肺循環と体循環が分離しており，血圧の上昇からの恒温化に成功している．しかし，哺乳類と異なる点は，窒素代謝物として爬虫類と同じく尿酸を用いており（これは卵生のために必要と思われる），糸球体には，尿酸排泄のための高濾過を必要としないことである．実際，鳥類の腎臓は，爬虫類型と哺乳類型のネフロンが混在しており，糸球体の毛細血管ループも哺乳類と比較して少ない．哺乳類型のネフロンにはヘンレループが存在しているが，哺乳類と比較してその構造は簡単であり，尿を濃縮するための浸透圧物質として尿素を用いておらず，尿の濃縮力は哺乳類と比較して低い．しかし，腎門脈系を有していることから，両生類や爬虫類と同じく，輸入細動脈を収縮させ，GFR をゼロにすることが可能なことや，爬虫類と同じく総排泄孔で水の再吸収が可能なことにより，腎臓からの水の喪失を防ぐことができる．よって，鳥類は，哺乳類より比

総論　腎生理を簡単に理解する方法

較的低い GFR であることから，哺乳類より高い血圧を呈しているが，この高血圧は羽ばたくのに有利に働いたのではないかといわれている．鳥類は，哺乳類が進出していない空に進出することに特化するような進化の過程を経ており，腎臓の進化よりも，より小さい酸素分圧でも飛行できるような肺の進化のほうが重要であったからではないかと考えられている．

　血圧が高いのは，恒温動物である鳥類と哺乳類の特徴であるが，動脈硬化病変がみられるのも鳥類と哺乳類のみというのは，動脈硬化の発生機序を考える上で興味深い．

MEMO　ヒトの腎臓の発生

　ヒトの腎臓の発生は，前腎 pronephros，中腎 mesonephros，後腎 metanephros の過程を経る．生物の発生は，進化の過程に類似するといわれ，実際，脊椎動物の進化において腎臓は前腎，中腎，後腎の過程を経たと考えられている．本項は，腎生理に着目したのでこのことは省略したが，実際，原始的な魚類である円口類は前腎，サメ・エイ・硬骨魚類・両生類は中腎，爬虫類・鳥類・哺乳類は後腎由来の腎臓を有している．

まとめ

- 哺乳類であるヒトの腎臓は，脊椎動物の進化の過程で，その環境に適応するために進化してきた．
- 腎臓の進化の過程を理解することは，腎臓の腎生理を理解するのに有用である．このことが，腎生理学の父，Homer W. Smith 先生が言われた "Fish to Philosopher" につながる．

第2話 腎臓の進化を考えると腎生理がわかる（後半）

📑 文 献

1) Rossier BC: Osmoregulation during Long-Term Fasting in Lungfish and Elephant Seal: Old and New Lesson for the Nephrologist. Nephron, 134: 5-9, 2016. PMID: 26901864
2) Schulte K, Kunter U, Moeller MJ: The evolution of blood pressure and the rise of mankind. Nephrol Dial Transplant, 30: 713-723, 2015. PMID: 25140012
3) Nishimura H: Renin-angiotensin system in vertebrates: phylogenetic view of structure and function. Anat Sci Int, 92: 215-247, 2017. PMID: 27718210
4) Berl T, Schrier RW: Disorders of Water Homeostasis. In Renal and Electrolyte Disorders. 8th edition. Wolters Kluwer, 2017.
5) Dantzler WH: Comparative Physiology of the Vertebrate Kidney. 2nd edition. Springer, 2016.
6) Smith HW: From Fish to Philosopher. The history of our internal environment. Little, Brown & Co, 1953.〈https://www.biodiversitylibrary.org/bibliography/6443#/summary〉（2024年12月アクセス）
7) 今井正：生物はどのようにして海から陸へ適応したか．サルト・サイエンス研究財団, 2009.〈https://www.saltscience.or.jp/images/2023/07/1-imai.pdf〉（2024年12月アクセス）
今井先生の講演の要旨．
8) 浦野明央：海に生きる動物たち（全12回）．Web Tokai.
〈https://www.press.tokai.ac.jp/webtokai/〉（2024年12月アクセス）
9) 岩堀修明：図解・内臓の進化　形と機能に刻まれた激動の歴史．講談社, 2014.
10) 奥野良之助：さかな陸に上る　魚から人間までの歴史．創元社, 1989.
11) 坂井建雄：腎臓のはなし　130グラムの臓器の大きな役割．中央公論新社, 2013.
12) 竹井祥郎, 溝口明：多様性の内分泌学．丸善出版, 2021.
以上はきどにゃんが腎臓の進化に関して参考にした図書・論文である．

総論　腎生理を簡単に理解する方法

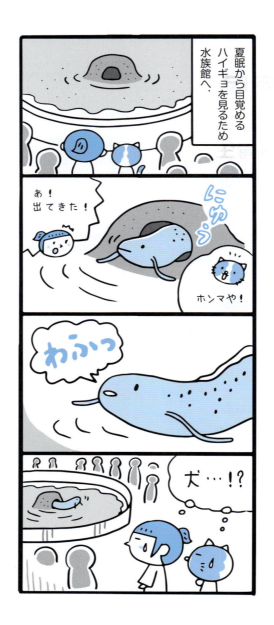

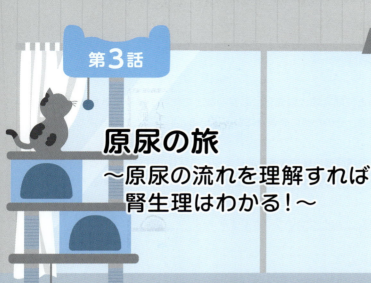

第3話

原尿の旅
～原尿の流れを理解すれば腎生理はわかる！～

きどにゃんの言葉通り，腎臓の進化を学ぶことでナトリンは腎ネフロンの各パーツの意味を理解することができました．続いては，いよいよ哺乳類の腎臓について学んでいくようです．

ナトリン，ここまでは腎臓の進化から腎臓の機能を考えることで腎生理について勉強したわけやけど，どうやったかな？

哺乳類の腎臓のネフロンの役割について，今まで勉強したこととは異なった視点でみることができました！

せやろ？ これからは，これまで勉強したことを踏まえ，実際の臨床の現場で必ず役に立つ腎生理について勉強していくで！
早速やけどナトリン，哺乳類の腎臓の特徴は何やったかな？

高濾過・高吸収が特徴でしたよね．

せや．実際，糸球体で濾過される原尿が1日約200Lで1日尿量が約1Lということから，高濾過・高吸収の意味することがわかってもらえるんやないかな．かつては，この高濾過・高吸収は，老廃物を効率よく捨てるためという意

総論　腎生理を簡単に理解する方法

見もあったんやけど……．

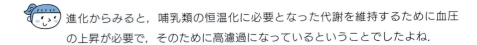進化からみると，哺乳類の恒温化に必要となった代謝を維持するために血圧の上昇が必要で，そのために高濾過になっているということでしたよね．

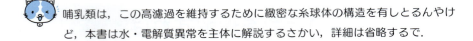哺乳類は，この高濾過を維持するために緻密な糸球体の構造を有しとるんやけど，本書は水・電解質異常を主体に解説するさかい，詳細は省略するで．

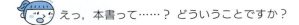えっ，本書って……？　どういうことですか？

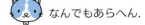なんでもあらへん．

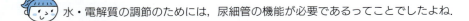水・電解質の調節のためには，尿細管の機能が必要であるってことでしたよね．

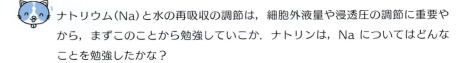ナトリウム（Na）と水の再吸収の調節は，細胞外液量や浸透圧の調節に重要やから，まずこのことから勉強していこか．ナトリンは，Na についてはどんなことを勉強したかな？

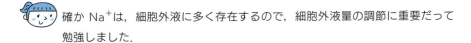確か Na^+ は，細胞外液に多く存在するので，細胞外液量の調節に重要だって勉強しました．

正確には，体内の総 Na^+ 含量が，細胞外液量を決めると考えられているんや（図3-1，2）．細胞外液量を感知する装置が，動脈の頸動脈洞や，大動脈弓，腎糸球体輸入細動脈に存在し，血圧から動脈内の血液量を感知するんや（高圧系のシステム）．この，感知する動脈内の血液量を有効循環血漿量 effective arterial volume と呼ぶんや．さらに，心房内にも容量を感知する装置があるで（低圧系のシステム）．これらの装置が体液量の変化を感知し，交感神経系，レニン・アンジオテンシン・アルドステロン系 renin-angiotensin-aldosterone system (RAS)，心房性 Na 利尿ペプチド atrial natriuretic peptide (ANP) などを介して腎臓からの Na^+ 排泄を管理し，有効循環血漿量を変化させ，間接的に細胞外液量の調節を行うんや．
（筆者注：これらは，圧センサーであり，正確な細胞外液量を感受できないことが問題

第3話
原尿の旅 ～原尿の流れを理解すれば腎生理はわかる！～

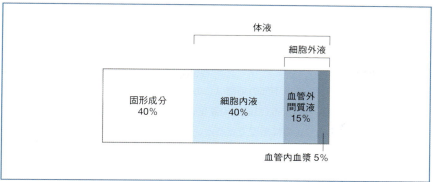

図3-1 体内の水の分布

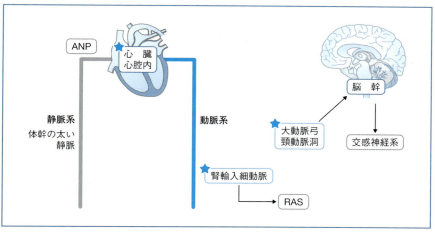

図3-2 細胞外液量を感知するシステム
図中の★印は体液量を感知する圧センサーを示す．

となる．心不全，肝硬変，ネフローゼ症候群などの浮腫性疾患は，有効循環血漿量と実際の細胞外液量が乖離する病態と考えられている．）

 細胞外液量は，腎臓が Na^+ 排泄量で調節しているってことですね．

 一方，血清の Na 濃度は，血清浸透圧，細胞内水分量を規定すると考えられとるんや．

総論　腎生理を簡単に理解する方法

　今度は，Na 濃度なんですね．

　細胞外液の主たる溶質である Na 濃度が浸透圧を決め，半透膜で細胞膜を介して水が行き来するん（図3-3）．つまり，血清浸透圧の変動により細胞内の容量が変化するんや．視床下部の細胞はこの細胞の容量変化を介して浸透圧を感知していると考えられとる（浸透圧の変化のセンサーは，細胞外液量と比較して，全身の状態をより正確に感受できるといわれている）．

　浸透圧の変化は視床下部で感知され，口渇や抗利尿ホルモン antidiuretic hormone（ADH，アルギニンバソプレシン arginine vasopressin〈AVP〉など）を変化させ，飲水量や，腎臓での水の排泄の調節を行っているということですよね．

　その通りや．ここで大事なのは，細胞外液の Na^+ 含量と，浸透圧・細胞内の水分量が別々の機構で調節されていることや（表3-1）．つまり，細胞外液の Na^+ 含量は細胞外液量を規定し，Na 濃度は，体内の水のバランスを示す指標であるということや．血清 Na 濃度では，体内の Na^+ 含量はわからないということやな．

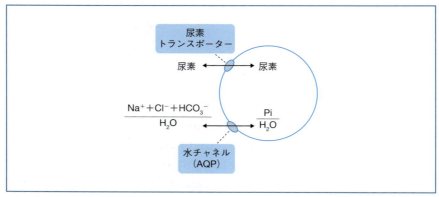

図3-3　細胞内外の水の移行を決める因子
細胞内は，主たる浸透圧物質は K^+（Pi）である．
(Kamel KS, Halperin ML: Fluid, electrolyte, and acid-base physiology. A problem-based approach. 5th edition. Chapter9. Sodium and water physiology. Elsevier, 2017より作成)

原尿の旅 〜原尿の流れを理解すれば腎生理はわかる！〜

表3-1 独立して調節される体液量と水の含量

	体液量調節	浸透圧調節
決定因子	体内 Na^+ 含量	体内の水の含量
異常時の症状	浮腫，血圧低下，循環不全	低 Na 血症，脱水症，高 Na 血症
調節する因子	有効循環血漿量	血漿浸透圧
センサー	大動脈弓，頸動脈，腎輸入細動脈，腎尿細管，心房	視床下部，浸透圧受容体
作用する因子	交感神経系，ANP，RAS，（ADH）*	ADH
変化するもの	尿中 Na^+ 排泄量	尿浸透圧，水の排泄，口渇・飲水

＊重篤な体液量減少時（5〜10％以上）

(杉本俊郎: 降圧薬はこう扱う！Rp.＋, 23: 29-33, 2024より作成)

 わかりました！ Na^+ 含量の異常は細胞外液量の異常，Na 濃度の異常は水代謝の異常，つまり水のバランスの異常ということですよね（図3-4）．
（筆者注：本項は，糸球体から集合管までの原尿の流れをたどることで，臨床に役立つ腎生理について理解することを目的とした．腎尿細管の機能を理解するために，種々のチャネルやトランスポーターの理解が必要とされているが，本書では，臨床に役立つこと・容易に理解できることを主眼にしたため，やや正確性に欠ける記載や，断言する記載などがあるが，本書の目的上，ご容赦いただければ幸いである．）

尿細管が機能するための原則

 これから教える尿細管機能に関する原則は，次の3つにまとめられるで．

> **きどにゃん's Point**
>
> ❶ 尿細管は，内腔に原尿が流れないと機能しない（flow dependent）
> ❷ 尿細管の細胞に多く存在するミトコンドリアでアデノシン三リン酸 adenosine triphosphate（ATP）が産生され，産生された ATP を利用して尿細管の血管側にある Na^+-K^+ ATPase を活性化して，細胞内の Na^+ が少ない状態に維持される．この Na^+ の細胞内外の濃度勾配を利用して管腔内の Na^+ を再吸収するのが，尿細管における溶質の再吸収の基本となる

総論　腎生理を簡単に理解する方法

❸ 原尿の流れは，ネフロンの上流ほど多いことから，上流の機能の変化のほうが，下流の機能の変化より影響が強いことが多い．原尿の流れのもとは，糸球体濾過量 glomerular filtration rate（GFR）であることも留意すべきである

 この3つの原則が大事なんですね，わかりました！ しっかり覚えます！

 ほな，ヒトの腎臓の尿細管の機能について勉強していくで（図3-5）．まずは，Na^+の再吸収を中心に勉強して，その後，水や尿素の再吸収について勉強しよか．

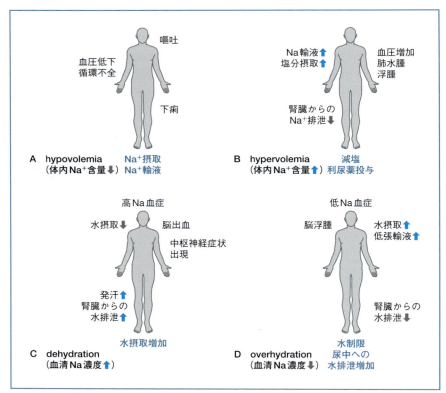

図3-4　Na^+含量，Na濃度の異常による症状と治療ポイント

第3話
原尿の旅 〜原尿の流れを理解すれば腎生理はわかる！〜

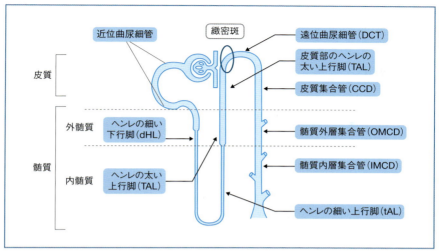

図3-5　ネフロン（正確には傍髄質ネフロン）のセグメント
(Kamel KS, Halperin ML: Fluid, electrolyte, and acid-base physiology. A problem-based approach. 5th edition. Chapter9. Sodium and water physiology. Elsevier, 2017より作成)

近位尿細管の機能

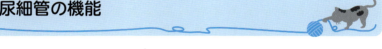

近位尿細管は，濾過された Na^+ の約60〜65％を再吸収して，それに水も等張性に再吸収するんでしたよね．

その通りや．近位尿細管においては，Na^+ などの溶質が再吸収されても管腔内の原尿の浸透圧は変化しないのが特徴や．尿細管が機能する原則に述べたように，Na^+-K^+ ATPase の作用により，細胞内の Na 濃度が低くかつ陰性になることを利用し，Na^+-H^+ exchanger や，sodium/glucose co-transporter (SGLT) などの Na^+ と関連するトランスポーターを利用して，HCO_3^-，グルコース，アミノ酸，リン酸，尿酸が再吸収されるんや（図3-6）．

そういえば，Na^+-H^+ exchanger は，HCO_3^- の再吸収に重要であり，アンジオテンシンⅡで活性化されるって勉強しました．

総論　腎生理を簡単に理解する方法

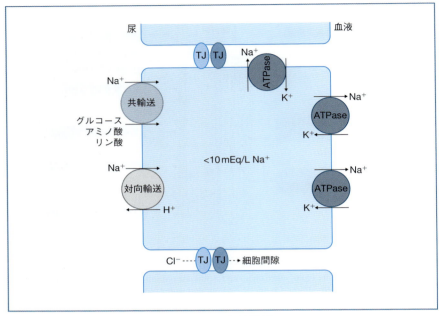

図 3-6　近位尿細管における再吸収の基本的機構
(Schmitz PG: Clinical implications of renal physiology. Chapter6. Proximal tubule. Learning Innovations, LLC, 2017より作成)

(筆者注：近年，近位尿細管の Na^+-H^+ exchanger 3 と SGLT 2 が同部位に存在していることが知られるようになった．SGLT 2 阻害薬が Na^+-H^+ exchanger の機能も抑制し，Na 利尿や酸塩基平衡に影響を与える可能性が示唆されている．)

なんや，よく勉強しとるやんけ．さらに，Na^+ が再吸収されることで，管腔内の荷電が陰性になり，陰性の Cl^- が，細胞間隙の tight junction (TJ) から再吸収される．さらに，近位尿細管の遠位部においては，管腔内の Cl^- 濃度が高くなり，管腔側の Na^+-H^+ exchanger と，Cl^--base anion exchanger が協力して，NaCl の再吸収が行われるんや．

近位尿細管において，水や尿素はどのように再吸収されるんですか？

近位尿細管には，水トランスポーターであるアクアポリン 1 aquaporin 1

第3話
原尿の旅 ～原尿の流れを理解すれば腎生理はわかる！～

(AQP1)が発現していて，Na^+が再吸収されることで上昇した浸透圧勾配に沿って水が再吸収されるんや．さらに，近位尿細管腔において，水の再吸収とともに尿素の濃度が上昇し，尿素は，受動的に ADH 非依存性に再吸収されると考えられとるんや（尿素は細胞間隙から再吸収されると考えられている）．

なるほど，近位尿細管の再吸収の動力には，細胞内の Na^+-K^+ ATPase によって作られた細胞内外の Na^+ 濃度勾配が重要なんですね．
（筆者注：尿細管の細胞間隙からの水やイオンなどの再吸収は，各々のネフロンのセグメントにより大きく異なるのが特徴である．）

ヘンレループの機能

ヘンレループは，サメの腎臓から引き継いだ，主に尿を濃縮するためのシステムでしたよね．ヘンレループでは，濾過された Na^+ が20〜25％再吸収されるんでしたっけ？

せや．ヘンレループでは，端的に述べれば，「対向流増幅系」を用いて，腎髄質の浸透圧を上昇させ，水の再吸収を行って尿を濃縮しているんや．

「対向流増幅系」について詳しく教えてください．

ヘンレループは，腎髄質に向け下行していく下行脚 descending limb of Henle loop (dHL) と，皮質に向かう髄質部の細い上行脚 thin ascending limb of Henle loop (tAL)，そして皮質部の太い上行脚 thick ascending limb of Henle loop (TAL) から成る．そして，下行脚（特に傍髄質糸球体から髄質に達する部分）には，水トランスポーターである AQP1 が発現し水の再吸収は行われるんやけど，NaCl の再吸収は行われないんや．一方，ヘンレ上行脚では，NaCl の再吸収は行われるんやけど，水の再吸収は行われないんやで（図3-7）．

向かい合う尿細管で Na^+ や水の再吸収されるパターンが異なることで，髄質

39

総論　腎生理を簡単に理解する方法

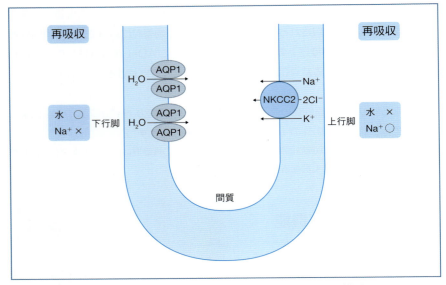

図3-7　ヘンレループで「対向流増幅系」が構築される基本的構造
(Schmitz PG: Clinical implications of renal physiology. Chapter7. The loop of Henle. Learning Innovations, LLC, 2017より作成)

の浸透圧が上昇するということですね．勉強したことがあります．

その通りや．髄質は，血流に乏しく組織酸素分圧が低い．せやから近位尿細管のような ATP に依存した再吸収が行いづらいために，髄質のヘンレループ（細胞の丈が低く，尿細管腔が小さい）は受動的に浸透圧やイオンの濃度勾配を利用して，再吸収を行うシステムになっとるんや．
そして，ヘンレループの上行脚は，髄質から皮質に移行するにつれて尿細管細胞の丈が高くなり，TAL と呼ばれる部分に至る．

ループ利尿薬が作用する部分ですね．

せやな．皮質部分は，血流が多く酸素分圧が高い．せやからこの部分は，尿細管血管側の酸素を使う Na^+-K^+ ATPase に依存した NaCl などの原尿中の溶質の再吸収が行われるんや．

40

原尿の旅 〜原尿の流れを理解すれば腎生理はわかる！〜

そういえばループ利尿薬について勉強したときに，TALの再吸収のメカニズムについて勉強しました（図3-8）．TALの尿細管腔側に，Na^+-K^+-$2Cl^-$ co-transporter（NKCC2）というNa^+，K^+，$2Cl^-$を再吸収するトランスポーターがあって，ループ利尿薬は，このNKCC2の作用を阻害することで利尿作用を発揮するんですよね．

せや．さらに，このNKCC2が機能するには，尿細管腔側でK^+を分泌するrenal outer medullary potassium（ROMK）と，血管側のkidney specific Cl^- channel-B（ClC-Kb）が作用することが必要ということが知られとるんや．

へ〜．もっと詳しく教えてください！

塩類喪失性腎症であるBartter症候群のⅠ〜Ⅴの亜型の遺伝子異常の解析から，TALでNaClの再吸収に関与している分子機構が明らかになったんや．

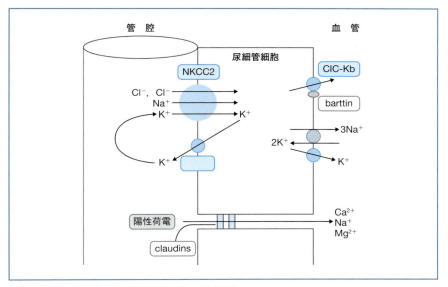

図3-8　TALにおける再吸収の基本的機構

(Kamel KS, Halperin ML: Fluid, electrolyte, and acid-base physiology. A problem-based approach. 5th edition. Chapter9. Sodium and water physiology. Elsevier, 2017より作成)

総論　腎生理を簡単に理解する方法

ROMKは，TALの原尿部分のK濃度が4mEq/L以下と低いので，K^+を再利用することで，原尿中のK濃度が低下することを防ぎNKCC2の機能を維持していると考えられとる．さらに，K^+が分泌されることで管腔側の電位が陽性となり，陽イオンのNa^+，K^+，Mg^{2+}，Ca^{2+}，NH_4^+が，細胞間隙のTJの特殊なタンパク質であるclaudinを介して再吸収されるんや（NH_4^+はK^+の分子構造が似ておりNKCC2からも再吸収される）．また，TALには，二価イオン（主にCa^{2+}）を感受するcalcium-sensing receptor（CaSR）が血管側にあり，このレセプターが活性化するとNKCC2の機能を抑制することが知られとるで（図3-9）．

っていうことは……高Ca血症のときに，多尿になったり低K血症がみられたりするのは，高Ca血症がCaSRを介してNKCC2を抑制するからですか？

ナトリン，その通りや！
また，TALの尿細管細胞にはAQPは発現しとらんから，水は透過せん．

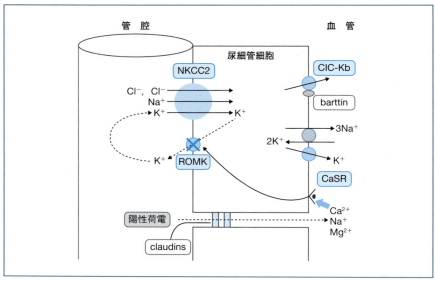

図3-9　Ca^{2+}がCaSRを介してTALにおける再吸収を調節する
（Kamel KS, Halperin ML: Fluid, electrolyte, and acid-base physiology. A problem-based approach. 5th edition. Chapter9. Sodium and water physiology. Elsevier, 2017より作成）

原尿の旅 〜原尿の流れを理解すれば腎生理はわかる！〜

せやからヘンレ上行脚では，原尿は希釈されることになるんや．しかし，ヘンレループ全体をみると，「対向流増幅系」を用いて腎臓髄質の間質にNaClの濃度勾配を形成するので，この部分の働きは，尿の濃縮＞希釈といえるんや．さらに，ヘンレループの最終部分は，元の糸球体の近傍に戻り，緻密斑macula densaを形成する．

尿細管糸球体フィードバック tubuloglomerular feedback（TGF）に関与している macula densa ですよね．

以前も述べたように（総論第2話「腎臓の進化を考えると腎生理がわかる（後半）」〈p.24〉参照），TGFは高濾過の糸球体を有する陸上哺乳類が，多量の尿で体液を喪失することを予防する重要なシステムや．GFRが増加したり，急性尿細管壊死などで近位尿細管の再吸収能が低下したりしたときに，macula densa で流入する Cl^-（Na^+）が増加する．この Cl^-（Na^+）の増加を macula densa が NKCC2 を介して感受し，輸入細動脈を収縮させ，GFR を低下させて尿量を減少させると考えられとるんや．

Cl^- の多い輸液を行うと急性腎障害のリスクになること，抗糖尿病薬の SGLT2 阻害薬に腎保護作用があること，ループ利尿薬の利尿効果が強いこと，ループ利尿薬がレニンの強力な分泌刺激であることなどの臨床現場で遭遇する現象に，この macula densa や TGF が関与していると最近では考えられとるから，知っておくべき腎生理の1つやと思うで．

遠位曲尿細管の機能

次は，遠位曲尿細管 distal convoluted tubule（DCT）ですよね．濾過された NaCl の約5％がこの部位で再吸収されて，サイアザイド系利尿薬が作用する部位でもありますよね．また，淡水に生活する魚類には重要な部位で，NaCl を再吸収し水は再吸収しないので，希釈尿の排泄に関与している部位だって勉強しました．

その通りやで．サイアザイド系利尿薬は，Na^+/Cl^-を等電位性に再吸収する

43

Na$^+$-Cl$^-$ co-transporter（NCC）を抑制するんや．

遠位曲尿細管は，より近位側のDCT1と遠位側のDCT2に分けられる（図3-10）．DCT1は管腔側ではNCCを，血管側ではCl$^-$を細胞外に出すCl$^-$チャネルであるClC-Kb，Na$^+$-K$^+$ ATPaseの働きで，NaClの再吸収を行っていると考えられとる．より遠位側のDCT2においては，さらに上皮性Na$^+$チャネル epithelial Na$^+$ channel（ENaC），ROMKといった集合管の主細胞でみられるNaClを再吸収する機構も発現するようになるんや．詳しいことは後で説明するで．よって，DCT2以降の遠位の尿細管を，アルドステロン感受性ネフロンと呼ぶことがあるんや．

遠位曲尿細管の途中から集合管みたいになってくる，ってことでしょうか？

まぁ，だいたいそんな感じで覚えておくとええで．さらに，DCT1の管腔側には，transient receptor potential family of cation channels（TRPM6）という経細胞的にMg^{2+}を再吸収するチャネルが発現し，Mg^{2+}の再吸収に関与しているといわれとる（TALでもMg^{2+}は再吸収される）．一方，DCT2は，副甲状腺ホルモン parathyroid hormone（PTH）依存性のCa^{2+}をtransient receptor potential vanilloid type 5（TRPV5）を介して経細胞的に再吸収すると考えられとるで（Ca^{2+}の80〜90%は，近位尿細管で

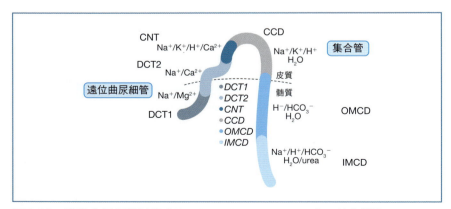

図3-10 遠位曲尿細管以降（distal nephron segment）の基本構造

(Schmitz PG: Clinical implications of renal physiology. Chapter8. The distal nephron. Learning Innovations, LLC, 2017より作成)

Na$^+$を伴って再吸収されると考えられている).

さらに詳しく述べると,DCTと皮質集合管 cortical collecting duct (CCD) の間には,結合尿細管 connecting tubule (CNT) と呼ばれる部分があるんや.

DCTと集合管をつなぐ部分,ですか?

せや.CNTは,ほぼCCDに近い構造をしており,主細胞と間在細胞からなり,ENaCのNa$^+$再吸収能はCCDより約10倍高いといわれとる.各々のネフロンにおけるDCTより近位までの尿細管と,CNT・集合管の関係は腎臓の発生を考えるとわかりやすいで(図3-11).

DCTより近位までのネフロンは,後腎組織の由来で,集合管は,尿管芽 ureteric

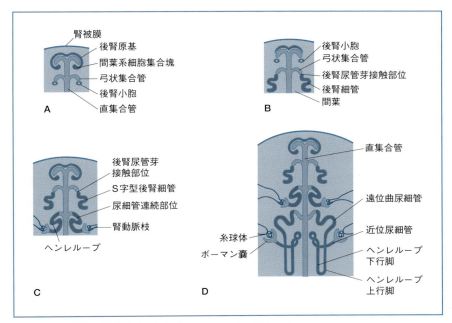

図3-11 腎臓の発生からみたネフロンのセグメント

濃い青は後腎組織由来,薄い青は尿管芽由来.
この図をみることで,糸球体から遠位曲尿細管までのセグメントと,集合管の関係が理解できる.

(Moore KL: The developing human: clinically oriented embryology. 10th edition. Chapter12. Urogenital system. Elsevier, 2016より作成)

総論　腎生理を簡単に理解する方法

bud 由来，CNT はそれらをつなぐ部分なんですね．複数の近位尿細管から DCT までのネフロンが，CNT を介して集合管へ原尿を導いていくというネフロンの構造が理解できました！

つまり，集合管とは，複数のネフロンが集合するので，集合管と呼ばれるんやろうな．

集合管　〜皮質集合管の機能〜

というわけで，次は集合管なんやけど……．

ネフロンの最後の部分ですよね．この部分は，濾過された NaCl の約 2〜3% を再吸収するといわれています．また，ADH 依存性に水を再吸収する部分でもあるんですよね．

せやな．集合管は，皮質集合管（CCD），髄質外層集合管 outer medullary collecting duct (OMCD)，髄質内層集合管 inner medullary collecting duct (IMCD) に分けられる．各々の部分の働きを簡潔にまとめてみよか．
集合管の特徴として，集合管より（正確には，CNT より）近位部の尿細管は原則 1 種類の細胞で構成されとるんやけど，集合管より（正確には，CNT より）遠位部の尿細管は，複数種類の細胞（主細胞 principal cell と，間在細胞 intercalated cell〈酸を分泌する acid 細胞/α 細胞，塩基を分泌する base 細胞/β 細胞，両方の性質を有する non-α/non-β 細胞など〉）から構成されているのが特徴や．

集合管（CNT も含む）は複数の種類の細胞で構成されているんですね．

CCD には，DCT 2 や CNT の部位で述べたように，アルドステロンで活性化され，利尿薬のアミロライド amiloride で管腔側から抑制される ENaC が発現している主細胞や，α 細胞や β 細胞などの間在細胞が存在しているんや．主細胞に発現している ENaC は，Na^+ を優先的に再吸収する電位形成性

46

第3話 原尿の旅 〜原尿の流れを理解すれば腎生理はわかる！〜

のトランスポーターであり，管腔側が陰性に荷電する（図3-12）．この陰性の荷電を利用して，①ROMKチャネル（主細胞に発現）やBKチャネル（間在細胞に発現）からのK^+の分泌，②細胞間隙からのCl^-の再吸収，③近傍のα細胞からのプロトンの分泌，が行われると考えられとるんや．

また，間在細胞のα細胞とβ細胞は，単純に述べると，発現しているトランスポーター（H^+-ATPase，Cl^--HCO_3^- exchanger）の管腔・血管側の極性が真逆になっとって，体内の酸塩基平衡の状態に応じて，プロトンやHCO_3^-を分泌しとるんや（図3-13）．

つまり，CCDでは，Na^+，水の再吸収，K^+，H^+，HCO_3^-の分泌が行われていると考えていいんですね．Na^+や水の調節だけじゃなくて，K^+や酸塩基平衡の調節も行っているんですね！

OMCDのより近位側の部分は，ENaCは発現しとるんやけど，CCDと比較するとそのNa^+再吸収能は低いといわれとるんや．さらに，OMCDのより遠位側は，主細胞が減少し間在細胞が中心となって，Na^+の再吸収よりも，酸塩基平衡の調節を中心に行っているといわれとる．また，α細胞には，K^+-H^+ ATPaseが発現しとって，体内のK^+が不足して低K血症となったときにK^+の再吸収を行っていると考えられとる（このK^+-H^+ ATPaseは，古代，

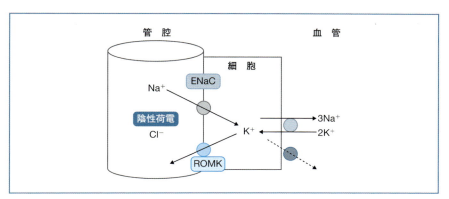

図3-12 CCDにおける再吸収の基本的構造
ENaCが管腔内陰性荷電を形成し，K^+やH^+の分泌に関与する．
(Kamel KS, Halperin ML: Fluid, electrolyte, and acid-base physiology. A problem-based approach. 5th edition. Chapter9. Sodium and water physiology. Elsevier, 2017より作成)

総論 腎生理を簡単に理解する方法

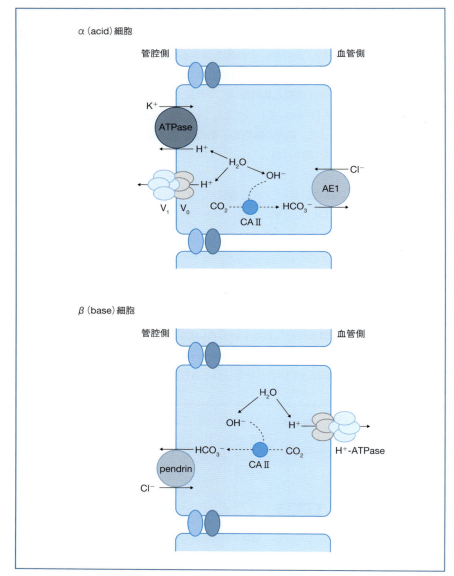

図3-13 集合管における間在細胞
α細胞とβ細胞で極性が逆になっている.
(Schmitz PG: Clinical implications of renal physiology. Chapter8. The distal nephron. Learning Innovations, LLC, 2017より作成)

第3話
原尿の旅 〜原尿の流れを理解すれば腎生理はわかる！〜

K$^+$を現在より多く摂取していた頃には，K$^+$分泌に作用していたという仮説がある）．OMCDは，ADHに反応して水は再吸収するんやけど，尿素の再吸収は行われないとされているんや．

OMCDは，水の再吸収と，酸塩基平衡の調節を主に行っているってことですね．

IMCDの近位部1/3は，主細胞や間在細胞が混在しとる．IMCDの主細胞はほとんどNa$^+$やK$^+$の調節に関与せず，ADH存在下に水や尿素の再吸収を行うと考えられとる（尿素の再吸収はADH依存性にIMCDで行われる）．さらに，IMCDの最終部分は，主細胞に類似しているものの機能が異なるIMCD細胞と呼ばれる細胞で構成されているといわれとる．このIMCD細胞の機能に関しては議論があるようなんやけど，①ADH依存下での水や尿素の再吸収（ADH非依存性の水の再吸収：residual water permeabilityもある），②H$^+$-ATPaseやK$^+$-H$^+$ ATPaseによるプロトンの分泌，③アルドステロンで活性化され，利尿薬のアミロライドで管腔側から抑制される，ENaCとは異なるNaトランスポーターによるNa$^+$の再吸収が行われていると考えられとるんや．さらにIMCDには，ANPのレセプターが存在し，ANPによるNa利尿に関与しているといわれとるんや．

なるほど，ANPはネフロンの最終段階にも作用するんですね．

水の再吸収

ここでもう一度，尿細管での水の再吸収についてまとめてみよか．

近位尿細管では，濾過された水の約60％が，等浸透圧性に再吸収されるんでしたよね．

せや．もう少し詳しく述べると，近位尿細管では，NaClがまず再吸収される．そうすると，血液と比べて，尿細管腔の浸透圧が，3〜4mOsm/kg程度低くなるんや．しかし，この程度の浸透圧較差でも水の再吸収には十分（1mOsm/kg

総論　腎生理を簡単に理解する方法

は，約20mmHgの圧較差を生じる）で，細胞内や細胞間隙を通じて，水が再吸収されるんや．このような細胞内の水の再吸収は，近位尿細管の管腔側と基底膜側に多数のAQP1（水チャネル）が発現していることで可能になるといわれとるで．

 近位尿細管では，水の再吸収は常にNa^+の再吸収に伴うから，等浸透圧になるんですね．

 次にヘンレループでは，部位によって水の透過性が異なっているんや．

 ヘンレループは尿を濃縮するための「対向流増幅系」に重要でしたよね．

 「対向流増幅系」を形成するために，ヘンレ下行脚にはAQP1が発現していて，水の再吸収が行われる（より正解に述べると，傍髄質ネフロンの腎髄質まで達するヘンレ下行脚にAQP1が発現している）．一方，ヘンレ上行脚から遠位尿細管に至るまでは，水チャネルは発現しておらず，水の再吸収は行われないんや．この尿細管のループ構造により，原尿は最大1,200mOsm/kgから100mOsm/kg程度まで希釈される．このヘンレループの水の透過性の相違が，「対向流増幅系」を形成し，尿の濃縮＞希釈に重要であると考えられとるんや（図3-14）．さぁナトリン，この後はどうなるんやったかな？

 えっと，原尿が集合管（CCD，OMCD，IMCD）に至ると，ADH依存性に水が再吸収されるんですよね．

 せやな．集合管の管腔側には，ADH依存性に管腔側に移行し水を再吸収するAQP2が，基底膜側にはAQP3・AQP4が発現し，水の再吸収を行っていると考えられとるで．
（筆者注：ヘンレループ以降の遠位部のネフロンにおいて，Na^+と水の再吸収が各々独立した別の機構で行われていることは，生体がNa^+代謝と水代謝を独立して調整している1つの証拠といえよう．よって臨床の現場においてわれわれは，Na^+代謝異常と水代謝異常に対して独立して考え対応すべきである．）

第3話
原尿の旅 〜原尿の流れを理解すれば腎生理はわかる！〜

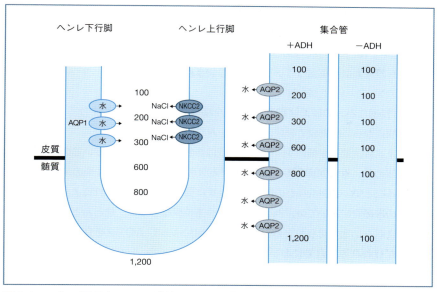

図3-14 水の再吸収，尿の濃縮における「対向流増幅系」の基本構造
(Schmitz PG: Clinical implications of renal physiology. Chapter7. The loop of Henle. Learning Innovations, LLC, 2017より作成)

尿素の働き

 ところでナトリン，尿素が尿細管の機能の維持に重要であることを理解しとるか？

 腎臓の進化のところで勉強しましたよね（総論第1・2話「腎臓の進化を考えると腎生理がわかる」〈p.2〉参照）．哺乳類は，サメが海水という高浸透圧下に対応するために採用した尿素を体内に蓄えるという方法を，腎臓に応用して，尿の濃縮に利用するようになった，っていうお話ですっけ？

 その通りや．哺乳類の腎臓は，タンパク代謝で生じる老廃物と一般的に考えられていた尿素を尿からただちには排泄せず（馬尿酸などの本来の老廃物は，ただちに腎臓から排泄されるため，腎血流測定に使われる．これはSmith先生の発明である），尿細管で再吸収や分泌を受ける，urea recycling というシ

51

総論　腎生理を簡単に理解する方法

ステムを構築しているんや（図3-15）．

urea recyclingですか？それって，サメと同じように哺乳類の腎臓においても，尿素は貴重品っていうことでしょうか？

「腎臓にとって尿素は貴重品」，なかなかええことを言うやんけ！　ほな，この観点から，尿細管での尿素の流れをみていこか．
　まずは，近位尿細管や．ここで尿素は再吸収されるんやけど，この再吸収というのは，近位尿細管でNa^+や水が再吸収され，原尿内の尿素の濃度が上昇することで，ADHなどの調節を受けずに受動的に再吸収されるようや．下流の尿細管においては，ヘンレループや遠位尿細管では，ほとんど尿素は再吸収されないと考えられとる．ADHの作用によってAQP2を介して水の再吸収が行われる集合管においても，CCDやOMCDでは，尿素はほとんど再吸収されへんのや．よって，集合管内で，尿素の濃度が上昇する．そして，原尿

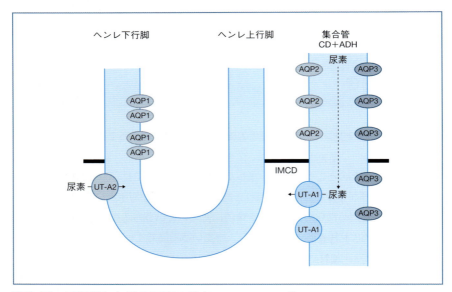

図3-15　尿細管における尿素の動き，urea recycling
IMCDには，尿素トランスポーター（UT-A1）が発現しADH依存性に尿素を再吸収する．
（Schmitz PG: Clinical implications of renal physiology. Chapter7. The loop of Henle. Learning Innovations, LLC, 2017より作成）

第3話
原尿の旅 〜原尿の流れを理解すれば腎生理はわかる！〜

がIMCDに達すると，ADHにより尿細管腔側に移行し尿素の再吸収を行うUT-A1という尿素トランスポーターが発現しているんや．

ADHが，IMCDでの尿素を再吸収させて，それが髄質の浸透圧の上昇につながるんですね．

さらに，この再吸収された尿素は，ヘンレ下行脚の髄質部に発現しているUT-A2という別の尿素トランスポーターで，髄質から尿細管腔に分泌されるんや．この尿素の流れが，urea recyclingと呼ばれとるものや（図3-15）．このような，尿素が分泌されるヘンレ下行脚，尿素が再吸収されないヘンレ上行脚・遠位尿細管・皮質やOMCD，ADH依存性に尿素が再吸収されるIMCDが，「対向流増幅系」を構成し，髄質の尿素の浸透圧勾配の形成に寄与していると考えられとるで．

なるほど！ 哺乳類の腎臓は，貴重品である尿素をurea recyclingによって腎臓内に保持して，尿の濃縮に用いているんですね．

さらに，腎臓に尿素を保持する仕組みとしては，腎髄質の血管も重要や．

確か髄質の血管も対向流を形成していて，「対向流交換系」で，髄質の浸透圧物質が血流で流し出されないようにしているんでしたっけ（図3-16）？

その通りや．髄質の血管，いわゆる直血管vasa rectaは，血管の透過性が高いことが知られとる．髄質の高濃度の尿素は，上行直血管ascending vasa rectaから再吸収されるんやけど，血管が上行するにつれ，血管周囲の尿素の濃度が下がるために，間質へ尿素が移行する．この間質に移行した尿素が，対向している下行直血管descending vasa rectaに再吸収（一部は，ヘンレ下行脚から尿細管腔に分泌）されるんや．このようなvasa rectaによる尿素の「対向流交換系」が，髄質の血流により，尿素が腎外へ容易に流出せず，髄質の尿素勾配の維持に役立っていると考えられとるで．実際，descending vasa rectaの血管内皮には，UT-Bという尿素トランスポーターが発現していることが知られとる（UT-Bは，赤血球の細胞膜抗原：Kidd blood group

53

総論　腎生理を簡単に理解する方法

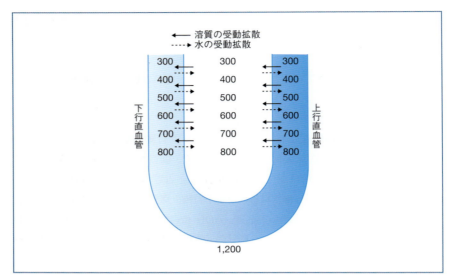

図3-16　vasa recta 腎髄質血管ループが形成する「対向流交換系」の基本構造
(Schmitz PG: Clinical implications of renal physiology. Chapter7. The loop of Henle. Learning Innovations, LLC, 2017より作成)

antigen と同一である．この赤血球の Kidd が発現していない症例は，尿の濃縮力が低下していることが知られており，腎の vasa recta 内を流れている赤血球の尿素トランスポーターも，尿素の「対向流交換系」の形成に関与している可能性が示唆されている）．
（筆者注：正確には，再吸収された NaCl も尿素と同様の動きをして，髄質の浸透圧が保たれる．）

腎尿細管における尿素の「対向流増幅系」，腎髄質の直血管 vasa recta が尿の濃縮に重要ってことですね．ばっちり覚えました！

さらに尿素には，尿細管の原尿の流れを維持するという役割もあるんや．

原尿の流れの維持，ですか？

尿素は，細胞膜を容易に通過するので，有効浸透圧物資ではないといわれとる．

原尿の旅 〜原尿の流れを理解すれば腎生理はわかる！〜

せやけど，ヘンレ上行脚・遠位曲尿細管・皮質や OMCD では，尿素の透過性が低く，この部分の原尿中の尿素は浸透圧物質として作用するんや．

 あっ，Smith 先生のサメの話ですね！

 つまり，ヘンレ上行脚・遠位曲尿細管・皮質や OMCD の原尿の流れの維持に尿素が役に立っとるということや．

 この尿素の作用が，実際の臨床の現場で問題になることってあるんでしょうか？

 CCD の原尿の流れは，K^+の分泌に重要と考えられとる．せやから，慢性腎臓病 chronic kidney disease（CKD）の症例で極端なタンパク制限を行うと，腎臓内の尿素が減少し，CCD での原尿の流量，つまり K^+ の分泌が低下する可能性が示唆されとるで．

対向流交換系

 腎臓の髄質には，vasa recta と呼ばれる毛細血管が血管のループを形成して，髄質のヘンレループや，髄質集合管の周囲を灌流しとるんや．

 ふむふむ．これらの血管のループが，「対向流交換系」を形成しているんでしたよね（図3-16）．

 「対向流交換系」について簡単にわかる考え方を教えたるで．南極の氷の上にはペンギンが立っとるやろ？ そのペンギンの脚の血管も，氷からの冷気が体内に流れこまないように「対向流交換系」を形成しとるんや（同様にヒトの頸動脈・頸静脈も，熱交換に用いられる血管の「対向流交換系」を形成していると考えられている）．とすると，ペンギンの脚の血管では冷気はどのように動くんやと思う？

 えぇっ，ペンギンの脚ですか!? うーん，「対向流交換系」ってことは，脚の

総論　腎生理を簡単に理解する方法

血管が対向してループを作って灌流しているということですよね．なので，まず氷の冷気が，脚を上行する血管に入りますよね．それから冷気が上行する血管から出て，下行する血管に入る．そっか，氷の上の脚から入った冷気は，ループを作った脚の毛細血管系をぐるぐる回って，ペンギンの胴体へ流入しづらくなっているのですね．

せやせや．このことを腎臓の髄質で考えるとどうなる？

髄質に蓄積した Na^+ や尿素などの浸透圧物質が，上行直血管に流入するけれど，ループを形成して，対向している下行直血管に再流入する．そして浸透圧物質が，髄質をぐるぐる回るってことですね！

その通りや，ナトリン．vasa recta は，血管内の水と溶質を容易に透過させるといわれとる．つまり，下行直血管においては，髄質の間質から血管内へ，浸透圧を形成する Na^+ や尿素などの溶質が流入し，逆に，水が髄質の間質に流出するんや．この血流の流れは，髄質の浸透圧物質を腎臓外へ流し出す方向に働く．せやけど，vasa recta が上行していくと，浸透圧物質が血管内から間質に流出し，間質の水が血管内に流入する．さらに，この上行直血管から流出した浸透圧物質は，下行直血管へ流入するんや．逆に下行直血管から流出した水は，上行直血管へと流入する．このような過程により，髄質の浸透圧物質や水の含量は容易に変化せず，髄質の高浸透圧が維持される．つまり，髄質の浸透圧物質は，血流によって容易に流出しなくなっているともいえるやろな．以上の過程を経て，vasa recta の血流量は，上行＞下行となり，腎髄質の膨張をきたすことなく，Na^+（1日約1,500 mEq）や水（1日27 L）の再吸収が可能となっていると考えられとる．

腎臓の vasa recta のループが形成する「対向流交換系」は，尿細管の「対向流増幅系」で形成された腎髄質の浸透圧物質勾配が血流で容易に洗い流されないための仕組みなんですね．ということは，尿細管の「対向流増幅系」と vasa recta の「対向流交換系」の両方が，腎臓での再吸収や尿の濃縮に重要なんですね．

第3話
原尿の旅 〜原尿の流れを理解すれば腎生理はわかる！〜

 そういうことや．せやから，腎臓の血流を減らす作用のある非ステロイド性抗炎症薬 non-steroidal anti-inflammatory drugs (NSAIDs) が低 Na 血症をきたす原因の1つとして，腎髄質の血流量の低下によって腎髄質の浸透圧物質が血流で洗い流されづらくなり，髄質の浸透圧が高くなり，水の排泄がしづらくなるということが考えられとるんや．

臨床に役に立つ腎生理を理解するには，原尿の流れを追おう（図3-17にて尿細管機能を1枚にまとめた）．

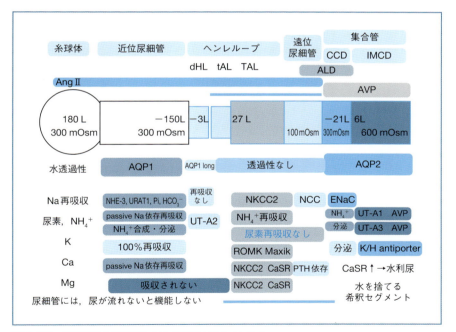

図3-17 尿細管の機能を1枚の図にまとめると

dHL：ヘンレ下行脚，tAL：ヘンレの細い上行脚，TAL：ヘンレの太い上行脚，ALD：アルドステロン，AngⅡ：アンジオテンシンⅡ，AVP：アルギニンバソプレシン

（杉本俊郎：僕の内科ジェネラリスト修行. p.199, カイ書林, 2016 より）

文献

1) Schmitz PG: Clinical implications of renal physiology. Learning Innovations, LLC, 2017.
2) Reddi AS: Fluid, electrolyte and acid disorders. Clinical evaluation and management. 2nd edition. Springer, 2018.
3) Zeidel ML, Hoenig MP, Palevsky PM: CJSAN Renal physiology for the clinician. Clin J Am Soc Nephrol, 9: 1271, 2014. PMID: 25002526
4) O'Callaghan C: The renal system at glance. Fourth edition. John Wiley&Sons, 2017.
5) Schrier RW: Renal and electrolyte disorders. 8th edition. Wolters Kluwer, 2018.
6) Kamel KS, Halperin ML: Fluid, electrolyte, and acid-base physiology. A problem-based approach. 5th edition. Elsevier0, 2017.
7) Moore KL(ed): The developing human: clinically oriented embryology. 10th edition, Elsevier, 2016.
8) 坂井建雄：腎臓のはなし　130グラムの臓器の大きな役割．中央公論新社, 2013.
9) Preston RA: Acid-base, fluid, and electrolytes made ridiculously simple. 3rd edition. MedMaster, 2018.
10) Eaton DC, Pooler JP: Vander's Renal Physiology. 9th edition. McGlawHill, 2018.
11) 杉本俊郎：降圧薬はこう扱う！．Rp.＋, 23: 29-33, 2024．

これらの代表的な腎臓に関する教科書の尿細管生理に関する部分を精読し，本項をまとめた．

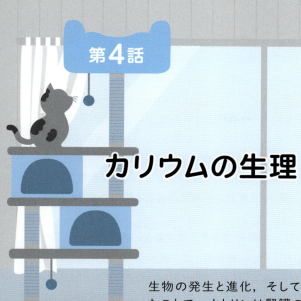

第4話

カリウムの生理

生物の発生と進化,そして哺乳類の腎臓について見てきたことで,ナトリンは腎臓の仕組みがだいぶわかってきたようです.そんなナトリンにきどにゃんが提示した次のテーマは……?

Kは細胞内電位を決め,細胞の興奮を調節する

 ほな次は,カリウム(K)の生理について学んでみよか.ナトリン,Kといえばなんや?

 Kといえば,ですか? K^+ は細胞内に最も多い陽イオンでしたよね.

 せやな.それは,すべての細胞に存在する Na^+-K^+ ATPase が,細胞外に3分子の Na^+,2分子の K^+ を細胞内に移行させるように働いているからや.さらに,細胞内から,K^+ がチャネルを介して漏出することが知られとる.このような K^+ の細胞内外の移動によって,細胞内電位が細胞外と比較して陰性に保たれると考えられているんや.

 Na^+-K^+ ATPase の働きで,細胞内電位は陰性となっているんですね.

総論　腎生理を簡単に理解する方法

高 K 血症や低 K 血症で，不整脈や筋力低下が出現することとは関係あるんですか？

低 K 血症になると，より多くの K^+ が細胞内から漏出して，細胞内電位が下がる，つまり過分極すると考えるとわかりやすいと思うで．心筋や神経の場合，細胞内の電位が下がることで，興奮後，電位が元に戻るのに時間がかかり，過分極が継続する．この過分極の継続によって，Na^+ チャネルによる興奮が起こりやすくなるんや．これが，低 K 血症で，不整脈が増える理由の 1 つといわれているんや．
一方，高 K 血症はその逆やな．血清 K 濃度が上昇すると，細胞外への K^+ のリークが減少し，細胞膜電位が上昇し，脱分極する．高 K 血症の初期は神経・筋肉組織などの興奮性が増すんやが，高 K 血症が維持されると，Na^+ の流入による脱分極が抑制されるんや．このことが，高 K 血症による筋麻痺・心停止などにつながると考えられている．よって，心筋・筋肉・神経などの電気的に興奮する細胞の機能を正常に維持するために，血清 K 濃度は狭い範囲に調節される必要があるということや．また，臨床的には，高 K 血症のほうが，リスクが高いと考えて対応すべきやな．

そう説明されると理解しやすいです！つまり，血清 K 濃度の変化で，細胞内電位が変化するので，心筋，筋肉，神経などの電位の変化で興奮し機能する細胞に関する症状が出るということですね．循環器内科研修中に，低 K 血症のときは不整脈に注意と言われたんですけど，その意味が今，理解できました．

他に細胞内外の K^+ の分布に影響を与える因子は知っとるか？

えーっと……インスリンやカテコールアミン β_2 刺激が，細胞内に K^+ を移行させますよね．それから，アシドーシスは細胞外液が酸性化して，H^+ が細胞内に移行し，代わりに細胞内 K^+ が細胞外へ移行する，って習いました．

その通りや．インスリンは，細胞にある Na^+-H^+ exchanger を活性化するため，細胞内 Na^+ が増え，結果として Na^+-K^+ ATPase の働きを介して細胞内へ K^+ が移行すると考えられとる．一方，カテコールアミン β_2 刺激は直

第4話
カリウムの生理

接 Na^+-K^+ ATPase を活性化させ，K^+ を細胞内に移行させるんや．
アシドーシスの場合は，実際はもう少し複雑なイオンの動きが起こっとる．順番に説明するで．まず，細胞外液の pH が下がると，細胞内で HCO_3^- が合成され，Cl^- と交換で細胞外へ移行し，緩衝し，細胞外液の pH の変化を少なくする．細胞内に入った Cl^- は，細胞内が陰性に荷電していることで，Cl^- チャネルを介して細胞外に移行する．そして，Cl^- が細胞外に移行することにより細胞内の陰性荷電がより少なくなり，陽イオンの K^+ が K^+ チャネルを介して細胞外へ漏出する，というのがより正確なイオンの動きや．せやけど，臨床の現場ではナトリンが言ったように，細胞外液が酸性化して，H^+ が細胞内に移行し，代わりに陽イオンである K^+ が細胞外へ移行する，という認識でええと思うで．

なるほど〜．

この K^+ の細胞内外の移動は，細胞外液中の K 濃度の変動による細胞膜の興奮性の変化を緩和するように調節されているんや．食物には K^+ が比較的多く含まれているやろ？ せやから，食物摂取による細胞外液の K 濃度の上昇を抑制するために，腎臓から K^+ が排泄される以前に，細胞内に K^+ が移行する．食物摂取後のインスリンの分泌は，細胞内へのグルコースの取り込みのみならず，インスリンの Na^+-K^+ ATPase 活性化作用を介して，肝臓や骨格筋の細胞内への K^+ の移行を促進させる．このインスリンの Na^+-K^+ ATPase 活性化作用は，糖尿病などのインスリン抵抗性の病態でも減弱しないことが知られとる．よって，ワイは，インスリンの本来の作用は，食後の細胞内への K^+ 移行やないかと思っているんや．また，カテコールアミンも K^+ の細胞内外の移行に関与しとる．運動時には，カテコールアミン α_1 作用により，骨格筋細胞外へ K^+ がリークし，リークした K^+ の血管拡張作用が，骨格筋の障害を予防すると考えられている．これが低 K 血症時に横紋筋融解症を発症する一因といわれとる．さらに，細胞外へリークした K^+ は，カテコールアミン β_2 刺激による Na^+-K^+ ATPase 活性化作用を介して細胞内に取り込まれることから，運動による高 K 血症が緩和されるんや．

他にも，K^+ の細胞内外の移行に関わっている因子はあるのでしょうか？

血液の浸透圧 tonicity の変化も K^+ の細胞内外の移動に影響を与えるんや. 細胞外の浸透圧物質が増加すると(高血糖など), 細胞内の水が細胞外へ移行し細胞内 K 濃度の上昇を介して, 細胞外への K^+ のリークが増加するんや. よって, 糖尿病高血糖緊急症時の血中 K 濃度は, この点も考慮する必要があるといわれているんや.

K^+ の細胞内外の移行の理解は, 患者さんの状態を正確に判断するためにも重要ですね.

ヒトの腎臓の nature は, 多量に摂取されていた K に対応している

ヒトの腎臓の本質, つまり nature は, K^+ を排泄し, Na^+ を保持するということなんや. これは, ワイが研修医やった頃, ネフローゼ症候群によりほぼ無尿やった患者さんの尿の電解質濃度が, Na 0 mEq/L, K 15 mEq/L であったことからも示されとる.
(筆者注:このことは, Na^+ の摂取不足では体内 Na^+ 含量は減少しづらいが, K の摂取不足では, 体内 K^+ 含量が枯渇することを意味する.)

えー……でも, ヒトの腎臓が K^+ を排泄しやすいといっても, 指導医の先生方は, いつも病棟で入院してくる慢性腎臓病 chronic kidney disease (CKD) の患者さんの高 K 血症の対応に苦労されているみたいですよ?

それは, 腎機能が低下しているか, 医師が腎臓の生理に反するようなことをしているからや. ヒトの腎臓の本質は, K^+ を捨て, Na^+ を保持することにあるんや. これは, ヒトの進化の過程, いや, 文明の進歩の過程からも証明できるで. ナトリン, ヒトの祖先, 例えば石器時代の食事について考えたことはあるか?

これまでは考えたことないですけど……そうですね, 石器時代ということですから, 食べていたものは果物, 木の皮や根っこ, そして, 動物の肉とかですか?

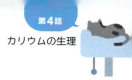

第4話
カリウムの生理

 せやな，そのような食事のK⁺の量はどうなっとる？

 そうか，果物や根菜はK⁺を多く含んでいますから，ヒトの祖先はたくさんK⁺を摂取していたんですね！

 その通りや．ある推測によれば，1日の食事で200〜400 mEq（5〜10 g）のK⁺を摂取していたと考えられとる．現在の5〜10倍近く摂取しとるっちゅーことやな．

 へー，すごいですね．でもそんなに多くのK⁺を摂取していたら，高K血症になりませんか？

 ナトリン，そこや．K⁺を多く摂取していたからこそ，ヒトの腎臓の本質として，多量に摂取されるK⁺を排泄する必要があったんやな．実際，腎臓からの最大K⁺排泄量は，体重（kg）あたり，1日6〜10 mEqであることが示されているで．さらに大陸の真ん中に住んでいたヒトの祖先は，Na⁺摂取量がK⁺摂取量に比べて少ないから，Na⁺を保持する必要があったということや．これから，このことを踏まえながら，腎臓でのK⁺の代謝について勉強していこか．

Kの流れ

 K⁺は，Na⁺と異なる原尿の流れを示すんや．

 K⁺は，細胞内を中心に陽イオンで存在し，細胞外にはその一部しか存在していませんよね．

 K⁺の正常な血清濃度は4 mEq/Lで，1日に糸球体で100％（4 mEq/L × 200 = 800 mEq）濾過されるやろ．1日のK⁺の摂取が40〜100 mEqやから，濾過されたK⁺の5〜15％が排泄されることになるんや．そして，Na⁺と異なり（Na⁺はほぼ再吸収のみである），集合管に達するまでにほぼ吸収され，主に集合管で尿中へ分泌されるんや（表4-1）．

63

総論　腎生理を簡単に理解する方法

表4-1　K^+を排泄し，Na^+を再吸収しやすいのがヒトの腎臓の本質である

	摂取量・排泄量	濾過量	排泄率
H_2O	1L	200L	0.5%
Na^+	100〜200mEq	28,000mEq (140mEq × 200L)	0.35〜0.7%
K^+	40〜100mEq	800mEq (4mEq × 200L)	5〜12.5%

GFRを1日200Lと仮定した場合．

　つまり，K^+の調節は，集合管での分泌が重要ということですね．

近位尿細管，ヘンレループ，遠位尿細管でのK

　近位尿細管では，濾過されたK^+の約65%が再吸収されるんや．近位尿細管には，K^+を再吸収する特別な機構がなく，Na^+と水の再吸収に伴い，管腔内のK^+濃度が上昇し，それに伴って細胞間隙から再吸収されると考えられとる．近位尿細管の遠位部では，Cl^-の再吸収による管腔内の陽性荷電も再吸収に関与しているとされとる．

　近位尿細管では，尿細管細胞の血管側のNa^+-K^+ ATPaseがK^+の再吸収においても重要なんですね．

　ヘンレループ，特に皮質の太い上行脚 thick ascending limb of Henle loop（TAL）では，約25%が再吸収されるで．

　TALには，確かNa^+-K^+-$2Cl^-$を再吸収するトランスポーター，Na^+-K^+-$2Cl^-$ co-transporter（NKCC2）がありましたよね．

　そうや．それに，ROMKチャネルというKチャネルが発現しとるで．

　ROMKチャネル，ですか．確か，TALでK^+を分泌してNKCC2を動かし続けるのに必要なんですよね．TALにおいてはK^+の濃度がNa^+やCl^-と比

較して低いから，でしたっけ？

その通りや．なんやナトリン，よく勉強しとるやんけ．ROMK チャネルは，renal outer medullary potassium channel の略なんやけど，腎臓の近位尿細管以外のすべての尿細管に発現しとるんや．このチャネルは常に開いとって，細胞内の K^+ を尿細管腔に分泌しとる．この ROMK チャネルの K^+ 分泌の調節が，K^+ 代謝に重要な役割を演じていると考えられとるで．

それから，ROMK チャネルを調節しているのが，細胞内の Mg^{2+} なんや．細胞内の Mg^{2+} が ROMK チャネルの K^+ 分泌を抑制することが知られとるから，体内の Mg^{2+} 不足を改善させることが，低 K 血症の治療の 1 つにあげられとるんや．このような機構を介して，遠位尿細管までで濾過された K^+ はほとんど再吸収される，ということやな．

集合管，アルドステロン感受性尿細管での K 代謝

上流の尿細管では K^+ が再吸収されていましたが，集合管に至ると K^+ が分泌されるんでしたよね．

正確には，遠位曲尿細管 distal convoluted tubule（DCT）の遠位部（DCT 2），結合尿細管 connecting tubule（CNT），**皮質集合管 cortical collecting duct（CCD）** を含んだ**アルドステロン感受性尿細管 aldosterone-sensitive distal nephron** で K^+ が分泌されるんやけど，実際は CCD で主に分泌されると考えても問題ないで．CCD の特徴はなんやったか覚えとるか？

えっと……CCD には主細胞 principal cell と，間在細胞 intercalated cell といった複数の種類の尿細管細胞が存在するのが特徴です．

せや．主細胞で K^+ が分泌され，α 間在細胞で K^+ が再吸収されるんや．α 間在細胞の K^+ の吸収は，管腔側の H^+-K^+ ATPase が行うんやけど，これは体内の K^+ が不足したときなどの非常時に作用するもので，原則は，主細胞での K^+ の分泌が CCD の主な役割といえるんやで．集合管が皮質から髄質に移

総論　腎生理を簡単に理解する方法

行すると，主細胞が減って，α間在細胞が増えてくるので，髄質の集合管は，K^+の分泌より，K^+の再吸収が優位になるな．

 CCDの主細胞がK^+の分泌に重要だっていうことなんですね．主細胞では，アルドステロンで活性化される上皮性Na^+チャネル epithelial Na^+ channel（ENaC）がNa^+の再吸収に関与していましたよね．アルドステロンは，Na^+-K^+ ATPaseの活性化やENaCそのものを活性化させるんでしたよね．

 せやで．ENaCは，Na^+だけを優先的に再吸収するから，管腔側が陰性になるのが特徴なんや（electrogenic reabsorption）．この管腔側の陰性荷電がCCDからのK^+分泌に重要と考えられとるんやで．

 このK^+分泌をするチャネルは，近位尿細管以外で発現しているROMKチャネル，でしたっけ？

 せや．ROMKチャネルがK^+分泌に関与しとる．さらにCCDには，もう1つのKチャネルである，big conductance K^+(BK)チャネルが発現している．このチャネルは，原尿の流速が増えると開くことが知られとるで．

 なるほど．ROMKチャネルとBKチャネルが，K^+を分泌するんですね．

 CCDからのK^+分泌にはこれまで述べたような機構が作用しとることから，CCDからのK^+分泌に必要な因子として，

> **きどにゃん's Point**
>
> ❶ CCDにNa^+が流入すること（Na^+がENaCで吸収されると管腔内荷電が陰性になる）
> ❷ CCDの原尿の流れが十分にあること（分泌されたK^+が下流に流れて，原尿中のK濃度が低下しないと，次のK^+の分泌が起こらない）
> ❸ CCDにアルドステロンが作用する（ENaCやROMKチャネルを活性化する）
> ❹ CCDの原尿中の管腔内陰性荷電

などがあげられとる(ちなみに,「❺CCDの細胞内のK濃度の上昇」,「❻血清K濃度上昇や食事中のK$^+$含量増加」も,CCDでのK$^+$分泌を増加させる因子と考えられている).

つまり,これらの因子が障害されると,K$^+$分泌量が減るっていうことですよね.じゃあ,高K血症の患者さんをみたら,このような因子がどうなっているか,そして改善は可能か考えるべきってことですね.

おっ,鋭いやんけ.このことは,後で勉強しよか(各論第6話「慢性腎臓病における高カリウム血症」〈p.188〉参照).

Kの調節と,Naと細胞外液量調節の関係

今までの話で,腎臓でのK$^+$の分泌にアルドステロンが重要であることがわかったんちゃうか? 副腎皮質において,高K血症が直接アルドステロンの分泌を刺激することからも理解できるやろ.けどな,ナトリン,体液量減少のときもアルドステロンが分泌されていると思うけど,低K血症を呈する患者さんは少ないやろ.このことはどう考えればええと思う?

うーん……言われてみるとそうですよね.体液量減少のときは,レニン,アンジオテンシンⅡ angiotensin Ⅱ(Ang Ⅱ)が活性化されているからアルドステロンの分泌も刺激されているはずです.でも,どちらかというと高K血症になることが多いと思います.

この現象は,アルドステロンが増加しているのに低K血症を呈しないということで,aldosterone paradoxと呼ばれとる.これは,アルドステロン単独で活性化するのか,Ang Ⅱとともに活性化するのかで尿細管の反応が異なることに起因していると考えられとるんやで.

体液が減少していると,Ang Ⅱが近位尿細管でのNa$^+$の再吸収を増加させますよね.そうすると,CCDへのNa$^+$の流入量が減るのでK$^+$の分泌が減

る，ということですか？

その通りや！Ang Ⅱは，近位尿細管だけやなくて，遠位尿細管での Na^+-Cl^- co-transporter（NCC）を活性化して下流への Na^+ 流量を減少させ，さらに，遠位尿細管・CCD での ROMK チャネルを抑制するんや．せやから，アルドステロンが存在し ENaC が活性化されても，K^+ の分泌は増加せんのやで．
また，高 K 血症のみで体液量の減少を伴わない場合は，アルドステロンが単独で活性化されるんや．この場合は，K^+ が直接遠位尿細管の NCC を抑制して Na^+ の下流への流量を増やし，ROMK チャネルを活性化させるから，アルドステロンによる過剰な Na^+ 貯留を伴わず，K^+ が分泌されるんや．

遠位尿細管の NCC，CCD の ENaC や，ROMK チャネルの機能を Ang Ⅱ やアルドステロンなどが調和して作用することで，Na^+ の細胞外液量や K^+ の調節を行っているんですね．腎臓の仕組みってすごいですね．

近年は，これらの調節機構が分子生物学的に解明されつつあって（with-no-lysine kinase-1〈WNK1〉や WNK4 など），遠位尿細管が体内の K^+ センサーとして働いているという仮説も提唱されとる（図 4-1, 2）．
さらに CNT や CCD には，アルドステロンだけやのうてアルギニンバソプレシン arginine vasopressin（AVP）も作用する（ただし，尿素は透過させない）部位やし，尿細管の非常に重要な部位の 1 つやと思うで．

食事による高 K 血症を防ぐ仕組み

さっき，「ヒトの腎臓の本質は，K^+ を捨て，Na^+ を保持することにある」というお話がありましたよね．これは，ヒトの祖先の食事には，現在のヒトの食事に含まれる 5〜10 倍程度の K^+ が含まれていて，高 K 血症の予防が腎臓の本質であるということでしたよね．

そういうことや．もう少し詳しく解説しよか．さっきも述べたけど，食事を摂取すると，門脈中に多くの K^+ が含まれるようになるんやけど，インスリンが

第4話 カリウムの生理

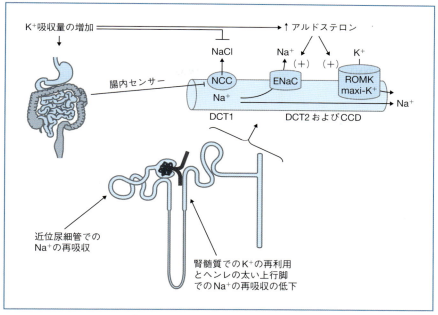

図4-1 遠位尿細管がK⁺代謝のセンサーである
以前は高K食は，近位尿細管やヘンレループでのNa⁺の再吸収が抑制されて，アルドステロン感受性尿細管でK⁺が分泌されると考えられていたが（下），最近の研究により，遠位尿細管を中心にK⁺の摂取に対応していると考えられている（上）．
(Palmer BF, Clegg DJ: Achieving the Benefits of a High-Potassium, Paleolithic Diet. Without the Toxicity. Mayo Clin Proc, 91: 496-508, 2016より作成)

　分泌されて肝細胞内にK⁺が取り込まれるのも高K血症対策の1つなんや．さらに，K⁺を摂取すると，腸管からの何らかの指令により，血清K濃度の変化を介さなくても，遠位尿細管のNCCが抑制されることが知られとる．さらに，血清K濃度の上昇も直接NCCを抑制するんや（図4-1）．それに，血清K濃度の上昇は，副腎皮質からアルドステロンの分泌を直接刺激し，そして，NCCの抑制によってNa⁺の流量が増加することとあいまって，アルドステロン依存性のK⁺分泌を促進させる．このように，食事を摂取すると尿中K⁺排泄が増加することも，高K血症の対策といわれとるんやで．

　K⁺を摂取しても高K血症にならないような工夫が，ヒトの腎臓の本質ということなんですね．K⁺の摂取は，遠位尿細管のNCCを抑制する，まるでサイ

69

総論　腎生理を簡単に理解する方法

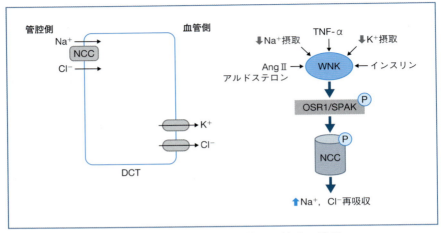

図4-2　K・Clが，DCTにおけるNCCの活性を調節する機構

TNF-α：tumor necrosis factor-α，OSR1：oxidative stress-responsive gene 1，SPAK：STE20-related proline/alanine-rich kinase

DCTの血管側のK^+チャネルが，Kセンサーの役割を演じていると考えられている．K^+を摂取して，血中のK濃度が上昇すると，DCTの血管側のK^+チャネルからのK^+のリークが減少する．K^+のリークが減少すると，DCT細胞内の陽性荷電が増えることから，Cl^-のリークが減り，細胞内のCl濃度が上昇する．このCl^-の上昇が，WNKの機能変化を介して，NCCからのNaClの再吸収を抑制する．以上がK^+摂取によって血圧が低下する理由となる．一方，K^+摂取が減少し，血中K濃度が低下すると，血管側からKClがリークし，細胞内Cl^-含量が減少するので，NCCが活性化する．血中K・Cl濃度の変化などが，WNK系の活性を変化させ，NCCのリン酸化・機能を調節している．

（柴田茂：尿細管研究の進歩と高血圧診療への新展開．日腎会誌，64：356-361，2022．向山政志：高血圧研究と診療における最近の話題．日腎会誌，64：352-355，2022．Wei KY, Gritter M, Vogt L, et al.: Dietary potassium and the kidney: lifesaving physiology. Clin Kidney J, 13（6）：952-968，2020より作成）

アザイド系利尿薬を内服しているような効果があるんですね．

せや．K^+を効率よく排泄するためには，遠位尿細管でのNa^+の再吸収を抑制して，Na^+の排泄を増やす必要があるんや．動物実験で，K^+を充足させた条件下では，尿細管でのNa^+の再吸収が抑制されることが示されとる．実際，果物や野菜を多く摂取する高K・低Na食のDASH（dietary approaches to stop hypertension）食がヒトの血圧を下げることや，代用塩であるKClの追加が脳血管障害を減少させることが，臨床研究においても証明されとる．このK^+の腎臓への効果はヒトでも同様と思われるんや．せやから米国やWHOは，高血圧を予防して脳血管障害の発症を防ぐために，K^+の摂取量を増やすことを勧告しとるんやで（K^+の摂取の推奨量は1日4g，約100mmol以上）．

第4話
カリウムの生理

研修が忙しいと野菜が不足しがちなんですけど，高血圧予防のためにも野菜や果物は重要なんですね．これからは DASH 食を心がけます！

> **MEMO** 電解質からみたヒトの腎臓のnature
>
> 哺乳類の腎臓は，恒温化に必要な高代謝に対応するために血圧の上昇が必要であり，そのために腎臓が高濾過・高吸収になったというのが，本書の仮説である．しかし，ヒトは，哺乳類の中でも，他の哺乳類と比較して異なる特徴を有している．この点を腎臓中心の視点から述べてみたい．
>
> 人類は，太古の昔，樹上生活をしていた祖先である猿人が，平原に進出したことから進化したという仮説がある．その仮説の中に，人類は起立し二足歩行になり，手が自由に使えるようになり，脳の能力が増しさらなる進化が起こったというものがある．この起立し進化した脳が機能するためには，脳に血流を増やす，つまり，血圧を上昇させる必要がある．
>
> 平原生活において，非力で小さい人類は，獲物となる大型哺乳類を狩りで得るために，集団で，かつ長時間獲物を走って追跡することで，長時間の追跡で疲れた大型哺乳類を狩るという戦略を選択したという仮説がある．そのために人類は，長時間の運動が可能になるように体温調節機構を適応させた．つまり，全身に汗腺が出現し，哺乳類の祖先が寒冷した陸地で生存するために得た毛皮を捨て，汗腺による体温調節が可能になったのである（イヌには，汗腺は，いわゆる手掌や足掌にしかない．よって，ハーハーと口呼吸することで，体内の水分を蒸発させ，気化熱を放散させる．しかし，四足歩行のイヌにおいては，全速力で獲物を追いかけているときには，腹部の臓器の運動が伴うため，呼吸のために横隔膜を効率よく動かすことはできず，ハーハーと呼吸して生じた熱を効率よく排出することはできない）．汗腺を用いる体温調節を行うためには，発汗による塩分・水分の喪失に強くなる必要があり，そのために人類の腎臓が適応したことは間違いないであろう．
>
> さらに，その当時の食事は，現在のサバンナに生息している哺乳類や森に住んでいる類人猿などから推測して，高 K・低 Na 食であったと考えられている．
>
> つまり，ヒトの祖先の腎臓の nature は，遺伝的に何万年以上もの年月をかけて，まず，①摂取した K^+ を，高 K 血症を防ぐためにすぐに（Na^+ 排泄を利用して）尿中に排泄するのに適応した．一方，これは Na^+ 喪失につながるので，二足歩行による血圧の上昇に適応するため，②全身の汗腺からの塩分・水分の喪失に強いと

総論　腎生理を簡単に理解する方法

いう，Na^+を喪失しづらい機能を獲得する，2段階に適応したものといえるのではと筆者は考える．

ところで，ヒトの際立った特徴は，他の哺乳類と異なり，その進歩した脳によって遺伝子の変化に依存せずに，自らの力で自らの環境を，非常に短期間で変革させる点といわれている．

その例の1つに，ヒトが農業を発明し，食料を生産できるようになったことがある（農業が始まっておよそ数千年だが，このような短期間では遺伝的適応は生じない．農業の主たる産物である穀類は，カロリーは高いがK^+含量が少ない）．また食料の保存のために食品を加工することも可能となった（食品の加工時にK^+が喪失する）．さらに，貴重なNaClを自ら作るようになった（「サラリーマン」という言葉は，古代ローマの兵士の給料が食塩〈ラテン語でsalarium〉であったことに由来する）．つまり，高Na・低K食への移行である．このことは，体内Na^+含量の増加につながり，すると血圧の上昇から脳の血流が増加し，ますます脳の能力の上昇につながった可能性がある．

しかしその後，さらにより短期間に文明が進歩し，長時間走って獲物を追跡する必要がなくなり，空調や衣服の進歩に伴い発汗による体温調節の役割が低下したこと，さらなる高Na・低K食へ移行したことに対して，われわれの腎臓のnatureは対応しきれず，過剰な血圧の増加が心血管系疾患の増加につながったのではないかと筆者は考えている．

このような，ヒトの腎臓のnatureを再度認識することが，増加する心血管系疾患の対策の一助になるのではないだろうか？

文　献

1) O'Callaghan CA: The renal system at a glance. 4th edition. MA John Wiley & Sons, 2017.
2) Kamel KS, Halperin ML: Fluid, Electrolyte, and Acid-Base Physiology. A Problem-Based Approach. 5th edition. Elsevier, 2016.
3) Kovesdy CP, Appel LJ, Grams ME, et al.: Potassium Homeostasis in Health and Disease: A Scientific Workshop Cosponsored by the National Kidney Foundation and the American Society of Hypertension. Am J Kidney Dis, 70: 844-858, 2017. PMID: 29029808
4) Sebastian A, Frassetto LA, Sellmeyer DE, et al.: The evolution-informed optimal dietary potassium intake of human beings greatly exceeds current and recommended intakes. Semin Nephrol, 26: 447-453, 2006. PMID: 17275582
5) Palmer BF, Clegg DJ: Achieving the Benefits of a High-Potassium, Paleolithic Diet, Without the Toxicity. Mayo Clin Proc, 91: 496-508, 2016. PMID: 26948054

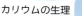

カリウムの生理

6) Burnier M: Should we eat more potassium to better control blood pressure in hypertension? Nephrol Dial Transplant, 34: 184-193, 2018. PMID: 29301002
7) Arroyo JP, Gamba G: Advances in WNK signaling of salt and potassium metabolism: clinical implications. Am J Nephrol, 35: 379-386, 2012. PMID: 22508439
8) 杉本俊郎：腎臓の診療にすぐに役立つ63のQ&A. 金芳堂, 2024.
改訂2版の執筆にあたり参考にした書籍.
9) 柴田茂：尿細管研究の進歩と高血圧診療への新展開. 日腎会誌, 64: 356-361, 2022.
10) 向山政志：高血圧研究と診療における最近の話題. 日腎会誌, 64: 352-355, 2022.
11) Wei KY, Gritter M, Vogt L, et al.: Dietary potassium and the kidney: lifesaving physiology. Clin Kidney J, 13（6）: 952-968, 2020.

総論　腎生理を簡単に理解する方法

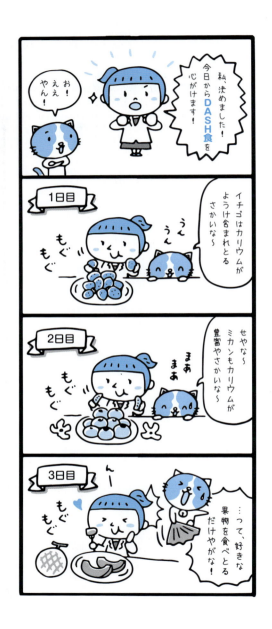

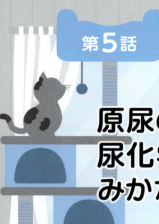

第5話

原尿の流れを考えながらみる尿化学検査・血液腎機能のみかた

腎生理をさまざまな観点から学んできた，きどにゃんとナトリン．ナトリンはふと，長らく疑問に思っていたことを，きどにゃんに聞いてみることにしました．

　前から知りたかったことがあるんですけど……．

　おお，なんや？

　病棟で，カルテの検査値のうち，尿の電解質のところを見ても，正常値が載っていないんです．きどにゃん，教えてください！

　尿の電解質の正常値やて？ そんなもん，ワイもわかるかいな．

　えー，じゃあどうやって検査値を読めばいいんですか？

　入院中などの病的な状態においては，有効循環血漿量やK^+の摂取量などは個々の患者さんで異なるやろうし，同一患者においても日々変化しとる．さらに，尿の電解質の検査は濃度やから，尿細管での水の再吸収の度合いでも変化するやろ？

総論　腎生理を簡単に理解する方法

そっか，尿の電解質の値は患者さんの状態で変化するから，正常値は決められないってことなんですね．じゃあ，患者さんの状態を考えて判断すべきってことですか？

ええこと言うやんけ！ その通りや．ワイは，米国の腎臓内科医の Joel M. Topf 先生のブログ[1]をいつも読んどるんやけど，そこには

"The fool looks at the kidneys and says, "the kidney's role is to produce urine." I suppose that same fool would look at a factory and exclaim that its role is to produce air pollution.
The kidneys primary role is to produce and maintain a stable and pure extracellular environment. The product of the kidneys is not urine but rather homeostasis.
　　　　　　　　--Joel M. Topf Channelling Homer Smith"

という記載があるんや．尿の化学検査を検討することで，濾過された原尿が腎臓でどのような旅をしてきたかわかる．つまり，尿の化学検査は患者さんの体液の状態を知る貴重な情報になるはずや．しかも，尿は苦痛を伴わずに何回もとれる検体やしな．一般的に血液検査と呼ばれる腎機能検査も，尿化学検査と組み合わせながら，そして原尿の流れを考えながら検討していくと，入院患者などにおいて血清 Cr の値が上昇する前に腎障害を予見することが可能となるんやで．

ほなこれから，原尿の流れを考えながらみる尿化学検査・血液腎機能のみかたを勉強しよか．

はい，頑張って勉強します！
それにしても，米国にも Smith 先生の影響を受けた先生がいるんですね！ Smith 先生の影響って大きいんですね．

第5話
原尿の流れを考えながらみる尿化学検査・血液腎機能のみかた

腎生理に基づく尿化学検査のみかた

 症例

70歳代,女性.数週間前から,食思不振,全身倦怠感が出現.近医を受診し,低Na血症を認め,紹介・入院となった.
家人の話によると,副腎不全にて,他院で副腎皮質ホルモンを投与されていたが,1ヵ月前から内服が途切れていたということであった.

入院時血清検査:
TP 7.1 mg/dL, Alb 3.9 mg/dL, Na 119 mEq/L, K 3.9 mEq/L, Cl 86 mEq/L, BUN 16 mg/dL, Cre 0.95 mg/dL(1ヵ月前は0.6 mg/dL), UA 4.7 mg/dL, Ca 9.2 mg/dL, Pi 4.2 mg/dL, Glu 71 mg/dL, S-Osm 211 mOsm/kg

入院時随時尿検査:
U-Na 103 mEq/L, U-Cl 117 mEq/L, U-K 47 mEq/L, U-UN 1,148 mg/dL, U-Cre 308 mg/dL, U-UA 29 mg/dL, U-Osm 677 mOsm/kg

 ナトリン,これはワイが前に経験した症例や.この症例の低Na血症の成因は,どう考えたらええと思う?

 うーん……先ほど,尿は体液の恒常性を知る指標になるというお話がありましたよね.

 せやな,つまりどうなる?

 えーっと……(しばらく考える).例えば,経口するNa$^+$やK$^+$の量が減少した場合,体液の恒常性を保つためには,腎臓からNa$^+$やK$^+$の排泄を減らすようになるはずですよね.逆に,経口のNa$^+$やK$^+$が増加した場合は,腎臓

77

総論　腎生理を簡単に理解する方法

からの排泄が増えるはずです．そうか，尿の Na^+，K^+ を測定することで，腎臓が，Na^+，K^+ を排泄もしくは保持のどちらの方向に作用しているかを検討して，体液状態を類推しようってことですね！

せやせや，とすると……？

今回の症例では，尿中 Na 濃度が 103 mEq/L なので，低 Na 血症（119 mEq/L）の割には多いと考えるべきでしょうか？　あっ，そういえば以前，低 Na 血症の患者さんをみたときに，尿中の Na 濃度が 20 mEq/L 以上のときは，腎臓から NaCl が喪失していると考えるべきだって指導医の先生に教えてもらったことがあります．今回は副腎不全の可能性もある訳ですから，腎臓からの Na^+ の喪失が低 Na 血症の成因ではないでしょうか？

ホンマにそれでええんかな？

えっ……？　何か間違っていましたか？

それはおいおいわかるで．今回の症例を通じて尿化学のみかたを勉強していこか．

尿化学検査の考え方の基本は，fractional excretion

先ほど，尿の化学検査の正常値は決められないっていうお話がありましたね．

尿の電解質の排泄量は体内の電解質のバランスで決まるし，尿への水の排泄量は，体内の浸透圧の変化の影響を受けるんや（図 5-1）[2]．**つまり，尿への溶質や水の排泄量は患者さんの状態で変化するといえる**．せやから，体内の環境を保つべく血液の電解質濃度や有効循環量を狭い範囲で調節するために，尿の電解質濃度や尿量は変化するから，尿化学検査の正常値は決められへんということや．

以前，尿の Na^+ の排泄量は有効循環血漿量で調節されると勉強しました．そ

78

第5話
原尿の流れを考えながらみる尿化学検査・血液腎機能のみかた

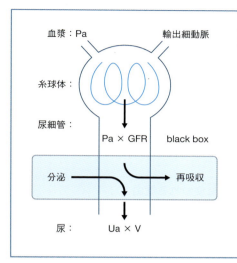

図5-1 fractional excretion (FE) の考え方
各々の電解質の排泄量と通常状態の正常値の目安.
(内田俊也：Primers of Nephrology-3 水電解質異常. 日腎会誌, 44: 18-28, 2002より)

れに，K⁺排泄は原則として，K⁺の摂取量で決まるとも勉強しました．でも，尿の電解質は濃度ですよね．正確な排泄量を知るためには，やっぱり1日蓄尿して，1日排泄量を測定すべきですか？でも蓄尿が必要って大変ですよね．

確かに最近は，病棟の感染対策などの意味で蓄尿がしづらくなっとるから，外来でもできる，随時尿でも評価可能な指標が必要であるとされとるんや．ナトリン，部分排泄率 fractional excretion (FE) を知っとるか？

急性腎障害 acute kidney injury (AKI) 時に，腎前性や腎性の鑑別に使うって習いました（図5-2）．

ほな，FE の意味は何かわかるか？

……？

FE は，糸球体で濾過された総量のうち，尿中に排泄された割合を知るための

総論　腎生理を簡単に理解する方法

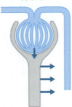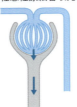

図5-2　FE_Na，FE_UN がAKIの病態の鑑別に使われる理由
有効循環血漿量減少などによる腎前性の腎障害の場合は，尿細管において，反応性に再吸収が増加するので，部分排泄率（FE）が低下する（左）．しかし，腎障害が進行し，腎性尿細管壊死の状態になると，再吸収能が低下するので，FEは増加する（右）．ただし，FEは，糸球体での濾過量と，再吸収量の比であることから，その数値は絶対的なものでなく，相対的なものであると理解すべきである．
（杉本俊郎：腎臓の診療にすぐに役立つ63のQ&A．p.65，金芳堂，2024より）

指標なんや（図5-1)[2]．つまり，

$$FE = 尿中へ排泄された量／糸球体にて濾過された総量$$

となる．ちょっと計算式が出てくるけど，考えてみよか．
まず，Na^+を例にすると，

$$FE_{Na} = (U_{Na} \times 尿量)／(P_{Na} \times GFR)$$

糸球体濾過量 glomerular filtration rate（GFR）を臨床で一般的に使用されるクレアチニンクリアランス creatinine clearance（Ccr）で代用すると……？

$$FE_{Na} = (U_{Na} \times 尿量)／(P_{Na} \times CCr)$$
CCrは，$(U_{Cr} \times 尿量)／P_{Cr}$ なので，
$$FE_{Na} = (U_{Na} \times 尿量)／P_{Na} \times [(U_{Cr} \times 尿量)／P_{Cr}]$$
ですね！

そうすると式から尿量が消えて，
$$FE_{Na} = U_{Na}／(P_{Na} \times U_{Cr}／P_{Cr})$$
$$FE_{Na} = (U_{Na}／P_{Na})／(U_{Cr}／P_{Cr})$$
となるやろ？　つまり，FEは，計算式から尿量が消えるから，随時尿でも判定可能なんや．それに，糸球体で濾過された Na^+ 量に対して，Na^+ の腎臓で

原尿の流れを考えながらみる尿化学検査・血液腎機能のみかた

再吸収された割合を測定しとるから，腎臓で，Na^+が排泄もしくは保持されていることも類推することができるんや．

FEを用いると蓄尿しなくても随時尿で判断できるんですね．それに随時尿だったら，蓄尿と比べると，病態の変化に合わせて血液の検査と同時に採尿することで，何度も検査・病態の評価ができますね！

ナトリン，尿化学検査の本質をつくええことを言うなあ．さて，FEの分母のUCr／PCrの意味はわかっとるか？

尿と血液のCr値の比ですよね．Crは，糸球体で濾過されて，分泌も再吸収もされないと仮定されている物質ですよね．すると，UCr／PCrは，腎臓での水の再吸収，濃縮の割合を示すってことですか？

せや．つまりNa^+のFEであるFE_{Na}は，尿中のNa^+と血中のNa濃度の比（UNa／PNa）を尿の濃縮力（UCr／PCr）で補正したともいえるやろな．つまり，尿の電解質などの溶質と，尿の溶媒としての水の排泄の両方を同時に評価できる指標ともいえるんや．

また，UCr／PCrの逆数の，PCr／UCrは，腎尿細管での尿の濃縮力の逆，自由水の排泄率を示す指標となりうるんや．よって，水利尿不全の低Na血症のときは，PCr／UCrで水の排泄率を類推することが可能や．

さてナトリン，さっきの症例のFE_{Na}を検討してみよか．

えーと，FE_{Na}は……（計算する）．

$$(UNa／PNa)／(UCr／PCr) = (103／119)／(308／0.95)$$
$$= (103／119) × (0.95／308) ≒ 0.27\%$$

$FE_{Na}＝0.27\%$となりました！ この値はどう考えたらいいでしょう？ AKIの腎前性と腎性の鑑別は，＜1％，＞1％で分けると教わりましたが……．

確かに，FE_{Na}がよく出てくるのがAKIの鑑別やな．仮定の症例で検討してみよか．1日Na 250 mmol（食塩換算で約15 g）を摂取し，CCrが125 mL/分（1日180 L）のヒトがおるとしよう．このときのFE_{Na}はどうや？

総論　腎生理を簡単に理解する方法

FE_Na＝尿中へ排泄された量／糸球体にて濾過された総量ですから，

250 mmol／1日濾過量（180 L）× 血清 Na 濃度（140 mmol/L）
＝250 mmol／25,200 mmol

つまり，ほぼ1％ ということになりますね．

とすると，今回の症例ではどうや？

症例では，FE_Na が0.27％ ですから，腎臓での Na^+ 再吸収が亢進していると判断すべきでしょうか．でも，尿の濃度からは，腎臓からの排泄亢進と判断したんですが……．

せやったな．せやけど，本例の血清 Cr は以前の値と比較して増加しており，腎機能が低下している可能性があるやろ？ 経過から，食事摂取量の低下から有効循環量が減少し，腎臓での Na^+，水の再吸収が亢進した，いわゆる hypovolemic hyponatremia の状態と考えられるんや．

そうだったんですね．尿中電解質濃度にも欠点があるっていうことがわかりました！
でもきどにゃん，FE_Na も尿中へ排泄された量／糸球体で濾過された総量ですから，患者さんの Na^+ 摂取量や，GFR（Ccr）の影響を受けますよね．
例えば，減塩をされていた患者さんであれば，1日塩分摂取量を6 g とすると，1日 Na^+ 摂取量は，100 mmol になりますね．
そのときの FE_Na は，

100 mmol／1日濾過量（180 L）× 血清 Na 濃度（140 mmol/L）
＝100 mmol／25,200 mmol ≒ 0.4％

になりますね．これだと，最初から1％ 未満だから，減塩中の患者さんでは，1％ という指標で正しく AKI を鑑別できるとは限らないですよね？

ナトリン，鋭いなぁ．その通りや．FE も正確にいえば正常値や異常値がない概念といえるで（MEMO〈p.84〉参照）．AKI の鑑別の指標の1％ という数字も，GFR が正常の10％ 未満になったときに意味があることを理解しておかんといかんな．

82

第5話
原尿の流れを考えながらみる尿化学検査・血液腎機能のみかた

それから，いろんな教科書にFE_Naの正常値が記載されとるし，低Na血症の鑑別においても，尿中Na濃度やFE_Naなどで鑑別する診断アルゴリズムが提唱されとる．せやけどナトリン，例えば尿のNa濃度が，19 mEq/Lと21 mEq/L，FE_Naが0.49％と0.51％のとき，明確に病態が分けられるものやと思うか？

うーん……確かに，そういう場合だと，診断アルゴリズムにあるようにスパッと分けられるとは思いません．

せやろ？ ワイは，教科書に載っとる尿の電解質濃度やFEの値を1つの目安として捉え（表5-1），1回の検査の結果で判断するのではなく，患者さんの状態や治療の経過に応じて，尿の濃度やFEの変化の経過を追い，患者さんの体液の状態，腎臓の対応を評価すべきと考えているんや．また，本当に鑑別できないときは，入院患者の場合は，数日間正確な蓄尿を行い，各々の電解質の排

表5-1　尿化学検査の考え方：電解質（値は目安）

	再吸収・分泌部位	検査	臨床的意義		腎臓
Na	ネフロン全体再吸収	FE_{Na}*	体液量の評価	<0.5％ >0.5％	再吸収↑ 再吸収↓
K	皮質集合管分泌	U-K/U-Cr	K分泌能	<15 mmol/gCr >200 mmol/gCr	分泌↓ 分泌↑
尿酸	近位尿細管再吸収	FE_{UA}	体液量の評価	<10％ >10％	再吸収↑ 再吸収↓
Pi	近位尿細管再吸収	FE_{PO_4}	体液量の評価 近位尿細管機能	<20％ >20％	再吸収↑ 再吸収↓
尿素	近位尿細管再吸収 （ADH非依存）	FE_{UN}	体液量の評価	<35％	再吸収↑
	髄質集合管（IMCD） 再吸収（ADH依存）			50〜65％	通常

尿中アニオンギャップ（U-AG）** 　positive　（0〜・50 mEq/L〜）　尿NH_4^+減少
　　　　　　　　　　　　　　　negative　（0〜・50 mEq/L〜）　尿NH_4^+増加

* Na^+の摂取量やGFRの状態によって，判断の値は変化する．GFRが低下したAKIのときは，>1％，<1％．NaClの再吸収が亢進しているうっ血性心不全のときは，>0.2％，<0.2％という考えがある．
** 尿中アニオンギャップ（U-AG）＝（U-Na＋U-K）－U-Clから陽イオンのNH_4^+の排泄を推定する．しかし，尿中の陰イオンの排泄が増加する病態（糖尿病性ケトアシドーシス，トルエン中毒など）では有効ではない．よって，アニオンギャップの増加しないアシドーシス（下痢や尿細管アシドーシス）のときの腎臓の反応をみるのに使われる．下痢に伴うアシドーシスは腎機能が正常であれば，NH_4^+の排泄が増加するのでU-AGが陰性になることが多い．

83

総論　腎生理を簡単に理解する方法

尿量を測定すべきと思うな.
最近の書籍は，随時尿押しが目立つんやけどな，電解質異常の鑑別の原点となっている古典的な教科書では，1日蓄尿を用いて鑑別することが基本であったことを再認識すべきやと思うで．

勉強になります……！
ちなみにきどにゃん，さっきの症例の経過はどうなったんですか？

0.9％NaClと5％ブドウ糖液を1：1に混合した補液を100 mL/時で行うことで，尿中Na濃度の低い利尿がついて，血清Na濃度と腎機能の改善を得たで．
というわけでナトリン，ここまで尿の濃度やFEについてみてきたけど，どうや？

尿の濃度やFEの意味，特にFE_{Na}の意味することがばっちりわかりました！
今後，患者さんをみるときに応用できるようにしたいです！

> **MEMO　尿化学検査のエビデンス**
> 　教科書などに載っている値は，1施設からの報告からの結果に基づいているものが多く，診断的価値をその後検討したものは非常に少ない．さらに，尿素や尿酸の排泄率は年齢による変動も報告されている．以上のことを鑑みて，筆者は，教科書などに載っている値は目安程度と考えるべきだと思っている．

尿化学検査〜各々の項目の意味するところ〜

尿化学検査では，Na^+とCr以外に何をみたらええと思う？

尿中K濃度は，血清K濃度の異常時にみたりしますけど……．
Na^+とCr以外については，あんまり考えたことがないです．

第5話
原尿の流れを考えながらみる尿化学検査・血液腎機能のみかた

尿化学検査のみかたのポイントは，その物質が尿細管のどの部分で再吸収・分泌されるかを考えて検討することや（表5-1）．
例えば Na^+ と K^+ やったらどうや？

Na^+ は尿細管のすべての部分で再吸収されますが，K^+ は主に皮質集合管で分泌されます．そっか，尿の電解質の排泄状態を検討することで，腎臓のネフロンの部分の機能が類推できるということですか？

その通りや．尿酸やリン（Pi）は，主に近位尿細管で再吸収されるから，近位尿細管の機能を知ることができる．つまり，近位尿細管は，体液量に応じてその再吸収能が増減するから，近位尿細管の機能を類推できるばかりでなく，体液量（有効循環量）の類推にも役立つんや．

なるほど．あっ！ 抗利尿ホルモン不適合分泌症候群 syndrome of inappropriate secretion of antidiuretic hormone（SIADH）の鑑別に，尿酸の排泄能である FE_{UA} を使うことがあると以前勉強したことがあるんですけど，これは体液量の指標という意味だったんですね．
例えば，血清 UA＜4 mg/dL のときは，体液量減少でなく，SIADH の可能性が高いと判断しますよね．

さらに，尿素は，近位尿細管では体液量に応じて ADH 非依存的に再吸収されるし，集合管（髄質内層集合管 inner medullary collecting duct〈IMCD〉）では，血液の浸透圧に応じて ADH 依存性に再吸収されるので，体液量の評価や ADH の分泌の評価に使えるということやな．
また，尿の浸透圧は，排泄すべき浸透圧物質の量の状態や，腎臓の尿の濃縮力の影響を受けるから，尿の浸透圧を検討することで，それらの機能を評価することが可能や．

ちょっと覚えきれなくなってきたので，習ったことを応用して，尿の電解質の意義を表にまとめてみます（表5-2）．

ええ心がけやな．値はあくまでも目安として捉えるというところに注意やで！

85

総論　腎生理を簡単に理解する方法

表5-2　尿浸透圧*のみかた（値は目安）

SIADH	>100〜200	遠位ネフロンでの水排泄↓
サイアザイド系利尿薬	>200	遠位尿細管機能抑制による尿希釈↓
ループ利尿薬	〜300 等張尿	ヘンレループ機能抑制による濃縮・希釈↓
浸透圧利尿	>300	尿浸透圧>血清浸透圧
中枢性尿崩症	<100	ADH 欠乏
腎性尿崩症	<300	ADH 抵抗性
心因性多飲	〜50	水利尿状態

通常：50〜1,200 mOsm/kgH$_2$O
* 尿比重は尿浸透圧より精度が下がる．
等張尿：1.008〜1.010（0.001＝約30 mOsm/kg）
希釈尿：〜1.005
濃縮尿：1.020〜

原尿の流れを考えながら，血液腎機能をみる

これまで尿化学検査についてみてきたけど，次は血液腎機能や．血液腎機能でも，原尿の流れを考えることが重要やで．

「尿化学検査をみることで，原尿の流れを理解しよう」ということまではわかりました．でもきどにゃん，血液腎機能も原尿の流れを考えようっていうのは，どういうことですか？

ナトリン，入院患者を担当しているときに，血液腎機能は主に何をみとるんや？

血液腎機能といえば，血清 Cr 値ですよ！ 特に最近は，推定糸球体濾過量 estimate GFR（eGFR）も電子カルテに自動的に出てきて便利ですからね〜．

血清 Cr 値や eGFR は，糸球体で濾過値を推測するものであり，腎機能全体を表す指標やない．外来などで，長期的に腎機能を追うにはええ指標なんやけど，入院時など，短期間に循環動態が変化する場合には，血清 Cr 値や eGFR の値の変化が明確になるまでにタイムラグがあるといわれていて，血清 Cr 値

やeGFRのみで判断すると早期の腎障害を見落とす可能性があるんや．例えば，AKIのときは，GFRが改善しても，血清Cr値はすぐに下がらないので，血清Cr値から計算したeGFRでは，腎機能を過小評価してしまう可能性もあるで．逆に，急にGFRが低下しても，血清Cr値の上昇は遅れるので，eGFRは過大評価になるわな．

そうだったんですか……．

ほなナトリン，腎障害を伴ううっ血性心不全の患者さんで，ループ利尿薬を用いて有効循環血漿量が低下したときには，どの血液腎機能検査にどのような変化がみられるかな？

ループ利尿薬を用いて，有効循環血漿量が減少するので，GFRが低下して……．やっぱり，血清Cr値が増加すると思うんですけど……？

ナトリン，腎臓の機能は，糸球体による濾過だけやったかな？

そうか，尿細管の再吸収・分泌も考える必要があるんですね．えっと，ループ利尿薬を用いて，有効循環血漿量が減少すると，レニン・アンジオテンシン・アルドステロン系 renin-angiotensin-aldosterone system（RAS）の活性化などで，近位尿細管でのNaClや水の再吸収が増加します．

せや．ほな次に，近位尿細管で再吸収される，血液腎機能で検査している物質は何や？

血中尿素窒素 blood urea nitrogen（BUN），尿酸 uric acid（UA），リン酸（PO$_4$）です．そっか，利尿薬を使うと，BUN，UAの血液濃度が上昇するんですね．血液中のBUN，UA，PO$_4$の濃度の変化をみることで，治療中の体液量やGFRの変化が類推できるってことですね！

ええ調子や．さらに，利尿薬を使って治療していたものの，経過中に発熱などで水分摂取量が減ったときはどのような血液腎機能の変化が生じるかわかるか？

総論　腎生理を簡単に理解する方法

（小声で）さらに，BUN，UA，PO₄の濃度が上昇するのでしょうか？

その通りや．さらに，血清 Na 濃度が低下することがあると思うで．

血清 Na 濃度の低下ですか？

うっ血性心不全で，体液量が減ると，GFR の低下や，近位尿細管での原尿の再吸収が増加して，ヘンレ上行脚・遠位尿細管・集合管などの遠位ネフロンへの原尿の流れが減少するんや．このことは，腎臓での尿の希釈能の低下を意味しとる．

腎機能の低下，つまり腎の希釈能が低下して低 Na 血症が発症するんですね．このような考え方が，「原尿の流れを考えながら，血液腎機能をみる」ということなんですね．実践していけるように頑張ります！

血液腎機能検査と尿化学検査を組み合わせて考えていくと，腎臓の状態がよりわかるようになる．表 5-3 も活用するとええで！
　さらに，ワイは，近位ネフロンの機能と遠位ネフロンの機能を分けて，原尿の流れを類推しながら腎機能の変化を考えとる（表 5-4）．ナトリンも参考にするとええで！

表 5-3　原尿の流れを考慮した血液腎機能のみかた（浮腫性疾患で，有効循環血症量が低下した場合）

GFR の低下	血清 Cr ↑	検査値の変化に時間差あり
	BUN ↑	
近位尿細管での再吸収亢進	BUN ↑	ADH 非依存性
	UA ↑	
	PO₄ ↑	
	Ca ↑	
遠位ネフロンへの原尿の流れの低下	Na ↓	腎希釈能の低下
	K ↑	皮質集合管分泌能の低下
	BUN ↑	ADH 依存性

原尿の流れを考えながらみる尿化学検査・血液腎機能のみかた

表5-4 近位ネフロンと遠位ネフロンの機能の相違

近位ネフロン（近位尿細管を代表する）	
機　能	近位ネフロンは，糸球体で濾過された原尿を等浸透圧的に再吸収する
腎機能検査に現れる近位ネフロンの機能変化	尿素・尿酸・リン酸が近位尿細管で再吸収を受ける GFR低下以外に，近位尿細管での再吸収が亢進すると，BUN・尿酸・リン酸の濃度が上昇する

遠位ネフロン（ヘンレ上行脚，遠位曲尿細管，皮質集合管を代表とする）	
機　能	ヘンレ上行脚の機能は自由水の排泄に重要である 皮質集合管は，K^+の分泌に重要である 遠位ネフロンが機能を発揮するためには，原尿の流れが重要である 近位ネフロンで原尿の再吸収が増加すると，遠位ネフロンの機能の低下がみられる
腎機能検査に現れる遠位ネフロンの機能の低下	遠位ネフロンの原尿の流れが低下 自由水排泄障害から，低Na血症 K^+分泌障害から，高K血症
遠位ネフロンの機能の亢進	K^+分泌亢進から，低K血症 プロトン分泌亢進から，代謝性アルカローシス

（杉本俊郎：腎臓の診療にすぐに役立つ63のQ&A．p.58，金芳堂，2024より）

急性期の病態の腎機能の判断

症例

80歳代の男性．発熱，背部痛で受診．

3日前から排尿困難を自覚．本日から悪寒・戦慄を認め，救急外来を受診．既往に前立腺肥大あり．

来院時随時尿検査：
白血球が高視野で100個以上あり．
来院時血清検査：
Hb 15g/dL，TP 6.6g/dL，Alb 3.9g/dL，Na 130mEq/L，K 5.2mEq/L，Cl 95mEq/L，BUN 30mg/dL，S-Cre 1.3mg/dL
腹部エコー：膀胱内に大量に尿の貯留あり．水腎症を認めず．

総論　腎生理を簡単に理解する方法

ナトリン，この病態をどう考えたらええと思う？

尿閉に伴う腎盂腎炎と思います．S-Cre 1.3 mg/dL とあまり高くなく，さらに，水腎症がないので，幸いなことに，腎後性腎不全はないのかなと思います．

そうかな．ワイは，低 Na 血症があって，やや血中の K 濃度が上がっていることから，原尿の流れが低下していると思うで．この原尿の流れの低下は，感染症に伴い全身状態が悪化したことに起因する腎前性の要因と，腎後性腎不全の要因，2つの要因の関与により GFR の低下があると思うで．画像診断で水腎症がなくても，腎後性腎不全が多々あることが知られとる．また，血清 Cr 値の変化は急性の腎機能の変化には感度が低く，GFR が0になっても，1日血清 Cr 値は，1〜1.5 mg/dL しか上がらない．本例は，おそらく食事からのクレアチン摂取量が低下していることと，高齢であり，筋肉からのクレアチンプールが減少していることが想定され，血清 Cr 値が上昇しづらいと考えられる．つまり血清 Cr 値1.3 mg/dL という検査値だけで，腎機能の判断はできないと思う[8, 10〜11]．来院前の採血結果の確認が必須やと思うで．
（筆者注：骨格筋で，クレアチンが Cr に代謝される〈図5-3〉．）

わかりました．腎機能の判断は難しいですね．

臨床経過：外来で尿道カテーテルを挿入，カルバペネム系抗菌薬の静脈内投与と細胞外液の投与が始まり入院となった．その後，利尿がつき，全身状態の改善を得た．入院24時間後に，血液培養から大腸菌が検出された．薬剤感受性はアンピシリンに耐性で，セファゾリン（セファメジン®）で感受性を認めた．入院24時間後の腎機能は Na 136 mEq/L，K 4.2 mEq/L，Cl 102 mEq/L，BUN 20 mg/dL，S-Cre 1.1 mg/dL であった．

培養の結果が出ましたね．耐性菌の出現に注意しなければならないので，広域のカルバペネム系抗菌薬から感受性のあるセファゾリンに変更しなきゃです

第5話 原尿の流れを考えながらみる尿化学検査・血液腎機能のみかた

ね．えーと，腎機能に応じた抗菌薬の投与は……Ccr で分類されていますね（表5-5）．

そうすると，Cockcroft-Gault の計算式ですね．

男性 Ccr ＝ [（140 － 年齢）× 体重（kg）] ／（72 × 血清 Cr 濃度（mg/dL））

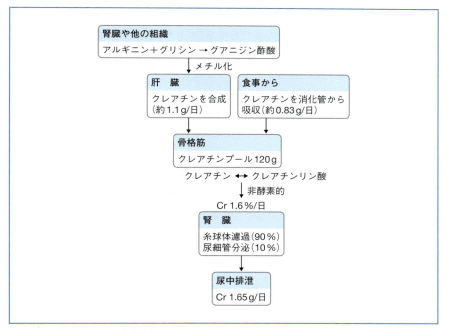

図5-3　体内Crの代謝経路

体重70kgの健常成人男性を例に示した．
（Dong Y, Silver SM, Sterns RH: Estimating urine volume from the urine creatinine concentration. Nephrol Dial Transplant, 38: 811-818, 2023より作成）

表5-5　院内抗菌薬マニュアルの腎機能の応じた抗菌薬の投与量（セファゾリン）

Ccr	1回投与量	投与間隔
＞50 mL/分	2 g	8時間毎
10～50 mL/分	2 g	12時間毎
＜10 mL/分	1 g	24時間毎

（第118回医師国家試験問題（118F68）．p.36, 2024より作成）

総論 腎生理を簡単に理解する方法

あかんで！ この病態で，腎機能，特に GFR を，血清 Cr 値を用いた推算式で評価するのは．

えー！？ どうしてですか？

このような急性の病態において，血清 Cr 値は複雑な体内代謝を経ていて注意が必要なんや．確かに，本例は，利尿がつき，低 Na 血症，高 K 血症も改善しており，原尿の流れの改善があり GFR も増えていると思うで．せやけど，血清 Cr 値は，尿中の Cr 排泄に応じて，ただちに低下するわけではないので，血清 Cr 値を用いた推算式は実際の腎機能を過小評価する可能性があるんや（図5-4）．

さらに，本例は，細胞外液の輸液をしとるやろ？ 輸液によって血液が希釈されて，血清 Cr 値が低下している可能性はないやろか（図5-5）？ また，感染症などの急性期では，筋肉におけるクレアチン → クレアチニンの代謝が低下するという話もあるで．

すると，血清 Cr 値が低くなり，血清 Cr 値を用いた推算式は実際の GFR よ

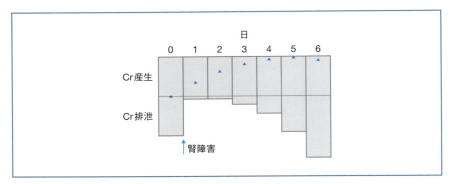

図 5-4 入院中における血清Cr値の変化の考え方

図中の▲は血清Cr値を示す．
腎障害が生じ，GFRが減少すると尿中へのCrの排泄が低下し，血清Cr値はどんどん上昇する．GFRが急速に10mL/分未満に減少すると，Crの産生が正常であれば，血清Cr値は，1日あたり1mg/dL程度上昇するといわれている．腎機能が改善し，血清Crの排泄が増加しないと血清Cr値の改善は得られない．この図は，Crの産生が一定であると仮定しているが，実際の症例は一定でないので，より複雑な病態を呈していると推定される．

(Leehey DJ: Nephrology Rounds. Wolters Kluwer, p.20, 2016より作成)

原尿の流れを考えながらみる尿化学検査・血液腎機能のみかた 第5話

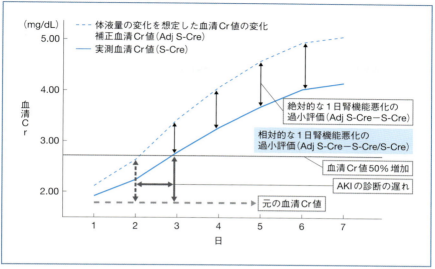

図 5-5 血清 Cr 値は，体液量・その変化の影響を受ける

過剰な輸液を行い体液過剰をきたした AKI の症例を想定したものを示す．体液過剰により血清 Cr 値（実線）が希釈され，本来の値（点線）より低い値を示すと，delta Cre が過小評価され，AKI の診断が遅れる可能性がある．

(Macedo E, Bouchard J, Soroko SH, et al.: Fluid accumulation, recognition and staging of acute kidney injury in critically-ill patients. Crit Care, 14: R82, 2010 より作成)

り，過大評価する可能性もありますね．つまり，過大評価する可能性と，過小評価する可能性の両方があるってことですね．それでは，腎機能は正確に評価できないのでしょうか？

急性期の病態で腎機能を正確にわかる医者はおらんと思うで．

えっ……じゃあ，血清 Cr 値がダメなら，シスタチン C 濃度ならどうですか？

残念ながら，シスタチン C 濃度を用いた推算 GFR も本例のような炎症状態では過小評価してしまう可能性があるといわれているんや（シスタチン C はステロイドで発現が調節されていることが知られている）．また，シスタチン C の測定はいまだ一般的ではないし，外部の検査機関へ委託しとるから，すぐに結果が出ないんとちがうか？

総論　腎生理を簡単に理解する方法

じゃあお手上げじゃないですか？

そうでもないで．本例は腎機能が来院時よりは改善しているのは間違いないやろ．また，今後も改善していくと考えられる．そして，本例は菌血症があって，しっかり治療したいやろ？　セファメジンがやや過量になっても，あまり問題ないんとちがうかな．せやから，自信をもって常用量を投与してええと思うで．

ありがとうございます．腎機能の悪化で薬物投与量を減らすことばかり考えていました．腎機能を過小評価して，薬剤の投与を誤って減らすことは，治療失敗につながる可能性があるんですね！
（筆者注：薬剤の添付文書の腎機能が何に基づいているか注意すべきである．また，電子カルテに表示される eGFR は，体表面積 $1.73\,m^2$ あたりのものであり，薬物投与時には再度，体表面積での補正が必要である．）

> **MEMO　今後注目すべき腎機能〜近位尿細管における分泌能〜**
>
> 　今まで，腎機能というと，糸球体での濾過と尿細管での再吸収が注目されてきた．尿細管の分泌能についてはほとんど無視されてきたのが現状である．
> 　しかし，近位尿細管の分泌能は，薬剤投与時などにおいて，非常に重要な腎機能である．例えば，昆虫の腎臓に相当する器官はマルピーギ管であるが，マルピーギ管には糸球体がなく，尿細管に相当するマルピーギ管のみで十分な老廃物の排泄能を有している．Smith 先生が開発した腎血漿流量 renal plasma flow（RPF）の測定においては馬尿酸が用いられるが，これは，馬尿酸は糸球体で濾過されるばかりでなく，近位尿細管で素早く分泌されるためである．特に，血液タンパク質に結合する薬剤（例：フロセミド）は，糸球体で濾過されづらく，近位尿細管での分泌がその腎への排泄の主たる経路となる．薬剤の腎排泄において，近位尿細管分泌能は，無数に存在する化学物質に対応しているといえるため，驚異的な機能であると筆者は考える．
> 　今後，この近位尿細管での分泌能を正確かつ容易に評価できる方法が開発され，シスプラチン（近位尿細管で血液側から管腔側へ分泌される）などの腎毒性の軽減に役立つことが期待される．

第5話 原尿の流れを考えながらみる尿化学検査・血液腎機能のみかた

まとめ

- 尿の生化学検査には，正常値がない．
- 尿への溶質や水の排泄量は，患者の状態に応じて変化する．つまり，尿への溶質や水の排泄量は，体液の恒常性の指標となりうる．
- 尿の生化学検査のほとんどは濃度で表示されており，常に，FEの概念を取り入れて判断すべきである．
- 尿の電解質濃度やFEはその摂取量や腎機能で変化するので，できる限り複数回検査し，患者の状態や治療を考慮し，その変化を追うべきである．
- 血液腎機能も「原尿の流れ」を考えると理解しやすくなる．
- 急性期の病態の血清Cr濃度や，血清Cr濃度を用いたGFRの推算の限界を理解すべきである．

文献

1) Topf JM: The Body Water and Dysnatremia Haggadahs. PRECIOUS BODILY FLUIDS. 〈http://pbfluids.com/2018/02/the-body-water-and-dysnatremia-haggadahs/〉（2024年12月アクセス）
   Joel M. Topf 先生のブログ．
2) 内田俊也：Primers of Nephrology-3 水電解質異常．日腎会誌, 44: 18-28, 2002.
3) Leehey DJ: Nephrology Rounds. Wolters Kluwer, 2016.
4) Reddi AS: Fluid, Electrolyte, and Acid-Base Disorders: Clinical Evaluation and Management. 2nd edition. Springer, 2018.
5) Kamel SK, Davids MR, Lin S-H, et al.: Chapter 27. Interpretation of electrolyte and acid-base parameters in blood and urine. Skorecki K, Chertow GM, Marsden PA, et al. Brenner & Rector's the Kidney. 10th edition. Elsevier, 2016.
   本項の執筆にあたっては，3)～5)の教科書の内容を精査した．
6) Wang K, Kestenbaum B: Proximal Tubular Secretory Clearance: A Neglected Partner of Kidney Function. Clin J Am Soc Nephrol, 13: 1291-1296, 2018. PMID: 29490976
7) Sterns RH: Managing electrolyte disorders: order a basic urine metabolic panel. Nephrol Dial Transplant, 35: 1827-1830, 2015. PMID: 32780104
8) Hall RK, Kazancıoğlu R, Thanachayanont T, et al.: Drug stewardship in chronic kidney disease to achieve effective and safe medication use. Nat Rev Nephrol, 20: 386-401, 2024. PMID: 38491222
9) 杉本俊郎：腎臓の診療にすぐに役立つ63のQ&A. 金芳堂, 2024.
10) 杉本俊郎：もう困らない 外来・病棟での腎臓のみかた．中外医学社, 2020.
11) 杉本俊郎（編）：腎機能を考慮した内科疾患の診療．medicina 61, 2024.
    改訂2版の執筆にあたり，9)～11)の書籍を参考にした．

総論　腎生理を簡単に理解する方法

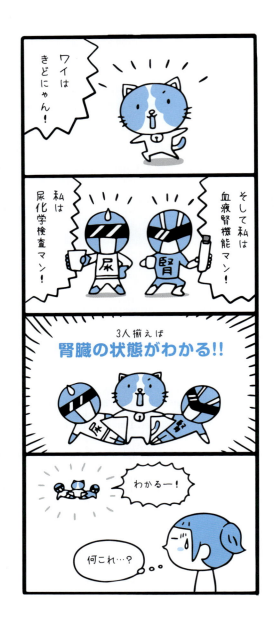

96

各論

腎生理を理解して，患者さんの尿細管内の尿の流れを理解しよう

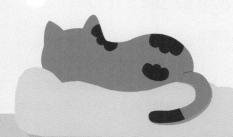
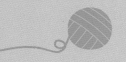

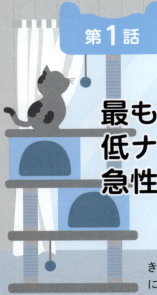

第1話

最も多い電解質異常，低ナトリウム血症の急性期対応

きどにゃんに腎生理について教えてもらい，電解質異常に自信のついたナトリン．とはいえ，いざ腎臓内科での研修が始まってみると，悩むことがあるようで……？

重篤な低 Na 血症（＜125 mEq/L）に対する初期対応

 きどにゃん！ どうして低 Na 血症の診療ってこんなに難しいんですか！？

 藪から棒にどうしたんや？

 先日，病棟で低 Na 血症の患者さんが入院してきたんです．血清 Na 濃度が 123 mEq/L だったので，輸液中の Na 濃度が 154 mEq/L である 0.9％NaCl 液を投与したら改善するはずだって思って投与を開始したら，指導医の先生に「病態を考えて投与しているのか」と叱られてしまいました……．

 なるほどな．ナトリン，「0.9％NaCl Na 濃度 154 mEq/L の輸液を行っても，低 Na 血症が悪化することがある」ということを考えたことはあるか？

最も多い電解質異常，低ナトリウム血症の急性期対応

 えー？ 血清 Na 濃度より高い輸液をしてもですか？

 ワイは，低 Na 血症の診療を行うには，各々の症例の低 Na 血症から生じる症状を理解し，かつ低 Na 血症の成因を正確に把握し，低 Na 血症の症状と成因に対して同時に適切に対応することが重要やと考えとるんや．

 症状と成因ですか……？ すごく難しそうです．

 ナトリン，心配いらんで！ あの米国の名門 Mayo Clinic ですら，血清 Na 濃度が 120 mEq/L 以下の高度の低 Na 血症の入院症例の治療経過を検討すると，約半数の症例が適切に診断されていなかったそうや．この報告を受けて，Mayo Clinic 腎臓内科の Robert C. Albright 医師が，"Hyponatremia Management：Walking the Tightrope Without a Net" という editorial を記しとる．この題名が，低 Na 血症の診断・治療の現状を的確に示しているとワイは思うで．つまり，低 Na 血症（特に体液量正常型）の診療は困難を極めるといえるんや[3, 4]．

 私だけじゃなくて，誰にとっても難しいものなんですね．

低 Na 血症の病態生理 〜症状と成因について同時に考えながら対応しよう〜

 低 Na 血症の診療を行うには，各々の症例の低 Na 血症から生じる症状を理解し，かつ低 Na 血症の成因を正確に把握し，低 Na 血症の症状と成因に対して同時に適切に対応することが重要ということでしたけど……．

 せや．まず，低 Na 血症の成因から考えてみよか．

各論　腎生理を理解して、患者さんの尿細管内の尿の流れを理解しよう

😺 低 Na 血症の成因は，体内の自由水の過剰，その原因は，腎臓からの自由水の排泄障害である

ナトリン，低 Na 血症の成因は，「体内の自由水の過剰」であり，その原因は，「腎臓からの自由水 free water の排泄障害」であると単純化して考えると理解しやすいで．

「体内の自由水の過剰」「腎臓からの自由水の排泄障害」，ですか．低 Na 血症といっても，Na^+ の異常，つまり，体内の Na^+ が少ないということではないんですね．

せやで．Na^+ 代謝の異常でなく，水代謝の異常やで．
さらに，腎臓から自由水が適切に排泄されるには，次の3つの条件が必要なんや（図1-1）．

きどにゃん's Point

❶ 適切な糸球体濾過量 glomerular filtration rate (GFR)
❷ 自由水を産生するヘンレ上行脚と遠位尿細管（尿細管希釈セグメント distal dilutive segment）が適切に機能していること
❸ 集合管に抗利尿ホルモン antidiuretic hormone (ADH) が作用していないこと

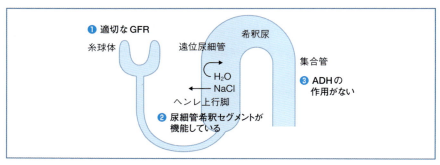

図1-1　腎臓から適切に自由水が排泄されるための3つのメカニズム

第1話
最も多い電解質異常，低ナトリウム血症の急性期対応

じゃあ，低 Na 血症は，❶GFR の低下，❷尿細管希釈セグメントの異常，❸ADH の作用異常のいずれかの成因で発症すると考えられるということですか？

そういうことになるな．特に，❶，❷は腎臓の機能異常からの水利尿不全であり，distal delivery 障害型の低 Na 血症と呼ぶという意見もあるんや．

「サイアザイド系利尿薬が低 Na 血症の成因となるので注意せよ」というのは，❷の障害ということですよね．

その通りやな．さらに，低 Na 血症の発症には，❶，❷，❸のいずれかの水排泄機能障害の上に，「❹自由水の摂取」が必要とされているんや．

自由水の摂取というのは，水の摂取や，低張液の輸液を意味するんですよね？

せや．注意すべきものとして，いったん経口から摂取して，腸管内に残っている水分も場合によっては考慮する必要がある．現在経口から水分を摂取していなくても，腸管に残っている水が吸収されて低 Na 血症が悪化することが知られているんや．

自由水の摂取にも注目せよ，ということですね．
じゃあ，きどにゃん，質問ですが，「水飲みコンテスト」などで健常な人が多量に水を摂取して，低 Na 血症が生じることがありますよね？ このような場合は，❶，❷，❸の機序の異常はないと思うんですが，どう考えたらいいですか？

ADH が作用していないと，尿は 50～100 mOsm/kg まで希釈可能といわれているんや．一般的に，ヒトは食事などで 600～800 mOsm/kg の浸透圧物質を1日に摂取しとる．せやから，1日12～15 L 程度の水を希釈尿（50 mOsm/kg）として排泄可能やといわれとる．もし食事が減って，1日 200 mOsm/kg しか摂取していなかったら，水は，4 L 程度しか排泄できひんやろ？ よって，腎臓から排泄できる能力以上に水を摂取すれば，健常人でも飲水による低 Na 血症を発症する可能性はあるということやな．

各論　腎生理を理解して，患者さんの尿細管内の尿の流れを理解しよう

なるほど．低 Na 血症の成因は，「腎臓からの自由水の排泄障害」という意味がわかりました！

低 Na 血症の症状は，頭に注目せよ

じゃあ，低 Na 血症の症状はどう考えたらいいですか？

血清 Na 濃度の異常は，細胞内外の水の移行に影響し，細胞内体積の異常をきたすといえるで．

低 Na 血症の場合，細胞内に水が移行するので細胞内体積が増加するってことですよね．それが，何か問題になるんですか？

ヒトの臓器中で，細胞内体積が増加することで機能障害を受ける臓器が 1 つあるんや．何かわかるか？ヒントは，低 Na 血症の症状は頭に注目せよ，やで．

うーん……あっ，頭蓋骨に周りを囲まれている脳ですか？

その通りや．低 Na 血症は，脳組織（正確には，水チャネルが発現しているグリア細胞）の体積増加から，中枢神経症状を引き起こすと考えられている．よって，低 Na 血症の症例で，中枢神経症状を示唆する症状を有した場合はただちに対応すべきと考えられとるんや．

ほな，具体的な症例を通じて，低 Na 血症の初期対応について，さらに検討していこか．

症例

30 歳代の男性．主訴は，発熱，嘔吐．
来院 5 日前から，咳嗽，鼻汁，咽頭痛が出現．近医から，感冒薬処方．しかし，改善せず，来院 3 日前には，38℃台の発熱，嘔吐，下痢が出現．経口補水液やスポーツドリンクを数日で 6 L 程度摂取した．来院当日に

第1話 最も多い電解質異常，低ナトリウム血症の急性期対応

は，ふらつき，傾眠傾向が認められ，近医を受診後紹介，救急搬送された．

体温39.0℃，血圧112/71mmHg，心拍数77/分 整，GCS 13点 E4V4M5，悪心・嘔吐，軽度の傾眠傾向を認めた．
診察上，頭頸部，胸腹部異常なし，浮腫なし，神経学的に異常を認めず．
しかし，腋毛・恥毛を認めず．
救急担当の医師が診察とともに，血液ガスを採取．

動脈血液ガス　room air（室内気）：
pH 7.560，PaO_2 81mmHg，$PaCO_2$ 22mmHg，HCO_3^- 19.7mmol/L，Na 105mEq/L，K 3.9mEq/L，Cl 73mEq/L

 これは私がこの前経験した症例なんですけど……この検査結果が出てすぐに，救急外来へ私と指導医の先生が呼ばれたんです．

 低Na血症の症例やね．

 指導医の先生は，ただちに生化学検査と尿化学検査を行いました．

Hb 13.5g/dL，WBC 2,110/μL，PLTs 14.7万/μL

来院時血清検査：
TP 6.5g/dL，Alb 3.7g/dL，AST 67IU/L，ALT 35IU/L，LDH 293IU/L，ALP 440IU/L，CPK 1,918IU/L，TG 65mg/dL，HDL 50mg/dL，LDL-CHO 127mg/dL，BUN 8mg/dL，Cre 0.54mg/dL，UA 2.8mg/dL，Mg 2.0mg/dL，IP 2.8mg/dL，Ca 7.9mg/dL，Na 103mEq/L，K 3.2mEq/L，Cl 75mEq/L

来院時随時尿検査：
U-Na 81mEq/L，U-K 48.2mEq/L，U-Cl 69mEq/L，U-Cre 60.1mg/dL，U-BUN 589.5mg/dL，U-UA 32mg/dL，U-Glu 0mg/dL

各論　腎生理を理解して，患者さんの尿細管内の尿の流れを理解しよう

> 計算した尿浸透圧：407 mOsm/kg
> $FE_{Na} = 0.79\%$, $FE_{UN} = 52.75\%$, $FE_{UA} = 14.5\%$
> TSH 0.555 μIU/mL, fT_3 1.50 pg/mL, fT_4 0.55 ng/mL

　この症例への対応はどうすべきや？

　「症状と成因について同時に考えながら対応しよう」でしたよね．

　成因の正確な診断には，詳細な病歴やさらなる検査が必要になる．せやからまず，血液検査の結果と随時尿検査の結果を見比べて，腎臓から自由水が適切に排泄される3つの条件が障害されていないか考えるんや．

　腎臓から自由水が適切に排泄される3つの条件は，❶適切なGFR，❷自由水を産生するヘンレ上行脚と遠位尿細管が適切に機能していること，❸集合管にADHが作用していないこと，でしたよね．

　せや．この3つの条件のうち，何が障害されているか推測するんやで．

　本例は，身体所見で浮腫や循環が障害されている所見に乏しいことや，腎機能の異常がないこと，随時尿検査で，尿中Na 81 mEq/L，K 48.2 mEq/L，Na + K = 129.2 mEq/L，尿浸透圧407 mOsm/kg，尿Cr/血液Cr = 60.1/0.54 = 111.3と，低Na血症にもかかわらず尿が濃縮されていますよね．さらに，本例は，腎機能の低下はなく，若年でもあり，サイアザイド系利尿薬を内服している可能性が低いと考えられ，❶，❷の障害は考えづらいと思います．ということは，❸集合管にADHが作用していないことの障害，つまり，低Na血症にもかかわらずADHが作用している病態ではないでしょうか？

　よっしゃ．ワイもそう思う．悪心・嘔吐もあり，ADHの分泌異常があると考えて間違いないと思うで．成因の類推はできたところで，症状に対する対応はどうする？

第1話
最も多い電解質異常，低ナトリウム血症の急性期対応

 低Na血症の症状は，頭に注目せよ，ということでしたよね．本例は，悪心・嘔吐，軽度の傾眠傾向がありますけど，これらの症状は低Na血症による中枢神経症状と考えるべきですか？

 ワイは，この症状は，低Na血症による中枢神経症状と思う，というより断定したい．つまり，「低Na血症で脳浮腫」が発症していると考え，ただちに対応，つまり脳浮腫をとる治療を開始すべきや．

 うーん，高張食塩水の投与ですか？

 せや．3％NaCl（ちなみになぜ3％かというと，5％だとブドウ糖液と間違える可能性があるからといわれている）を投与するんや．3％NaCl液は，血清Na濃度を上昇させるのが目的ではなく，浸透圧の高い輸液を静脈内に投与することで，脳細胞（正確にはグリア細胞）から水を引っ張り出し，脳浮腫を改善させるためと考えるべきやな．

 うーん……．

 どうしたんや，ナトリン？

 本例は，著明な低Na血症があるんですが，いつから発症したか不明ですよね．このような場合，慢性の低Na血症と考えて，急速補正に伴う浸透圧性脱髄症候群 osmotic demyelination syndrome（ODS，血清Na濃度の急速補正後にみられる脳神経脱髄疾患）に注意すべきだって教科書に書いてあるので，3％NaCl液の投与は怖いんですけど……？

 本例の低Na血症を慢性と考えるのは問題ないんやけれども，**将来発症するかどうかわからんODSより，今起こっている脳浮腫に対応すべきや．**よって本例のような場合，まず3％NaCl液100 mLを1時間で投与し，中枢神経症状の改善がみられたら，中止すればええ．また，急速補正を避けるべく，1時間おきぐらいに血清Na濃度を測定し，急激な尿量の増加（1時間尿量が100 mL以上は，自由水が急激に排泄される可能性あり）がないか確認しなが

105

各論　腎生理を理解して，患者さんの尿細管内の尿の流れを理解しよう

ら3％NaCl液を投与するんや．血清Na濃度が5mEq/L程度上昇したら，脳浮腫がとれ，症状が改善されるといわれており，このような慎重な対応を行えば血清Na濃度の急速補正は起こらんはずや．

参考にすべきものとして，米国腎臓学会 American Society of Nephrology（ASN）は，低Na血症の補正に関して，rule of sixesという原則を提案しとる．これは，「中枢神経症状を有する低Na血症に対して，最初の6時間以内に症状改善のための6mmol/L以内の血清Na濃度の補正を企てる．6mmol/Lの補正ができれば，補正開始後24時間はさらなる血清Na濃度の上昇を企てない」というものや（図1-2に示したようにHalperin先生もその著書で同様の治療方針を提示している）．

現在生じている脳浮腫への対応を優先せよ，ただし，急速補正には注意ってことですね．

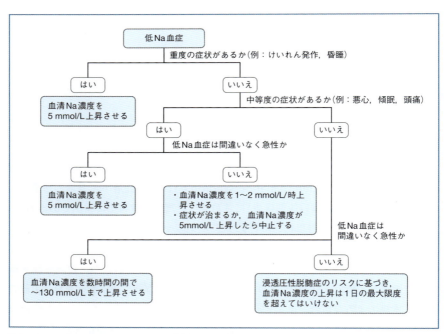

図1-2　Kamel & Halperinが推奨する低Na血症の初期対応
（Kamel KS, Halperin ML: Fluid, Electrolyte and Acid-Base Physiology: A Problem-Based Approach. 5th edition. Chapter10. Hyponatremia. Elsevier, 2016より作成）

最も多い電解質異常,低ナトリウム血症の急性期対応

その通りや．せやけど，ナトリンの心配もようわかるで．今までの教科書は，「急性期の低 Na 血症（発症48時間以内）は，脳細胞の低 Na 血症への代償（脳細胞が細胞内浸透圧物質を低下させ，血液の浸透圧の低下に対応すること）が完成しておらず，ただちに低 Na 血症を補正すべきである．一方，慢性期（発症48時間以降，もしくは発症期が不明）の低 Na 血症は，脳細胞の代償機構が完成しており，ODS の予防のため，急速な補正を避けるべき」といった記載が中心のものが多いからな．

けどな，本例のような症状を有する重篤な低 Na 血症には，「慢性期といえども，低 Na 血症を増悪させた急性の要因がある」とワイは考えているんや．本例の場合は，胃腸炎に伴ったと思われる悪心・嘔吐による ADH 分泌刺激と摂食不良，過剰な水分の摂取が低 Na 血症を増悪させたんやないかとワイは思うで．

なるほど……．

だからこそ，増悪させた要因が治療により改善すると，急激に血清 Na 濃度が上昇するリスクがあるともいえるんや．

よって，血清 Na 濃度の補正中は，急激な自由水排泄による血清 Na 濃度の上昇に注意すべく，1時間おきに尿量を測定し，特に1時間に100 mL 以上の利尿がついたときは，尿化学検査を行い低張尿（尿 Na ＋ 尿 K/血清 Na ＜ 1）が排泄されていないか確認すべきや．

低 Na 血症の初期対応の仕方がわかってきたので，まとめてみました（図1-3）！今後は教えてもらった点に注意して対応したいと思います．

🐾 0.9％ NaCl Na 濃度154 mEq/L の輸液を行っても，低 Na 血症が悪化することがある？

そういえばさっき，「0.9％ NaCl Na 濃度154 mEq/L の輸液を行っても，低 Na 血症が悪化することがある」というお話がありましたが……．

非常に単純化した話やけれども，いま，抗利尿ホルモン不適合分泌症候群 syndrome of inappropriate secretion of antidiuretic hormone

各論　腎生理を理解して，患者さんの尿細管内の尿の流れを理解しよう

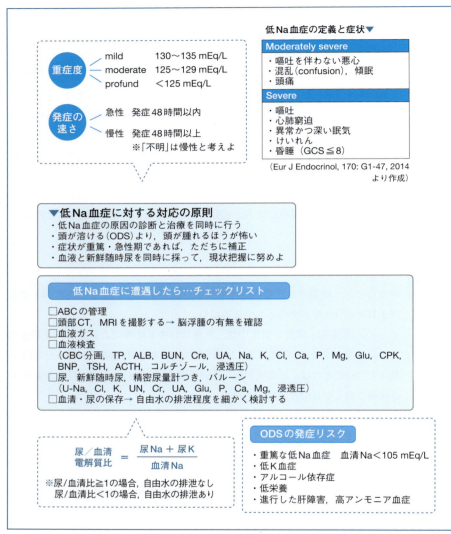

図1-3　低Na血症の初期対応のまとめ

　（SIADH）による低Na血症の患者さんがおると仮定しよか．その患者さんの尿の浸透圧が600 mOsm/kgやったとしよう．実際はこんなに単純なことはないんやけれども，SIADHやから，Na^+代謝は正常で水だけの排泄障害があ

第1話
最も多い電解質異常，低ナトリウム血症の急性期対応

> ⚠ **意識障害/脳浮腫を伴う低Na血症への対応**

→ 3%NaClの絶対適応！（高張食塩水で脳浮腫をとる）

> ▼3%NaClの作り方
> 0.9%NaCl 400 mLに
> 10%NaCl 120 mLを混合する

→ 3%NaClを100 mL／時で投与開始
（意識レベルが改善すれば，投与を中止）

脳浮腫のリスク
・女性
・小児
・低酸素血症

※血清Naの補正上限は6時間で6 mEq/L "rule of sixes"
※3%NaClは，体重1kgあたり1 mL投与すれば，
　血清Na濃度は約1 mEq/L上昇する

➡ 同時に低Naの原因検索を！

血清Na濃度を上昇させるには，尿より濃い輸液が必要
IN Na＋K濃度 ＞ OUT Na＋K濃度
IN Na＋K濃度 ＜ OUT Na＋K濃度
→ 自由水投与となり，血清Na濃度が下がりうる

（補正中1時間尿量が100 mLを超えたら，
急速に自由水が尿中に排泄されている可能性あり
ただちに，尿の電解質濃度Na＋Kをみよ）

頻度の高い水利尿不全をきたす病因
・サイアザイド系利尿薬　・SSRIs
・NSAIDs　　　　　　　・中枢性副腎不全

急速に血清Na濃度が上昇しうる病態
・水中毒　尿浸透圧＜100〜200 mOsm/L
・薬剤性（原因薬剤の中止による）
・体液量減少（補正による水利尿）
・副腎不全（ステロイド補充による）

（杉本俊郎：「低ナトリウム血症」の初期対応．50を超えたオッサンでもICTは使いこなせる！
総合診療，26: 834-841, 2016より一部改変）

ると仮定するで．この症例に0.9％NaCl液を1L投与したら，血清Na濃度はどうなると思う？

各論 腎生理を理解して，患者さんの尿細管内の尿の流れを理解しよう

1Lの0.9％NaCl液は，約150mmolのNa浸透圧で，300mOsm/kg投与されることになります．Na$^+$代謝が正常ということは，尿にNa$^+$が，約150mmol浸透圧では約300mOsm/kg排泄され，尿の浸透圧が600mOsm/kgだから，尿に水は500mL排泄されます．すると，体内に水は500mL残存することになるので……あれ？ 自由水を500mL投与したことになるので，低Na血症が悪化することになりますね．

……そうか，尿より浸透圧の高い輸液を行わないと低Na血症が悪化するということですね．仮に，低Na血症の補正に使われる3％NaCl液を1L投与すれば，Na$^+$は約500mmol浸透圧で約1,000mOsm/kgだから，尿に1.6Lの水が排泄されることになり，自由水600mLを排泄したことになりますね．

実際の症例では，投与されたNa$^+$がただちに100％排泄されることはほとんどなく，このような単純な話ではないんやけど，「0.9％NaCl Na濃度154mEq/Lの輸液を行っても，低Na血症が悪化することがある」ことは理解できたんやないかな．
（筆者注：もっとも，実際の臨床では0.9％NaCl液を投与すると低Na血症が改善することが多いというご意見もあると思う．これは，実際のSIADH例では，摂食不良などでhypovolemiaの要因も重複していることが多く，0.9％NaCl液で低Na血症が改善するのであろうと考えられる．）

ちなみに，いま仮定した状況は，SIADHではなく手術後にもみられるといわれとる．

手術後ですか？

一般的に術中は，Na$^+$含量の多い細胞外液を十分に投与されることが多く，体液過剰になっていることが多いんや．そして，術後は疼痛などの状態でADHが分泌されることや，非ステロイド性抗炎症薬non-steroidal anti-inflammatory drugs (NSAIDs) など鎮痛薬の投与で水利尿不全になっていることが多い．そのような状態で，漫然と輸液を行うと？

体液過剰ですから，投与したNa$^+$はすぐに尿へ排泄されますよね．だけど水利尿不全だから，浸透圧の高い尿が排泄されるってことですか？

第1話
最も多い電解質異常，低ナトリウム血症の急性期対応

せや．このような尿中に NaCl のみが排泄される病態を "desalination" と呼び，たとえ Na^+ 含量の多い細胞外液を投与していても，自由水の投与となり低 Na 血症をきたすから，注意せよといわれとる．

> **MEMO** 今回の症例の低Na血症の成因
>
> 本症例では，腋毛・恥毛を認めないことから何らかの内分泌性疾患の可能性が疑われ，さらなる詳細な病歴を聴取した．すると，小児のときに成長ホルモン分泌不全性低身長症といわれ，ホルモン剤を投与していたが，身長が伸びたので，中学生のときに治療を中断した．その後，入院1ヵ月前に近医にて，甲状腺機能低下症といわれ，レボチロキシン（チラーヂン®S 錠）50μg の投与を開始されたということであった．近医の過去数ヵ月，2ヵ月前の採血結果を確認すると，軽度のTSH の上昇を認める以外は電解質などに異常を認めなかった（血清 Na 値は常に 140 mEq/L 台）．
>
> 症状改善後，頭部 MRI で下垂体前葉を認めず，異所性に後葉を認めることや，骨盤位での分娩の既往から，下垂体茎断裂による下垂体前葉機能不全と診断した．本症は，成人期に副腎不全が顕性化するとされている．入院1ヵ月前に甲状腺ホルモンの補充によって副腎皮質ホルモンの代謝が亢進し，それによりさらなる副腎機能の低下・悪心・嘔吐による ADH の分泌，作用亢進により水利尿不全が悪化し，その上に，スポーツドリンクを比較的多く摂取したので，重篤な低 Na 血症をきたしたものと考えられた．
> （注：副腎皮質ホルモンには，ADH 分泌抑制作用がある．また，ホルモンの腎尿細管での水利尿には副腎皮質ホルモンの作用が必要とされている．そのため，副腎皮質ホルモン欠乏・作用不全により ADH の分泌亢進・腎臓での水利尿不全が起き，低 Na 血症が生じるとされている．）

> **MEMO** 低Na血症の中枢神経症状をどう考えるべきか？
>
> 本項で提示した症例は，悪心，嘔吐，軽度の傾眠傾向を低 Na 血症による moderately severe から severe な症状と判断し（図1-3参照），高張食塩水の投与を開始した．この考え方は，欧州のガイドラインに準じたもの（moderately severe 以上の症状を認めたら，高張食塩水の投与を）であるが，この考え方に対する異議も多い．

111

各論 腎生理を理解して、患者さんの尿細管内の尿の流れを理解しよう

　特に米国の専門家は、悪心、軽度の意識障害、頭痛などの、欧州のガイドラインに moderately severe として示される症状は、低 Na 血症に基づく中枢症状として特異性が低く、昏睡やけいれんが生じたら高張食塩水を投与すべきとしている（米国の低 Na 血症のガイドラインや米国の代表的な UpToDate もこの考え方を採用している）．

　しかし筆者は、提示症例のような悪心、嘔吐、軽度の傾眠傾向を示している症例で、治療の前後で頭部 MRI を撮影すると、治療前に有意な脳浮腫が存在していることを確認している．よって、Ayrus ら[8]が提唱しているように、「脳浮腫が悪化し昏睡やけいれんなどの重篤な症状が出現する前の比較的軽微な症状の間に、高張食塩水を投与し脳浮腫の改善を目指すべき」と筆者は考えている．Halperin らも欧州のガイドラインと同様の意見であり、軽微な症状でも中枢性と判断し、3％NaCl 液を投与するアルゴリズムを提唱している（図1-2 参照）．

〜それから数年後〜

いまだ解決していない低 Na 血症に関する臨床上の争点

慢性的な低 Na 血症の治療をどうすべきか？

 数年前に、きどにゃんからこの話を聞いて納得したのですが、いまだに低 Na 血症は難しいです．

 何が難しいんや？

 例えば、「低 Na 血症は、体内の Na^+ 代謝の異常ではなくて、水代謝の異常なんですよ」と他の医師に説明しても同意が得られません．他の医師からは、「病棟の慢性的な低 Na 血症（おそらく、SIADH の症例）で、NaCl を添加すると低 Na 血症は改善する」と言われてしまうんです．

最も多い電解質異常，低ナトリウム血症の急性期対応

第1話

その気持ちはよくわかるな．米国の腎臓内科の先生のブログにも，水・Na^+代謝に関して，このようなことを書かれているしな[13]．

> All nephrologists know that hyponatremia is a disorder of water in relative excess of sodium and potassium.
> But as soon as we declare "Hyponatremia is a water, not a sodium problem", a few of our followers hang back and start looking for an exit.
> We state, "Volume abnormalities are really sodium problems", and more followers drop out.

ワイもこのことは，いつも言われていて，どうしたら良いもんなんかなと思っている．

で，いろんな書籍の表現を参考にして，最近は，このように説明しているんやけどな……．

「低 K 血症や低 Mg 血症は，ほぼ，体内 K^+ 含量や Mg^+ 含量の欠乏を意味する．しかし，低 Na 血症は，体内 Na^+ 含量の欠乏を意味しない．よって，Na^+ を補充することによって，必ず改善する病態ではない．」

つまり，低 Na 血症は，Na^+ 補充で必ずしも改善する訳ではないですよ，と説明するってことですか？ でも，Na^+ 補充で改善する病態としない病態をどう見分ければいいんですか？

よっしゃ，基本からもう一度考えてみるか？
血清 Na 濃度は，Edelman 式，つまり
$$2 \times \{(体内 Na^+ 含量) + (体内 K^+ 含量)\} \div 体内の水の含量$$
で表されるんやったな．

そうですよね．そしたら，NaCl を負荷したら，血清 Na 濃度は上がると思うんですが……．

せやな．しかし生理的には，NaCl を補充したときの細胞外液の浸透圧の増加を予防するために，体内の水の含量は増えるわな．さらに，腸管にも Na^+ 摂

113

取時の浸透圧上昇に対するセンサーがあって，飲水を促すということがあるそうやから，水分制限を厳しくしないと，NaClの添加だけでは簡単には血清Na濃度は上がらんのではないかなと，ワイは思っているんや．また，病棟に入院している慢性期の低Na血症の症例は高齢者が多く，心機能や腎機能が低下している可能性が高いので，NaClを添加すると，うっ血や浮腫の悪化をきたすことが多いのではないかと思っているんや．

実際に，SIADHに対して，自由水摂取制限，自由水摂取制限＋フロセミド，自由水摂取制限＋フロセミド＋NaClを比較した試験[14]が報告されているんやけど，3群間で，Na補正に差を認めなかったんや．

えー．これだけやっていることは違うのに，有意差が出なかったんですか？

そうなんや．これは，NaClの効果をみることを意図した研究ではないんやけど，フロセミドは自由水の排泄を増やすから尿の濃縮力を低下させる，そして，フロセミドで失ったNa^+を添加するという発想の検討で，理論的にはうまくいきそうやけど……結果は理論どおりにはいかんかったやな．

この結果は，低Na血症に対して，水代謝とNa^+代謝へ同時に介入することは非常に難しいことを示唆しているんやないかな．

また最近，なぜSIADHの症例にNaClの投与を勧める意見があるのか考えてみたんや．それは，SIADHの最初の報告[12]にもあるんやけど，SIADHではADHの作用により，体内の水含有量が増えるわな（血清Na濃度が10mEq/L低下するごとに，水の含量は1〜2L増加する）．そうすると，水は，細胞内液：細胞外液＝2：1に分布する．この細胞外液の増加に応じて，Na^+利尿が亢進するよな？よって，このNa^+利尿で失われたNa^+を食塩で補充するという理屈みたいやな．

そうすると，NaClの添加のみではだめで，水分制限をしっかりしないと血清Na濃度は上がりませんね．また，Na^+利尿で失った全体のNa^+含量を推定する必要がありますね．

しかし，そんなこと誰もやっていないんやないかな？ただ単純に「低Na血症やから，NaCl入れておこか」という感じではないかな．つまり，低Na血症

第1話　最も多い電解質異常，低ナトリウム血症の急性期対応

をNaClの添加で改善させるのは難易度が高いと思うんや．

ワイは，慢性の，特に水利尿不全を伴う低Na血症，つまりsyndrome of inappropriate diuretics（SID）の治療はもっと単純に考えたら良いと思っているんや（表1-1）．

（筆者注：Na喪失時のADH分泌等に伴う水利尿不全は，生理的に体液量減少への反応であり，適切だと考える．）

> **きどにゃん's Point**
>
> ❶ SIDの治療の原則は原因疾患への対応であるが，できないことが多い．よって，水利尿不全を改善させる治療を考える
> ❷ 尿の成分は，尿中排泄浸透圧物質＋自由水である．
> 腎機能が正常であれば，尿中の浸透圧排泄を増加させれば，自由水の排泄も増えるはずである
> ❸ NaClを治療に用いるのであれば，NaClが尿中に排泄されていることを確認し，うっ血・浮腫の悪化に注意すべきである

尿中の浸透圧排泄を増やすんですね．

実際，慢性的なSIADHの症例においては，尿中浸透圧物質の排泄が少ないことが知られている[15]し，欧米では，尿素がSIADHの治療に使われとる．よってワイは，尿中浸透圧の増加に高タンパク質食が有効ではないかと考えている

表1-1　高齢者に多い低Na血症への工夫（私案）

- 尿中への溶質・浸透圧物質の排泄量を増加させることで，自由水の排泄を増加させる
- 食事中の炭水化物や脂質を増加させても，通常は水と二酸化炭素へ代謝されるので，尿中への溶質・浸透圧物質の排泄量の増加にならない
- NaClの添加を尿中への溶質・浸透圧物質排泄量増加に使用することが多いが，体液量の増加から，浮腫やうっ血の悪化につながりやすい
- 食事中のタンパク質を増加させ，代謝産物である尿素の尿中排泄を増加させることから，尿中への自由水の排泄を増やすことを考慮すべきである
- 尿中への溶質・浸透圧物質排泄量を増加させた状態に，自由水摂取制限を行うと効果的である

んや（尿中の浸透圧を100 mOsm/kg 増やすのに，NaCl 3 g，尿素6 g，タンパク質摂取 約18 g が必要やから，実現可能である）．実際，ワイは高タンパク質食が有効やった症例も経験しとるよ[16]．そして，慢性の SIADH の7症例に対して，7日間の90 g のタンパク質負荷が，30 g の尿素負荷と同様に，浸透圧利尿の増加を介して血清 Na 濃度を上昇させたという報告もあるで[17]．あと，最後になんやけど，慢性低 Na 血症は，歩行障害や骨粗鬆症をきたすので，無症候性のものはない，また，低 Na 血症は予後不良といわれているんやけど，「血清 Na 濃度を補正すると予後が改善するのか？」という問いについては，質の高い臨床的エビデンスに欠けているという現状も理解しておいてや！

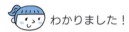 わかりました！

> **MEMO** ACTH負荷試験と中枢性副腎不全
>
> 高齢者の慢性的な水利尿をきたす低 Na 血症には，中枢性副腎不全が多いことが知られており，しばしば，ACTH 負荷が行われているのが現状である．しかし，ACTH 負荷は，副腎皮質を刺激する試験であり，中枢性副腎不全の発症早期は副腎皮質の萎縮が認められないので，ACTH 負荷試験が正常反応でも，中枢性副腎不全の存在は否定できないことに注意すべきである．

病態がはっきりしない低 Na 血症はどうするか？

症例

　70歳の男性．摂食不良，立てなくなったので近医から紹介．高血圧で通院中（ARB と Ca 拮抗薬の合剤を内服中）．梅雨が明け，気温が上がってきたが，外で作業することが多くなった．
　次第に，摂食量が低下し，歩行障害が悪化したので，近医から紹介された．

血圧130/80 mmHg，脈拍60回/分，体温36.6℃，浮腫なし

第1話
最も多い電解質異常，低ナトリウム血症の急性期対応

入院時血清検査：
Hb 14.2 g/dL, TP 7.1 g/dL, Alb 4.1 g/dL, Glu 107 mg/dL,
UN 16 mg/dL, Cre 1.08 mg/dL, UA 4.1 mg/dL, Pi 3.5 mg/dL,
Na 125 mEq/L, K 4.5 mEq/L, Cl 93 mEq/L, BNP 41.5 pg/mL（基準値は18.4 pg/mL 未満），TSH 0.376 μIU/mL

入院時随時尿検査：
U-Na 76 mEq/L, U-K 61.6 mEq/L, U-Cl 53 mEq/L,
U-UA 79.6 mg/dL, U-Cre 206.8 mg/dL, U-UN 1000.6 mg/dL

計算した尿浸透圧：約547 mOsm/kg
$FE_{Na} = 0.32\%$, $FE_{UN} = 32.7\%$, $FE_{UA} = 10.1\%$

これは今日，私が経験した症例なんですが……病歴からは，暑いところで働いておられたので，体液量が減少しているように思えます．しかし，採血や尿検査をみると，体液量の減少していない水利尿不全のようにもみえます．結局，どっちだと考えればいいんでしょうか？

この鑑別が非常に難しいのは当然やな．1回の診察で，体液量の増減を類推し判別するのは至難の技や．また，尿化学検査が有用といわれているが，実際，腎臓の濃縮力によって，低 Na 血症の NaCl 喪失と水利尿不全の鑑別における FE_{Na} の鑑別基準が変わる（後述の **MEMO** 参照）という報告があるぐらいや[17]．

この症例は，病歴をみたり，一般的な $FE_{Na} < 0.5\%$ という基準を採用したりすると，体液量が減少しているようにみえるな．しかし，尿酸の値は4 mg/dL 前後やから水利尿不全の可能性も捨てきれんよな．また，Decaux 先生らの報告[18]によれば，本例は，U/P Cr = 206.8/1.08 = 191 > 140 と尿濃縮力が高い場合なので，$FE_{Na} = 0.32\% > 0.15\%$ では，NaCl の排泄は減少しておらず，Na^+を喪失していない SID と判断となるな．この報告[17]にもあるように，わからんかったら，つまり鑑別に不安がある場合は，2L ほどの細胞外液（0.9%NaCl 液）を1日入れてみて経過をみることをすすめるわ．

117

各論　腎生理を理解して，患者さんの尿細管内の尿の流れを理解しよう

> **MEMO** Decaux先生らの随時尿検査からみたNa喪失性低Na血症と，体液量減少を伴わない水利尿不全（SID）の鑑別[18]
>
> 次の鑑別基準に当てはまる場合，Na 喪失性低 Na 血症と判断する．
> - 尿の濃縮が低い場合（U/P Cr ＜ 140）
> FE_{Na} ＜ 0.5％，EF_{UN} ＜ 55％，FE_{UA} ＜ 12％
> - 尿の濃縮が高い場合（U/P Cr ＞ 140）
> FE_{Na} ＜ 0.15％，FE_{UN} ＜ 45％，FE_{UA} ＜ 12％
>
> （注：腎機能が正常でないと有用ではない．）

Na 喪失性低 Na 血症 hypovolemic hyponatemia やったら，細胞外液の投与により有効循環血漿量が改善したら，ADH の分泌が止まって，水利尿をきたすはずや．1 時間で100 mL 以上の利尿に注意やな．そして，血清 Na 濃度も上がっているはずや．一方，体液量の減っていない水利尿不全（SIADH，SID）であれば，尿より浸透圧の低い輸液を入れた場合は，血清 Na 濃度の改善がみられんはずや．Decaux 先生らは，SIADH の症例に，0.9％NaCl 液を 2 L/日で投与した場合，投与前の尿の浸透圧が 530 mOsm/kg 以上やったら，血清 Na 濃度が下がる可能性があると報告しているな[18, 19]．さらに，体液量の減っていない水利尿不全の病態であれば，投与した Na^+ が尿中にただちに排泄されるはずやと述べておられるんや[18]．SIADH，SID の場合は，体液量が減少していないので，投与した Na^+ はすぐに尿中に排泄されるということやな．

わかりました．まず細胞外液を投与してみて，経過をみます！

第1話 最も多い電解質異常，低ナトリウム血症の急性期対応

● MEMO ● SID，SIADHの低Na血症の補正に，tonicityバランスは有効か[19]

低 Na 血症の補正に関して，尿中 Na + K 濃度の tonicity をみて，尿中自由水の排泄量を類推しながら治療せよ，という提言がある．これは，尿素が有効浸透圧物質ではないので，tonicity のほうが体内の水の移動に関してより正確に判断できるであろうという考えによるものと思う．

しかし，SIADH の症例に，1日2L の0.9%NaCl 液を投与した後の血清 Na 濃度の変化をみた報告では，投与前の尿 tonicity の値と投与後の血清 Na 濃度の変化には相関を認めず，投与前の尿浸透圧のほうに相関を認めた（図1-4A）．

一方，1日2L の0.9%NaCl 液を投与した後の尿 tonicity（U-Na + K t24）と

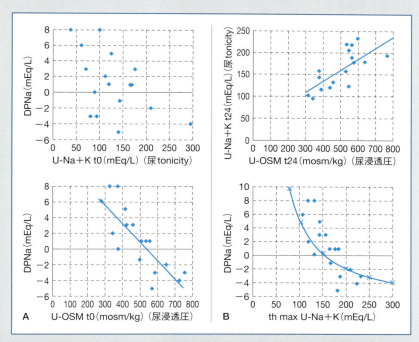

図1-4 DPNa（1日2Lの0.9%NaClを投与した後の血清Na濃度の変化）

A：1日2Lの0.9%NaClを投与前の尿tonicity（U-Na+K t0），尿浸透圧（U-OSM t0）．
B：1日2Lの0.9%NaClを投与後の尿tonicity（U-Na+K t24），尿浸透圧（U-OSM t24）と血清Na濃度の相関をみた．上のU-Na+K t24とU-OSM t24が高い相関を示す．下の横軸th max U-Na+Kは，U-Na+K t24の計算上の近似値で，U-Na+K t24に相当する．

(Musch W, Decaux G: Treating the syndrome of inappropriate ADH secretion with isotonic saline. QJM, 91: 749-753, 1998より)

各論　腎生理を理解して，患者さんの尿細管内の尿の流れを理解しよう

血清 Na 濃度の変化には，相関を認めた（図1-4B）．本報告では，尿の tonicity が，0.9%NaCl 液の tonicity（150mEq）より高い（つまり，自由水の排泄が少ない）場合は，血清 Na 濃度の低下を認めており，理論と合致している．この理由としては，0.9%NaCl 液を投与した後の尿 tonicity（U-Na + K t24）と尿浸透圧 U-OSM t24 との高い相関を認めることから，0.9%NaCl 液を投与前の尿 tonicity は塩分摂取量や体液量等の影響を受けていることが考えられる．すなわち，尿 tonicity を尿中自由水の排泄量の類推に使用するときは，症例の状況に応じて，自由水排泄の類推の精度が変化する可能性を示唆している．

以上のことから，筆者は，腎尿細管においては，尿細管腔内の尿素は有効浸透圧物質と作用することから，尿の浸透圧も計算しながら，低 Na 血症を補正すべきと考える．

〜翌日〜

細胞外液 2L 投与後の翌日の検査結果：輸液にて症状の改善あり．
Hb 13.3g/dL，TP 6.1g/dL，Alb 3.5g/dL，Glu 86mg/dL，
BUN 15mg/dL，Cre 0.9mg/dL，UA 4.1mg/dL，Na 122mEq/L，
K 3.6mEq/L，Cl 94mEq/L

随時尿検査：
U-Na 99mEq/L，U-K 18.3mEq/L，U-Cl 87mEq/L，
U-UA 30.0mg/dL，U-Cre 61.3mg/dL，U-UN 472.9mg/dL

計算した尿浸透圧：約 399.6mOsm/kg
FE_{Na} = 1.2%（前回の値よりも増加している）

そうですね．症状は改善していますが，血清 Na 濃度が下がっていますね．また，FE_{Na} が，0.32% から，1.2% に増えていますね．そうすると……

第1話 最も多い電解質異常，低ナトリウム血症の急性期対応

SIDで診断できますね！

この治療を行うときは，血清Na濃度がどちらに転ぶかわからんというリスクがあるので，慎重に経過をみないかんのやけど，困ったときに応用が効くと思うで．

> **MEMO** 本例のその後の経過
>
> 本例は，SIDと判断し，少量のV2受容体拮抗薬を1日投与し，血清Na濃度を上げた．血清Na濃度の改善のためか，食事摂取量が増加し，低Na血症は改善した．これは，Decaux先生らの文献[15]に合致した経過である．
> 筆者は慢性低Na血症，SIDの治療の原則を表1-2のように考えている．

❖ Na補正速度に関する専門家間での熱い議論

慢性低Na血症の補正の注意点として，急速な補正によるODSの発症の予防が重要やな．実際，ここ10数年で血清Na濃度の補正速度が低下していることが知られているんや．でもな，低Na血症の補正に関する複数の研究結果が報告され[20〜23]，近年でも専門家の間で熱い議論が交わされているんや[13]．電解質異常の臨床は，エビデンスが少ないので，声の大きいもの勝ちというきらいもあるので，注意せないかんな．

ODSの予防は大事だと思います．でもそうすると，頻回の採血が必要なので，厄介ですよね．

表1-2 慢性低Na血症の治療の原則

尿量が多い 尿中浸透圧排泄が多い	自由水摂取制限有効
尿量が少ない 尿中浸透圧排泄が少ない	自由水摂取制限無効
● 尿中浸透圧排泄量は食事摂取量に比例する	
● 食事摂取量の少ない低Na血症は，難治性である	
● **食事摂取量の改善が必須である**	

各論　腎生理を理解して，患者さんの尿細管内の尿の流れを理解しよう

しかしな，欧米の急性期病院での入院低Na血症例に関する観察研究において，ODSの頻度は非常に少ないことが示されたんや[20, 21]．1つの研究は，1日8mEq/L以上の補正606例中，ODSは8例[20]しか認めなかったんや．さらに，別の報告（低Na血症＜130mEq/L，22,858例）では，1日8mEq/L以上の補正は，17.7％に認められたが，ODSの発症は，12例（0.05％）しかなかったんや．この12例のODS症例は，低K血症，悪性疾患，低栄養，アルコール多飲，肝疾患といった以前から指摘されているODSのリスクファクターを有しており，このうち7例は，血清Na濃度の急速補正がされていなかったことが判明したんや[21]．よって，この研究グループ[21]は，ODSは，血清Na濃度の急速補正とは関係ないと結論づけたんやわ．

えー，そうなんですか？

これに関しては，ODSは，入院中のMRIで診断しているので，ODSを見逃しているのではないか（ODSの発症は，補正後2週間以降のことがある）とか，また，ODSのリスクは血清Na濃度＜105mEq/Lといわれているので，このような患者さんが含まれていない低リスク群がほとんどである症例群を検討して，何がわかるんや，という意見も出とる[13]．

さらに，血清Na濃度の補正に関しても，緩徐補正の有用性に関して疑義を呈する報告が出とる[22, 23]．補正速度が1日8mEq/L未満のほうが，院内死亡率の上昇・病院在院期間の延長を認めたという報告[22]や，1日6mEq/L未満では院内死亡率が上昇，そして，1日10mEq/L以上では，院内死亡率の低下・病院在院期間の短縮が確認できた[23]という報告なんや．

これもすごい結果ですね！　緩徐補正のほうが予後が悪くなるんですね!?

でもな，これも反論があって，血清Na濃度が速く良くなるのは，それはもともとの病態が軽いのやから当然やろう[24]というものや．確かにワイも，これは当然と思うわ．輸液で改善するhypovolemic hyponatremiaは放っておいても血清Na濃度が上がるしな．重症のうっ血性心不全・肝不全，ADHの分泌が多い悪性疾患は，もとの病態が予後不良であるし，このような症例は何をしても血清Na濃度は改善せんやろう．

なるほど、そうですね。原因と結果がひっくり返ってますね。

 また、こんな意見もあったな[13]。二輪車で転倒すると致命的な頭部外傷が多いので、ヘルメット着用が義務づけられている。以前と比べて頭部外傷が減少しているからといって、ヘルメットが不要とはいえないやろ？ つまり、血清Na濃度の補正速度が年々減っているから、ODSは稀な疾患になったけれども、発症したら重篤であり、稀だから対応しなくても良いとはいえないのではないかと、そういう意味やろうな。

よって、ワイは、

きどにゃん's Point

- ODSを恐れすぎるな
- 脳浮腫を疑うのであれば、補正に努めよ
- 血清Na濃度＜105 mEq/L、低K血症、低栄養、アルコール依存・多飲、肝障害といったリスクが1つでもあれば、慎重に補正せよ

という原則が低Na血症には当てはまると思うで。

 わかりました！

各論　腎生理を理解して，患者さんの尿細管内の尿の流れを理解しよう

> **MEMO** 低Na血症の診療を行うすべての者は，この論文を読むべし
>
> 　SIADHの基本的概念・分類基準は，Schwartzらが1957年に発表した論文まで遡ることができる[11]．非常に重要な論文であるが，古い論文であり原著を読む機会が少ないのが現状であると思われる．このような状況を鑑みたのか，米国腎臓学会誌に，Milestones in Nephrologyとして，2001年に復刻されている[12]（2024年12月現在，無料でダウンロード可能である〈http://jasn.asnjournals.org/content/12/12/2860.long〉）．
>
> 　低Na血症をきたした肺がんの2例の報告であるが，詳細に体液バランスが計測されており，入院中，食塩水負荷や，腎臓からのNa$^+$吸収を増加させる目的で，ミネラルコルチコイドのフロリネフ®負荷などを行い，SIADHの病態の解明につながったことが記載されている．
>
> 　本論文を読めば，ミネラルコルチコイドのフロリネフ®は，単に腎尿細管からNa$^+$の再吸収を増加させるものであり，有効な低Na血症の治療薬であることが再認識できる．よって，低Na血症の成因の鑑別（SIADHやわが国からしか報告のないmineralocorticoid-responsive hyponatremia of the elderly〈MRHE〉などの病態の鑑別）にフロリネフ®を用いることはできないことも理解できよう．
>
> 　今後，低Na血症の臨床を行う者は，すべてこの復刻版を読むべきと筆者は考えている．

まとめ

低Na血症の初期対応をまとめたマニュアルを示した（図1-3参照）．

文　献

1) 杉本俊郎：僕の内科ジェネラリスト修行．カイ書林, 2016.
2) 杉本俊郎：「低ナトリウム血症」の初期対応．50を超えたオッサンでもICTは使いこなせる！　総合診療 26: 834-841, 2016.
3) Geoghegan P, Harrosin Am, Thongprayoon C, et al.: Sodium Correction Practice and Clinical Outcomes in Profound Hyponatremia. Mayo Clin Proc, 90: 1348-1355, 2015. PMID: 26434962
4) Albright RC: Hyponatremia Management: Walking the Tightrope Without a Net. Mayo Clinic Proc, 90: 1320-1322, 2015. PMID: 26434958

最も多い電解質異常，低ナトリウム血症の急性期対応

5) Spasovski G, Vanholder R, Allolio B, et al.: Clinical practice guideline on diagnosis and treatment of hyponatraemia. Eur J Endocrinol, 170: G1-G47, 2014. PMID: 24569125

欧州の低 Na 血症に関するガイドライン．

6) Verbalis JG, Goldsmith SR, Greenberg A, et al.: Hyponatremia treatment guidelines 2007: expert panel recommendations. Am J Med, 120: S1-S21, 2007. PMID: 17981159

米国の低 Na 血症のガイドラインの初版．

7) Verbalis JG, Goldsmith SR, Greenberg A, et al.: Diagnosis, evaluation, and treatment of hyponatremia: expert panel recommendations. Am J Med, 126: S1-S42, 2013. PMID: 24074529

米国の低 Na 血症のガイドラインの改訂 2 版．バプタン系薬剤に関する記載が増えている．

8) Achinger SG, Ayus JC: Treatment of Hyponatremic Encephalopathy in the Critically Ⅲ . Crit Care Med, 45: 1762-1771, 2017. PMID: 28704229

悪心，嘔吐，頭痛など，低 Na 血症による中枢神経を示唆する軽微な症状でも 3%NaCl 液を投与して脳浮腫の悪化を防ぐことを提唱している．

9) Sterns RH: Treatment of Severe Hyponatremia. Clin J Am Soc Nephrol, 13: 641-649, 2018. PMID: 29295830

米国腎臓学会誌，Clinical Journal of the American Society of Nephrology の Evidence-Based Nephrology のシリーズの総説．低 Na 血症の治療に関しては，質の高い臨床的エビデンスに基づいたものはほとんどないと記載されている．

10) # NephMadness 2018: Hyponatremia Region. AJKD blog.〈https://ajkdblog. org/2018/03/15/nephmadness-2018-hyponatremia-region/〉（2024 年 12 月アクセス）

11) Schwartz WB, Bennett W, Curelop S, et al.: A syndrome of renal sodium loss and hyponatremia probably resulting from inappropriate secretion of antidiuretic hormone. Am J Med, 23: 529-542, 1957. PMID: 13469824

12) Schwartz WB, Bennett W, Curelop S, et al.: A syndrome of renal sodium loss and hyponatremia probably resulting from inappropriate secretion of antidiuretic hormone. (With comments by Schwartz WB, Verbaris JG) J Am Soc Nephrol, 12: 2860-2870, 2001. PMID: 11729259

13) AJKD blog #NephMadness 2024: Hyponatremia Correction Region.〈https://ajkdblog. org/2024/03/01/nephmadness-2024-hyponatremia-region/〉（2024 年 12 月アクセス）

14) Krisanapan P, Vongsanim S, Pin-On P, et al.: Efficacy of Furosemide, Oral Sodium Chloride, and Fluid Restriction for Treatment of Syndrome of Inappropriate Antidiuresis（SIAD）: An Open-label Randomized Controlled Study（The EFFUSE-FLUID Trial）. Am J Kidney Dis, 76: 203-212, 2020. PMID: 32199708

15) Decaux G, Musch W, Kengne FG, et al.: Low-solute intake in chronic asymptomatic hyponatraemia related to syndrome of inappropriate secretion of ADH (SIADH): think about food beyond water intake! Nephrol Dial Transplant, 35: 2013-2014, 2020. PMID: 32761046

16) 山田安希，芝田浩平，杉本俊郎：少量短期間 vaptan 製剤の投与による低 Na 血症の補正により，早期手術が可能であった一例．日本プライマリ・ケア連合学会誌，46: 20-24, 2023.

17) Monnerat S, Atila C, Baur F, et al.: Effect of protein supplementation on plasma sodium levels in the syndrome of inappropriate antidiuresis: a monocentric, open-label, proof-of-concept study-the TREASURE study. Eur J Endocrinol, 189: 252-261, 2023. PMID: 37540987

18) Decaux G, Musch W: Clinical laboratory evaluation of the syndrome of inappropriate secretion of antidiuretic hormone. Clin J Am Soc Nephrol, 3: 1175-1184, 2008. PMID: 18434618

19) Musch W, Decaux G: Treating the syndrome of inappropriate ADH secretion with isotonic saline. QJM, 91: 749-753, 1998. PMID: 10024938
20) George JC, Zafar W, Bucaloiu ID, et al.: Risk Factors and Outcomes of Rapid Correction of Severe Hyponatremia. Clin J Am Soc Nephrol, 13: 984-992, 2018. PMID: 29871886
21) MacMillan TE, Shin S, Topf J, et al.: Osmotic Demyelination Syndrome in Patients Hospitalized with Hyponatremia. NEJM Evid, 2: EVIDoa2200215, 2023. PMID: 38320046
22) Kinoshita T, Mlodzinski E, Xiao Q, et al.: Effects of correction rate for severe hyponatremia in the intensive care unit on patient outcomes. J Crit Care, 77: 154325, 2023. PMID: 37187000
23) Seethapathy H, Zhao S, Ouyang T, et al.: Severe Hyponatremia Correction, Mortality, and Central Pontine Myelinolysis. NEJM Evid, 2: EVIDoa2300107, 2023. PMID: 38320180
24) Rondon-Berrios H, Sterns RH: Hyponatremia Correction Rates and Mortality: Causality or Epiphenomenon?. Kidney360, 5: 610-614, 2024. PMID: 38472137

うっ血性心不全と低ナトリウム血症
～心腎症候群（CRS）と低 Na 血症～

低 Na 血症の治療について，きどにゃんからの指導を受けたナトリン．しかし彼女は，今日もまた低 Na 血症について悩んでいるようです．考え込むナトリンの前に再び，きどにゃんが現れました．

なんやナトリン，またえらい暗い顔しとんなあ．今度は何や？

あ，きどにゃん！ 今，病棟でうっ血性心不全と腎障害を併発している患者さんを担当しているんですけど，困ってるんです．

何に困っとるんや？

もともと，慢性腎臓病 chronic kidney disease（CKD）に伴ううっ血性心不全として，外来で降圧薬や利尿薬で管理されていた方なんですけど，次第に浮腫が悪化したため入院となったんです．それで，私が上級医の先生と担当することになったんですが……．入院後，ループ利尿薬を追加して経過をみていたら，次第に利尿薬の効果が減弱してきて，血清 Cr が上昇，低 Na 血症も発症してきたんです．腎機能の悪化は，利尿薬を増やしすぎたのが原因かなと思うんですけど，どうするべきなのか悩んでます．

各論 腎生理を理解して，患者さんの尿細管内の尿の流れを理解しよう

症例

　虚血性心疾患によるうっ血性心不全・心房細動で加療中の65歳の男性が，呼吸苦，下肢の浮腫の増悪，腹囲の増加を認めたため入院となった．今まで同様の症状にて，入院歴あり．

　外来では，ジゴキシン（ジゴシン®錠）0.125 mg，アスピリン（バイアスピリン®錠）100 mg，カルベジロール（アーチスト®錠）1.25 mg×2，ワルファリン（ワーファリン）1 mg×3，フロセミド（ラシックス®錠）40 mg×2を朝に内服中であった．外来担当医によると，本例は，心機能の低下（心エコー ejection fraction 35％）があるが，アンジオテンシン変換酵素阻害薬 angiotensin converting enzyme inhibitor（ACEI）にて腎機能の悪化，高K血症の出現があり使用できず，最近，下肢の浮腫の悪化，呼吸苦の悪化があり，フロセミドの増量を行ったが，治療当初ほどの利尿効果がみられなくなってきたということであった．

　血圧130/74 mmHg，心拍数84/分 不整，呼吸回数18回/分，体重88.7 kg（ここ数ヵ月で10 kg以上の増加あり）．
入院時血清検査：
Hb 8.9 g/dL，Na 131 mEq/L，K 3.8 mEq/L，Cl 89 mEq/L，
HCO_3^- 32 mEq/L，BUN 54 mg/dL，Cre 2.1 mg/dL，UA 8.0 mg/dL

　検尿は潜血，タンパクともに陰性であった．

　入院後，フロセミドの投与を経口から1回20 mgの静脈内投与1日3回に変更し，尿量と体重の変化に合わせて増量していった（1回60 mg，1日3回）．入院11日目には，体重は74.2 kgまで減少，患者の症状は改善したが，血清Cr濃度2.70 mg/dL，BUN 85 mg/dLとなり，血清Na濃度は125 mEq/L，血清K濃度は3.1 mEq/Lとなった．

第2話
うっ血性心不全と低ナトリウム血症

うっ血性心不全治療の原則

 腎障害に伴ったうっ血性心不全の患者さんが，浮腫の悪化で入院して，ループ利尿薬の投与にて浮腫は軽減したけれど，次第に利尿薬の効果が減弱し腎障害・電解質異常（低 Na 血症，低 K 血症）が出現してきて困っている，ということやな．

 そうなんです．ループ利尿薬の投与量が多かったのかなと思って，減量しようかと思ってます．

 まず言っておきたいのはな，超高齢社会を迎えて，これからはこのような症例は増加してくるとワイは考えとる．このような病態を心腎症候群 cardio-renal syndrome（CRS）と呼ぶ専門家もおるんや．
ほいでナトリン，今ループ利尿薬の減量をすると言っとったけど，浮腫のほうはどうするんや？ 今，利尿薬を減量したら，うっ血が悪化するんちゃうか？

 うーん……私は，今は入院前にみられた呼吸苦もかなり改善しているので，浮腫はありますけど，腎機能がこれ以上悪化するほうが問題じゃないかと考えてます．

 ナトリン，ええことを教えたるで．この症例のような CRS の病態については，種々の臨床研究の結果から次のようなことが判明しとるんや．

> **きどにゃん's Point**
> ❶ 腎障害は，心拍出量の低下より，静脈（腎静脈）うっ血の影響が大きい
> ❷ うっ血の改善は，腎機能改善につながることがある
> ❸ 症例の予後は，うっ血改善・腎機能改善＞うっ血改善・腎機能悪化＞うっ血悪化・腎機能悪化である

　最近は，この腎静脈うっ血による腎障害を，腎タンポナーデと呼ぶ考え方[12, 13]

129

各論　腎生理を理解して，患者さんの尿細管内の尿の流れを理解しよう

があるようや（図2-1）．
そして，腎機能を良くするには，うっ血の改善が重要と考えられている，ってことや．

へー，そうなんですね！じゃあ，きどにゃんは，この患者さんは利尿薬を継続したほうがいいと考えているんですか？

せやな．今回のような症例やったら，比較的軽度の腎障害やから，利尿薬によるうっ血の改善を継続するべきやと思うで．でもな，このまま利尿薬を投与し続けるんやなく，**利尿薬が効かなくなった原因を考え，生じた電解質異常に対応しながら，うっ血を改善することを目指す**ことをワイなら考えるな．ナトリン，今回の症例では，どうして利尿薬が効かなくなったと考えとる？それに，低Na血症，低K血症が出現した理由についてはどうや？

えっと，それは……．

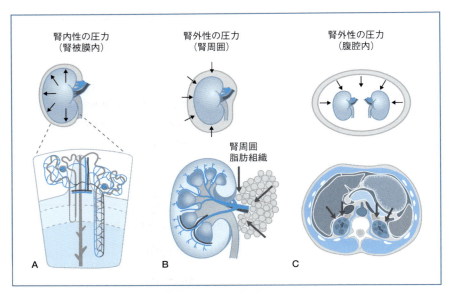

図2-1　腎うっ血・腎タンポナーデの発症機序
(Cotter G, Davison B, Chioncel O: Enhanced Decongestive Therapy in Patients With Acute Heart Failure: JACC Review Topic of the Week. J Am Coll Cardiol, 83: 1243-1252, 2024より作成)

第2話
うっ血性心不全と低ナトリウム血症

提示症例の病態を腎生理学的に考えると

 フロセミドに代表されるループ利尿薬は，天井効果といって，その血中濃度をいくら上昇させても利尿効果は最大に達して頭打ちになることが知られとる．それに，今回の症例のように腎機能低下を伴うような心不全例においては，ループ利尿薬の最大利尿効果は減弱しているともいわれとるんや．これは，心不全の状態では，尿細管でのNaClの再吸収が増加していること（作用時間が短縮するので投与頻度の増加が必要）や，腎血流低下により尿細管腔への利尿薬の到達量が減少していること（投与量の増加が必要）が原因やと考えられとる．よって，まず適切な利尿効果が得られる必要最低限の投与量を早期に確立し，やみくもに1回投与量を増やすのではなく，血中濃度を保つために効果を有する最低限の量を頻回に投与することがうっ血性心不全におけるループ利尿薬の使い方の原則といわれとるんやで．
（筆者注：この，やみくもに天井効果以上までループ利尿薬の投与量を増やさないというのが原則である．しかし，特に腎障害を伴っている場合，主に腎代謝であるフロセミドは，その代謝が遷延して，血中濃度が高く維持され作用時間が延長するので，天井量以上の静脈内投与でも Na^+ 利尿が増加することがあると知られている．）

 うーん……今回の症例だと，フロセミドの20 mgの静脈内投与で利尿効果が確認できて，フロセミドの効果の持続時間が6時間ぐらいといわれているので，1日3回投与にしたんですよ．

 入院時に，経口のフロセミドから，静脈内フロセミド投与に変えたんやな．それはなんでや？

 それは，うっ血性心不全の急性増悪時は，腸管からの再吸収に時間がかかり，経口フロセミドのような血中半減期の短い薬剤は血中濃度が維持できないので，経口投与から静脈内投与へ変更すべきといわれているからです．

 absorption dependent kinetics と呼ばれる現象やな．

131

各論　腎生理を理解して，患者さんの尿細管内の尿の流れを理解しよう

　一般的に，外来でフロセミドの内服をしていないときは，1回40〜80 mgを1日2回，一方内服しているときは，1日内服フロセミド（mg）×2.5の量を1日2回に分けて投与せよといわれていますが，これは，米国の考え方で，投与量が多いと思ったので，この投与量・投与回数を用いました．
でも次第に効果がなくなってきたんです．工夫して利尿薬を投与したのに，どうして効果がなくなってきたのでしょうか？

　ナトリンも考えて投与しとったんやな．どうして効果がなくなってきたか，一緒に考えてみよか．今回の症例のような状態で，ループ利尿薬の効果が減弱する機序は，いくつか考えられるで．まず，この2つの機序はどうや？

きどにゃん's Point

❶ 塩分制限の不徹底や利尿薬の作用を減弱させる薬剤（非ステロイド性抗炎症薬 non-steroidal anti-inflammatory drugs〈NSAIDs〉）の使用
❷ 比較的作用時間の短いループ利尿薬（フロセミド）の場合，投与後その効果が消失したときに，体液量減少に伴いレニン・アンジオテンシン・アルドステロン系 renin-angiotensin-aldosterone system（RAS）などが活性化されることから Na^+ の腎再吸収が亢進すること

　❶については，入院中ですし，患者さんは間食もなく塩分制限は守っておられました．それに，追加の薬剤もなかったと思います．❷の機序も，利尿薬を1日複数回投与しているし，考えづらいように思います．

　せやな．他にもこんな機序があるといわれとるで．

きどにゃん's Point

❸ ループ利尿薬（フロセミド）の長期投与により，利尿薬が作用するヘンレの太い上行脚 thick ascending limb of Henle loop（TAL）の下流の遠位尿細管や皮質集合管 cortical collecting duct（CCD）の肥大からの同部位に

第2話
うっ血性心不全と低ナトリウム血症

> おける Na^+ の再吸収の亢進
> ❹ ループ利尿薬（フロセミド）による低 K 血症・代謝性アルカローシスが原因となったループ利尿薬の尿細管腔への分泌低下
> ❺ 浮腫の悪化に伴う腸管浮腫からの経口吸収の低下や，心機能低下による有効循環血漿量減少からの腎血流低下，そして併発する腎機能低下・腎障害（高齢や腎硬化症）などによる，利尿薬の尿細管腔到達量の減少（最も多い要因）

うーん……今回の症例だと，腎機能の低下や低 K 血症より，ループ利尿薬の尿細管腔への分泌が低下して効果が減弱した可能性がありますね．それだけじゃなくて，ループ利尿薬が長期に使われているので，遠位尿細管や CCD が肥大し，そのために同部位における Na^+ の再吸収の亢進も起こっている，と考えるべきですね！

だいぶわかってきたようやな．機序が考えられたところで，どういう治療方針が考えられる？

えっと，遠位尿細管や CCD の肥大による同部位における Na^+ の再吸収の亢進を抑制するサイアザイド系利尿薬や，抗アルドステロン系利尿薬の併用を行って，利尿効果が改善するか確認すべき，っていうことですよね．それに，今思えば入院当初から血清 K 濃度が低かったので，K^+を補充しながら治療すれば良かったかもしれません．

そこに気付くとは，なかなかの進歩やな．低 K 血症自体が，遠位尿細管において Na^+-Cl^- co-transporter (NCC) の活性を亢進させ（尿中 K^+ 排泄を減らすため，総論第4話「カリウムの生理」〈p.59〉を参照），Na^+ の再吸収を亢進させるんや．せやから，その改善は，ループ利尿薬の効果改善に役に立つと考えられとるんやで．
さてナトリン，今回の症例やと，入院の経過中に低 Na 血症が次第に悪化してきているんやけど，なぜ低 Na 血症が悪化しとるんやと思う？

各論　腎生理を理解して，患者さんの尿細管内の尿の流れを理解しよう

え？　それは，塩分制限の上に，ループ利尿薬の投与で，尿中に塩分が捨てられているからじゃないですか？

まあ，そういう考え方もあるけどな．ワイは，腎尿細管，つまり遠位尿細管以遠（古い尿細管，総論第1・2話「腎臓の進化を考えると腎生理がわかる」〈p.2〉を参照）の尿細管機能の低下が低Na血症発症において重要な要因やないかと考えとるんや．

遠位尿細管以遠（古い尿細管）の機能低下？　どういうことですか？

うっ血性心不全では，以前から，遠位尿細管以遠（古い尿細管）の尿細管への原尿の流れ（distal sodium and water delivery）が減少し，その部分で作用するNa利尿作用のある心房性Na利尿ペプチドatrial natriuretic peptide（ANP）の作用不全や，アルドステロンエスケープ（アルドステロン濃度の上昇が長期間続くとその作用が減弱する現象）がなくなって（つまりアルドステロン作用の亢進が継続する），Na利尿が減少して浮腫が出現するという仮説があるんや（図2-2）．ループ利尿薬は，その上流のTALに作用して，distal sodium and water deliveryを増加させるという意味においても浮腫に効果があるんやないかといわれとる．

そもそも，遠位尿細管は太古の昔から，尿を希釈して水を捨てることがその役割なんやから，distal sodium and water deliveryの低下が，今回の症例の浮腫の増悪原因であり，低Na血症発症・増悪の本態やないかとワイは思うで．今回の症例やと，入院時もうすでに，軽度の低Na血症があり，さらにBUNや血清尿酸濃度の上昇も認められとる．利尿薬投与時のBUNや血清尿酸濃度の増加は，近位尿細管での原尿（Na$^+$，水）の再吸収の増加（近位尿細管において尿素は，抗利尿ホルモンantidiuretic hormone〈ADH〉非依存性に再吸収される）を示すと考えられることから，入院時からdistal sodium and water deliveryが減少していたと推測されるんや．このような状態で，ループ利尿薬の分割投与と，入院による減塩・安静でさらに利尿がついて，ますますdistal sodium and water deliveryが減少し，低Na血症の増悪につながったんやないかな．さらに，体液量減少から近位尿細管での再吸収が亢進して，ヘンレループへの原尿の流れが減少したことで，ループ利尿薬の効果が

第2話 うっ血性心不全と低ナトリウム血症

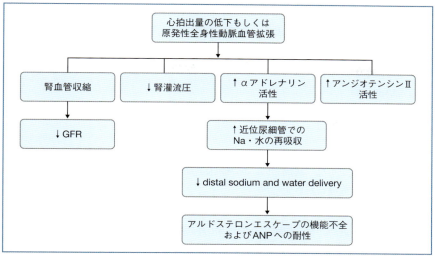

図2-2 うっ血性心不全で，distal sodium and water delivery が低下し遠位尿細管以遠（古い尿細管）の尿細管機能不全をきたす機序

(Robert W Schrier: Renal and Electrolyte Disorders. 8th edition. Chapter2. Renal sodium excretion, edematous disorders, and diuretic use. Wolters Kluwer Health, 2017より作成)

減弱したんやないかと思うで．

 なるほど，そうすると，減少している distal sodium and water delivery を増やしてあげれば，今回の症例の病態は改善する，っていうことですか？ でも，そんな方法あるでしょうか？ 今回の症例だと最初はループ利尿薬を使用して distal sodium and water delivery の増加が得られましたけど，現状はループ利尿薬抵抗性となっていますから，ループ利尿薬を増量するわけにはいかないでしょうし……そうだ，亢進している近位尿細管の再吸収をなんとかする方法があればいいのかな？

 なかなかいい着眼点やな．実際，減少している distal sodium and water delivery を増やす方法として，3%NaCl 液を静脈内投与して，尿細管内の原尿の流れを増やし，同時にループ利尿薬を静脈内投与して心不全の浮腫を改善できたという報告があるんや．また，近位尿細管に作用する炭酸脱水酵素阻害薬 carbonic anhydrase inhibitors (CAIs) や，sodium/glucose co-

transporter 2（SGLT2）阻害薬（経口抗糖尿病薬）が，うっ血性心不全の治療薬として注目を集めとるんやで．実際，SGLT2阻害薬は，欧米で急性うっ血性心不全の治療に使い始められており，ワイは，SGLT2阻害薬とループ利尿薬との併用が，うっ血・低Na血症の改善に有望な治療法であると考えているんや．
（筆者注：この点については2024年時点で考え方が変わっているため，p.139を参照すること．）

そうなんですね．病棟では，ADH阻害薬であるトルバプタンを使ったらどうかという意見もありました．

せやな．近年，Na利尿中心の従来の利尿薬（ループ利尿薬，サイアザイド系利尿薬など）より，水利尿中心のバプタン系薬剤がうっ血の改善の点から注目されとるんや（理論上，血清Na濃度を上げて浸透圧を1 mOsm/kg増加させれば，20 mmHgの静水圧をもって間質の浮腫を減らすことが可能である）．トルバプタンについて，わが国と米国における報告を見てみよか．ナトリン，ちょっと調べてみてくれるか？

わかりました！ええと……．

ナトリン's Point

❶ わが国の急性心不全の入院症例において，40 mgのフロセミド静注と，5日間の7.5 mgの経口トルバプタン（サムスカ®錠）を比較した検討において，治療5日後において両群間で，うっ血の改善には差がなかったが，RASの活性化やBUN・Cr濃度の上昇がトルバプタン群で軽微であったという報告など，トルバプタンの有効性を示唆する報告がわが国から増えてきています[7]．

❷ 一方，米国においては，急性心不全の入院症例に，入院前と同量のフロセミドを継続しながら，入院後，0時間，24時間，48時間後にトルバプタン30 mg追加群とプラセボ群に分け，入院24時間後の呼吸苦などの臨床症状の改善と，うっ血悪化に対するフロセミド静注などのレスキュー治療

第2話 うっ血性心不全と低ナトリウム血症

の必要性をアウトカムとして比較した研究があります．結果としては，トルバプタン群において，うっ血の改善（体重減少）の程度は大きかったものの，呼吸苦症状やレスキュー治療の必要性は両群間で差を認めませんでした．さらに，治療中の腎機能の悪化は，トルバプタン群において多い傾向にあったという報告もあります．米国においては，うっ血性心不全にトルバプタンを使用することはそのコストも考慮すると否定的に考えられているようです[8]．

ナトリンが調べてくれたように，わが国ではトルバプタンが有効である報告が多く，米国では否定的な報告が多いように思えるんや．ワイは，この違いは，わが国と米国のループ利尿薬（フロセミド）の投与量の違いにあるんやないかと考えとる．米国はわが国の5～10倍量近くのフロセミドが使用されることが多く（1日尿量 mL と等量の1日 mg のフロセミドという考えもある．また，腎障害時，〈年齢＋BUN〉mg や，血清 Cr 値×20 mg〈最大100 mg まで〉を1回のフロセミドの投与量とするという考え方が米国にはあるようである[10]），体液量が低下し，それにより distal sodium and water delivery が減少してからトルバプタンが投与されるんやないかと思う．一方で，わが国やと，保険診療の関係もあってフロセミドの投与量が少なく，distal sodium and water delivery がそれほど低下しない状態でトルバプタンが使用されとるんやないかな？

今まで言ってきたように，トルバプタンが効果をより発揮するためには，他の利尿薬と同じく十分な原尿の流れが必要やから，フロセミドの投与量が少なくて，distal sodium and water delivery の減少が軽度であるわが国においてトルバプタンの効果が高いのは，当然やと思うで．

そっか，普段どれくらいフロセミドが投与されているかが，トルバプタンに対する考え方の違いにつながっているんですね．

そういうことや．ただ，今回の症例やと，さっき言ったように，distal sodium and water delivery の減少が強いと思われるから，トルバプタンの効果は少ない可能性があると思う．せやから，distal sodium and water delivery

各論　腎生理を理解して，患者さんの尿細管内の尿の流れを理解しよう

が減少する前，高 BUN 血症や低 Na 血症が悪化する前に，トルバプタンを投与すべきかもしれんな．

なるほど，よくわかりました！ distal sodium and water delivery をきちんと考えろ，ってことですね！ 早速上級医の先生と今後の方針について話してきます！ きどにゃん，今回も助けてくれてありがとう！

> **まとめ**
>
> - 腎機能低下を伴う心不全例の予後は，うっ血改善・腎機能改善＞うっ血改善・腎機能悪化＞うっ血悪化・腎機能悪化であり，うっ血の改善が重要である．この考え方を腎タンポナーデ仮説という．
> - うっ血性心不全にループ利尿薬を用いるときは，distal sodium and water delivery の変化を考慮しよう．

第2話 うっ血性心不全と低ナトリウム血症

> **MEMO** うっ血性心不全と低Na血症，その後の進歩
>
> 　数年前（2018年時点で）は，きどにゃんがナトリンにこのような説明をしていた．しかし，2024年現在，米国の専門家は，古典的利尿薬をどんどん使ってうっ血をとるだけでは，うっ血性心不全の生命予後は改善しないと考えているようである[14]．確かに，古典的利尿薬で急性うっ血性心不全におけるうっ血の症状の消失が得られても，生命予後への改善効果は乏しいことが知られている．これは，古典的利尿薬による RAS，ADH，カテコールアミン等の神経体液性因子の活性化による腎障害が原因であると考えられている．よって，これらの神経体液性因子の活性化を抑制する Fantastic Four（アンジオテンシン受容体ネプリライシン阻害薬 angiotensin receptor neprilysin inhibitor〈ARNI〉，β遮断薬，SGLT2阻害薬，ミネラルコルチコイド受容体拮抗薬 mineralocorticoid receptor antagonist〈MRA〉）といった guideline-directed medical therapy（GDMT）をより早期に導入することが必要であるといわれている．実際，古典的利尿薬の利尿でうっ血の改善を目指し腎障害や電解質異常（提示症例のように）をきたすと，GDMTの導入が難しくなることがある．
>
> 　よって，米国の専門家は，最小必要量・短期間の古典的利尿薬で症状の改善が得られたら，より早期からGDMTを導入することを，生命予後を改善させるための急性うっ血性心不全のうっ血改善の基本戦略として推奨している（図2-3）[14]．つまり，複数の古典的利尿薬を併用する強化利尿薬療法は，うっ血が改善せず，GDMTが施行できないときのみに，制限するべきであるという意見である．

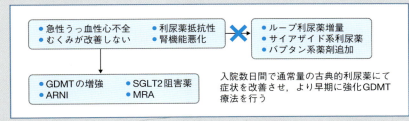

図2-3　急性うっ血性心不全におけるうっ血改善療法の促進方法
従来のループ利尿薬増量・サイアザイド系利尿薬併用等の利尿効果の増強療法ではなく，GDMTの早期からの増強を推奨している．これは，ARNI，SGLT2阻害薬，MRAが利尿効果を有することも関与していると筆者は考える．
（Cotter G, Davison B, Chioncel O: Enhanced Decongestive Therapy in Patients With Acute Heart Failure: JACC Review Topic of the Week. J Am Coll Cardiol, 83: 1243-1252, 2024より作成）

文献

1) Sarnak MJ: A patient with heart failure and worsening kidney function. Clin J Am Soc Nephrol, 9: 1790-1798, 2014. PMID: 24763864
2) Hoorn EJ, Wilcox CS, Ellison DH: Chapter 51 Diuretics. Brenner & Rector's The Kidney. 10th edition. pp.1702-1734. Elsevier, 2015.
3) Ellison DH, Felker GM: Diuretic Treatment in Heart Failure. N Engl J Med, 377: 1964-1975, 2017. PMID: 29141174
4) Hoorn EJ, Ellison DH: Diuretic Resistance. Am J Kidney Dis, 69: 136-142, 2017. PMID: 27814935
5) Rastegar A, Soleimani M, Krishnan N, et al.: Diuretic use in congestive heart failure and cardiorenal syndromes. Nephsap, 16: 13-18, 2017.
6) Houston BA, Kalathiya RJ, Kim DA, et al.: Volume Overload in Heart Failure: An Evidence-Based Review of Strategies for Treatment and Prevention. Mayo Clin Proc, 90: 1247-1261, 2015. PMID: 26189443
7) Jujo K, Saito K, Ishida I, et al.: Randomized pilot trial comparing tolvaptan with furosemide on renal and neurohumoral effects in acute heart failure. ESC Heart fail, 3: 177-188, 2016. PMID: 27818782
8) Felker GM, Ments RJ, Cole RT, et al.: Efficiency and Safety of Tolvaptan in Patients Hospitalized With Acute Heart Failure. J Am Coll Cardiol, 69: 1399-1406, 2017. PMID: 27654854
9) Verbrugge FH, Steels P, Grieten L, et al.: Hyponatremia in acute decompensated heart failure: depletion versus dilution. J Am Coll Cardiol, 65: 480-492, 2015. PMID: 25660927
10) Topf JM : Precious Bodily Fluids.〈https://pbfluids.blogspot.com/p/handouts.html〉（2024年12月アクセス）
11) Ray EC, Boyd-Shiwarski CR, Kleyman TR: Why Diuretics Fail Failing Hearts. J Am Soc Nephrol, 28: 3137-3138, 2017. PMID: 28821571
12) Boorsma EM, Ter Maaten JM, Voors AA, et al.: Renal Compression in Heart Failure: The Renal Tamponade Hypothesis. JACC Heart Fail, 10: 175-183, 2022. PMID: 35241245
13) Kenneally LF, Lorenzo M, Romero-González G, et al.: Kidney function changes in acute heart failure: a practical approach to interpretation and management. Clin Kidney J, 16: 1587-1599,2023. PMID: 37779845
14) Cotter G, Davison B, Chioncel O: Enhanced Decongestive Therapy in Patients With Acute Heart Failure: JACC Review Topic of the Week. J Am Coll Cardiol, 83: 1243-1252, 2024. PMID: 38538204

第2話
うっ血性心不全と低ナトリウム血症

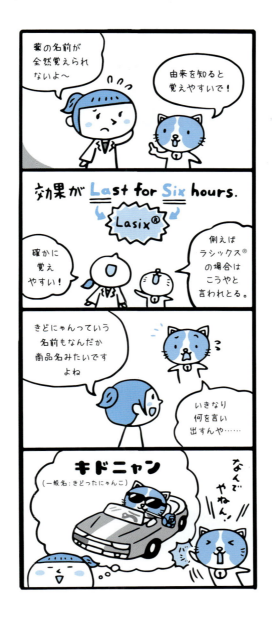

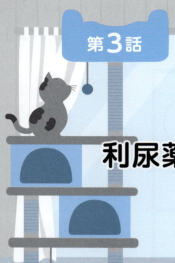

第3話

利尿薬の使い方

久しぶりの休日．ナトリンが家で勉強をしていると，不意にきどにゃんが現れました．
ナトリンはちょうど，きどにゃんに会いたかったようで……？

あっ，きどにゃん，いいところに！　この前は，うっ血性心不全と低Na血症について教えてくれてありがとうございました！　うっ血性心不全について勉強したことで，利尿薬のことがもっと知りたいなって思ってたんです．今も利尿薬について調べていたんですけど……．

OKやで，ナトリン！　ほんなら今回は，利尿薬について勉強しよか．特に，腎臓からみた利尿薬という観点から勉強するで！

古典的な利尿薬の分類

ナトリン，利尿薬と一言でいうけど，いろんなタイプの利尿薬があることは知っとるやろ？

はい，教科書を読んでいろいろ勉強しました．えっと，現在使用されている

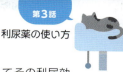

第3話
利尿薬の使い方

利尿薬のほとんどは，腎尿細管における Na^+ の再吸収を抑制してその利尿効果を発現するんですよね．

なるほど，例えばどういうものがあるか覚えとるか？

任せてください！ 例えば……，

ナトリン's Point

❶ 近位尿細管に作用するもの

近位尿細管に作用するものの代表として，炭酸脱水酵素 carbonic anhydrase を阻害して，近位尿細管における $NaHCO_3$ の再吸収（正確には，Na^+-H^+ exchanger）を阻害して利尿効果を有する炭酸脱水酵素阻害薬 carbonic anhydrase inhibitors（CAIs，アセタゾラミド acetazolamide が代表薬）があります．CAIs は，利尿効果が弱いことや，代謝性アシドーシス，低 K 血症をきたすことから，内科的疾患で使用されることは少ないです．

しかし，近年，欧米でうっ血性心不全急性増悪時に，ループ利尿薬と併用するとうっ血の改善が早く得られたということで注目されているようです．

他に近位尿細管に作用するものとして，マンニトール mannitol などの浸透圧利尿薬（水を等張性に再吸収する近位尿細管や，細いヘンレループに作用する）や抗糖尿病薬として開発された sodium/glucose co-transporter 2 (SGLT 2) 阻害薬（心不全・慢性腎臓病に適応がある薬剤あり）があります．

❷ ヘンレの太い上行脚に作用するもの

ヘンレの太い上行脚 thick ascending limb of Henle loop (TAL) の管腔側から，Na^+-K^+-$2Cl^-$ co-transporter（NKCC 2，腎臓にのみ発現しているアイソフォーム）を阻害して強力な利尿作用を有する（TAL は，濾過された Na^+ の約 20〜30% を再吸収する）ループ利尿薬があります．

このループ利尿薬はよく使用されるから，後でさらに詳しく勉強しよか．他の利尿薬についてもどんどんいこか．

各論　腎生理を理解して，患者さんの尿細管内の尿の流れを理解しよう

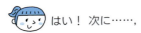 はい！　次に……．

> **ナトリン's Point**
>
> ❸ 遠位曲尿細管に作用するもの
>
> 　遠位曲尿細管 distal convoluted tubule (DCT) の管腔側から Na^+-Cl^- co-transporter (NCC, *SLC12A3* は DCT にて濾過された Na^+ の約 5〜10％ を再吸収する) を阻害して利尿作用を発揮する薬剤には，ヒドロクロロチアジド hydrochlorothiazide やインダパミド indapamide といったサイアザイド系利尿薬・サイアザイド類似薬があります．これらの利尿薬は，利尿効果がループ利尿薬と比較して弱く，腎機能が低下するとその作用が減弱するので，浮腫性疾患の第1選択薬ではありませんが，ループ利尿薬と併用してその利尿効果の増大を目的に用いられることがあります．また，サイアザイド系利尿薬・サイアザイド類似薬は，その作用時間が長いため，降圧利尿薬として第1選択にあげられています．

 ワイは，サイアザイド系利尿薬は，腎尿希釈能を障害して低 Na 血症を起こす可能性があるから，いつもその使用に注意しとる（各論第1話「最も多い電解質異常，低ナトリウム血症の急性期対応」〈p.98〉を参照）．

 さらにもう1つありますよね．

> **ナトリン's Point**
>
> ❹ 集合管に作用するもの
>
> 　結合尿細管 connecting tubule (CNT)・皮質集合管 cortical collecting duct (CCD, 濾過された Na^+ の約 3〜5％ を再吸収する) の上皮性 Na^+ チャネル epithelial Na^+ channel (ENaC) を管腔側から直接阻害するアミロライド amiloride 系利尿薬と，アルドステロン拮抗作用を介して阻害するアルドステロン拮抗薬（スピロノラクトン spironolactone, エプレレノン eplerenone 等）があります．スピロノラクトン，エプレレノンは，尿細管腔側から作用す

第3話
利尿薬の使い方

るループ利尿薬やサイアザイド系利尿薬と異なり血管側からアルドステロン受容体を阻害することで ENaC の機能を低下させることや，K^+ や Mg^{2+} の尿中排泄を増加させないことが特徴であるとされています．アルドステロン拮抗薬は，肝硬変例では第1選択薬とされています．

また近年，心不全，腎疾患，高血圧の難治例で，少量のアルドステロン拮抗薬の併用（スピロノラクトンで，1日12.5～50 mg 程度）の生命予後改善・血圧低下効果が注目されています．また，近年非ステロイド骨格を有する新規アルドステロン拮抗薬が開発され，臨床の現場で頻用されています．ステロイド骨格のスピロノラクトンが主に腎臓に作用することから，利尿薬として分類されてきましたが，非ステロイド骨格を有する新規アルドステロン拮抗薬は，全身のミネラルコルチコイドの作用を拮抗するので，近年は，ミネラルコルチコイド受容体拮抗薬 mineralocorticoid receptor antagonist（MRA）と呼ばれることが多いです．非ステロイド骨格を有する新規アルドステロン拮抗薬で作用時間が長いもの（エサキセレノン）は降圧薬として使用されており，作用時間の短いもの（フィネレノン）は，降圧効果は弱いですが，MRAとして糖尿病関連腎症の適応をとっています．

さらに，集合管に作用する薬剤として，バソプレシン vasopressin 受容体拮抗薬：バプタン系利水薬（一般名トルバプタン tolvaptan，商品名サムスカ® などが代表薬）が，集合管における水の再吸収を抑制します．この薬剤は先ほどの Na 利尿中心の利尿薬と異なり，水利尿をきたす薬剤として臨床の現場で使用されるようになってきています．

おお，ナトリン，よう勉強しとるな！ このように，各々の薬剤が尿細管のどの部分に作用して，どんな効果を発揮するのか考えながら薬剤を投与することは，ええことやと思うで．

また，スピロノラクトンは利尿薬と分類されてきたということやったけど，同薬が利尿効果を発揮するのは，最低，1日100 mg 以上，実際は，150～200 mg といわれとる（添付文書では，1日用量は50～100 mg）．せやけど，わが国で200～400 mg 程度使用するのは腹水を合併した肝硬変ぐらいしかないんや．せやからほとんどが，MRA としての使用と考えて良いと思うな．（MRA としての使用量の目安は1日25～50 mg 程度）

各論　腎生理を理解して，患者さんの尿細管内の尿の流れを理解しよう

新しい利尿薬の作用の考え方とその分類法

 ワイは，臨床の現場で利尿薬を正しく使うために，利尿薬の腎尿細管での作用として，

> **きどにゃん's Point**
> ❶ 尿細管での Na^+ 再吸収を抑制する
> ❷ 利尿薬が作用する部位より下流の尿細管への原尿を増やし，下流の尿細管の機能を維持・賦活化する

という2つの側面を理解すべきやと考えとる．

 ❶の作用はわかりますが，❷の作用はどういうことですか？

 前から言っとるように，尿細管が機能を発揮するためには，尿細管腔に上流から原尿が流れてこんと始まらんやろ．

 えっと，それで……？

 例えばこの前の心不全の症例やと，入院中のループ利尿薬の投与で低K血症が生じとったやろ？

 えーと，ループ利尿薬はヘンレ上行脚に作用するから，下流は，遠位尿細管，CCDだから……そうか，CCDが賦活化され，K^+分泌が増すから，低K血症になるんですね．

 そういうことや．慢性腎臓病 chronic kidney disease（CKD）で，糸球体濾過量 glomerular filtration rate（GFR）が低下した高K血症にループ利尿薬を投与することが多いんやけど，なんでかわかるか？

第3話
利尿薬の使い方

この場合は，GFR が低下して機能が低下している CCD に対して，上流のヘンレ上行脚に作用するループ利尿薬を投与することでより下流への原尿の流れを増加させ，CCD の機能を維持することで K^+ 分泌を促進しようという戦略ですね．「下流の尿細管の機能を維持・賦活化する」って考えるとわかりやすいですね．

「下流の尿細管の機能を維持・賦活化する」という利尿薬の作用は，利尿を効かしたいワイらにとっては，下流の尿細管における Na^+ の再吸収が増加し利尿薬の効果が減ることで，CCD が賦活化されて K^+ 分泌が増え，低 K 血症をきたすといった負の側面もある．せやけど，利尿薬の効果を減弱させ，過剰な体液量の喪失を予防することや，希釈セグメントである遠位尿細管や CCD の機能を維持して，低 Na 血症や高 K 血症を予防するといった正の側面もあることを考慮すべきやと思うで．

あっ，そのことは，確か心不全の症例のときにも勉強した気がします．ループ利尿薬による遠位尿細管の作用亢進・肥大化のことですよね．それと，近位尿細管に作用する利尿薬がループ利尿薬抵抗性による低 Na 血症の治療になる可能性があるって考えられていることですよね．

ワイはさらに，利尿薬の腎臓への作用をより理解するため，緻密斑 macula densa の機能に及ぼす影響も考慮すべきやと考えとる．

macula densa ですか？ 糸球体から出た尿細管は，必ず元の糸球体の側へ帰ってくるという，ヘンレ上行脚の末端で遠位尿細管の上流にある部分ですよね．それから，macula densa は，尿細管腔の Cl^- (Na^+) を感受して，輸入細動脈の収縮やレニンの分泌を調節する，つまり，尿細管糸球体フィードバック tubuloglomerular feedback (TGF) に重要だっていわれている尿細管細胞ですよね．

せや．TGF は元来，腎臓から尿を大量に喪失しないためにできた機構，つまり，陸生生活を可能とした重要な機構の 1 つと考えられとる．せやから，尿細管腔に Cl^- (Na^+) が多く流れてきたら，体液を喪失しないために，GFR を下げて

147

各論 腎生理を理解して，患者さんの尿細管内の尿の流れを理解しよう

原尿の産生を減らすことが，TGF の主たる目的なんや．

> だから，macula densa より上流に働く利尿薬を投与すると，TGF が作用して GFR が低下するっていうことですか？そして，GFR が低下するということは，その利尿作用が減弱するっていうことなんでしょうか？

> そういうことや．せやから，近位尿細管に作用する利尿薬は効果が弱いと考えられとって，それが現在臨床ではあまり使用されていない理由の 1 つなんや．

> でも，きどにゃん，ループ利尿薬も，macula densa より上流に作用しますよ？

> ナトリン，鋭いな．macula densa にも，ヘンレ上行脚と同じ NKCC 2 というトランスポーターが発現しとる．macula densa はこのトランスポーターを介して，尿細管腔の Cl^-(Na^+)を感知していると考えられとるんや．

> そうすると，ループ利尿薬は，macula densa に Cl^-(Na^+)が流れてこない状態を作り出すということだから，利尿がついても TGF が働かない，それで GFR があまり低下しないということですか？

> その通りやで，ナトリン．せやから，うっ血性心不全のような浮腫性疾患に，ループ利尿薬が選択される理由の 1 つとして考えられとるんや．

> じゃあ，きどにゃん，サイアザイド系利尿薬や，CCD に作用する抗アルドステロン系利尿薬はどう考えたらいいですか？

> これらの薬剤は，macula densa 以降に作用するさかい，TGF を抑制せんのや．さらに，これらの薬剤は，体液量減少により，より強力に TGF を活性化(非生理的な活性化，つまりより低い管腔内 Cl^-(Na^+)濃度での活性化)すると考えられとる．サイアザイド系利尿薬が腎障害に第 1 選択薬として用いられないのは，体液量減少により，より強く TGF を活性化し，そのために GFR が低下することで腎障害が進行する可能性があるからなんや．また，その GFR の低下により，利尿作用が減弱するからやとも考えられとるんや．

第3話
利尿薬の使い方

せやけど，ループ利尿薬と比較して，下流に作用するさかい，賦活化・維持する下流の尿細管が少ない・短いことが利尿作用という点で長所になる可能性もある．使用する状況によっては，有効な利尿が得られることもあるわけや．せやけど，サイアザイド系利尿薬の場合は尿希釈セグメント（遠位尿細管）機能を抑制することによる低 Na 血症，抗アルドステロン系利尿薬の場合は，K^+ 分泌セグメント（CCD）機能を抑制することによる高 K 血症といった副作用が出るという欠点もあるんや．

またループ利尿薬は，macula densa への作用，つまり，macula densa に Cl^-（Na^+）が流れてこない状態を作り出すということで，別の問題点を起こすことが知られているんや．

それはなんですか？

macula densa に Cl^-（Na^+）が流れてこない状態というのは，強力なレニンの分泌刺激になる（図 3-1）．それによって，うっ血性心不全にループ利尿薬を使用すると，うっ血性心不全の病態の悪化につながる神経体液性因子の活性化を引き起こすという負の側面があるんや[11]．うっ血性心不全では，うっ血を改善させる最低限のループ利尿薬を投与し，神経体液性因子を活性化させないように，ガイドラインに準拠した薬物療法 guideline-directed medical therapy（GDMT）を併用せよ，ということになっているんや．また，CAIs や SGLT2 阻害薬が，ループ利尿薬との併用を推奨する意見もあるんやけど，これは，近位尿細管に作用して macula densa に流入する Cl^-（Na^+）を増やすからなんや．さらに，うっ血性心不全においては，低 Cl 血症が利尿薬抵抗性を惹起し，予後不良に関与しているといわれている．このことには，低 Cl 血症による macula densa からのレニンの分泌亢進が関与しているという意見があるんや．

うーん……ちょっと話が複雑になってきました．私，まとめとして，この新しい分類を表にしてみますね（表 3-1）．

各論 腎生理を理解して，患者さんの尿細管内の尿の流れを理解しよう

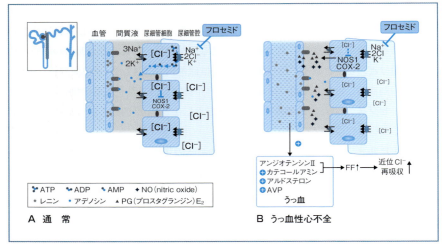

A 通常　　B うっ血性心不全

図3-1　ループ利尿薬は，macula densa細胞のCl⁻含量を低下させ，レニンの分泌を直接刺激するという欠点がある

ループ利尿薬によってレニン分泌が促進し，アンジオテンシンⅡの活性が亢進することは，カテコールアミン，アルドステロン，AVPの活性を亢進させ，うっ血の悪化・体液分泌の異常をきたす．さらに，アンジオテンシンⅡやカテコールアミンによって輸出＞輸入細動脈収縮となり糸球体濾過率filtration fraction（FF）が増加することは，近位尿細管における原尿の再吸収を亢進させる（これは利尿薬抵抗性や，低Na血症につながる）．

(Verbrugge FH, Dupont M, Steels P, et al.: The kidney in congestive heart failure: 'are natriuresis, sodium, and diuretics really the good, the bad and the ugly? Eur J Heart Fail, 16: 133-142, 2014より作成)

表3-1　各種利尿薬の作用機序

作用部位	例	阻害機能	macula densa	PRA	GFR	下流の尿細管機能　維持・賦活化
近位尿細管作用型 （60〜70% NaCl再吸収）	CAIs など		上流・活性化 TGF ↑	↗	↓	ヘンレループ （濃縮・希釈） 遠位尿細管 （希釈） CCD （K⁺分泌）
ループ上行脚作用型 （20〜30% NaCl再吸収）	ループ利尿薬	ヘンレ ループ（濃縮・希釈）	阻害 TGF ↓	↑↑	→	遠位尿細管 （希釈） CCD （K⁺分泌）
遠位尿細管作用型 （5〜10% NaCl再吸収）	サイアザイド系利尿薬	遠位尿細管 （希釈）	下流・活性化 TGF ↑↑	↑	↓↓	CCD （K⁺分泌）
CCD作用型 （5% NaCl再吸収）	抗アルドステロン系利尿薬	CCD （K⁺分泌）	下流・活性化 TGF ↑	↑	↓	

GFRの低下は，腎障害（体液喪失）時にみられる．腎機能正常時には問題にならないことが多い．

第3話
利尿薬の使い方

利尿薬といえば，利尿薬の王様のフロセミド

 研修医として病棟中心に働いてきて，今まで一番使ってきた利尿薬は何や？

 うっ血性心不全やCKDの症例で浮腫を伴うときには，いつもループ利尿薬，特にフロセミドを使ってきました．

 せやな，利尿薬といえばやはりループ利尿薬やな．というわけで，ループ利尿薬についてもっと勉強してみよか．ナトリン，ループ利尿薬のフロセミドが浮腫性疾患に最も用いられてきたのはなんでやと思う？

 ループ利尿薬は，TALの管腔側からNKCC2（腎臓にのみ発現しているアイソフォーム）を阻害します．TALは，濾過されたNa^+の20〜30％を再吸収するので，この部位を抑制することは，強力な利尿作用を発揮すると思います．それから，ループ利尿薬は，腎機能が低下しているときでも効果を有することや，さらに静脈内投与が可能な薬剤もあることから，心不全・腎不全における体液過剰状態への治療薬の第1選択薬として使用されているんだと思います．

 よく勉強しとるなぁ．その通りやと思うで．ほな次に，ループ利尿薬はサイアザイド系利尿薬と比較して，腎障害でも使用可能といわれている理由は何やと思う？

 ループ利尿薬は，濾過されたNa^+の20〜30％の再吸収を抑制する強力な利尿作用をもっていますよね．それと，TGFを活性化しないので，GFRを低下させづらいという点でしょうか．

 せやで．一方，サイアザイド系利尿薬は，濾過されたNa^+の5〜10％の再吸収を抑制するという比較的弱い利尿作用をもち，TGFを活性化してGFRを下げるさかい，腎障害には使いづらいと考えられとるんや．

 フロセミドはすごいですね．まさに利尿薬の王様！っていう感じですね．

各論 腎生理を理解して，患者さんの尿細管内の尿の流れを理解しよう

 せやけど，そのフロセミドにも弱点というか，気をつけて使うべき点があるんや．ナトリン，知っとるか？

 あ，それって確かこの前，心不全の症例のときに勉強したことですよね？ フロセミドの利尿効果において，その用量反応曲線 dose-response curve は，S字状かつ比較的急峻な立ち上がりを呈して，その効果には天井 ceiling が存在する（threshold drugs と呼ばれる）といわれているんですよね．腎機能低下時は，その dose-response curve の立ち上がりは右にシフトします．また心不全のときも右にシフトし，かつ最大反応が低下するといわれています（表3-2，図3-2）．また，フロセミドの半減期は比較的短く，投与後その効果が消失したときに，利尿からの体液量減少に伴いレニン・アンジオテンシン・アルドステロン系 renin-angiotensin-aldosterone system（RAS）などが活性化されることから Na^+ の腎再吸収の亢進（post-diuretic sodium retention）がみられます．よって，フロセミドは，最大の効果を発現する最小の投与量を，その効果が消失する前に複数回投与すべきといわれています．

また，もう一点忘れてならないのが，うっ血性心不全の急性増悪時ですね．この場合は腸管からの再吸収に時間がかかり，経口フロセミドのような血中半減期の短い薬剤は血中濃度が維持できない（absorption dependent kinetics と呼ばれる）ので，経口投与から静脈内投与へ変更すべきといわれています．

 せや，よく覚えとるな．フロセミドは，作用時間の長いサイアザイド系利尿薬とは違って，その作用時間の短さのため，正常腎機能の場合には降圧利尿薬には適さないと考えられとるんや．さらに，経口フロセミドは，ヒトによってバイオアベイラビリティ bioavailability が異なっとって（10～90％，平均は50％），効果が安定しないことが問題となっとる．

 「静脈内投与のフロセミドの投与量は，経口の投与量の50％でよい」といわれるのは，そのためだったんですね．

 このような経口フロセミドの弱点を補うべく，経口での吸収が安定し作用時間の長いトラセミド torasemide（ルプラック®）や作用時間の長いアゾセミド azosemide（ダイアート®）をフロセミドの代わりに使うことがあるで（表3-3）．

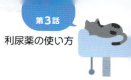

第3話
利尿薬の使い方

表3-2 dose-response curveの変化の原因と対応

	腎機能低下	心不全	
dose-response curveの変化	立ち上がりは右にシフト	立ち上がりは右にシフトし，かつ最大反応が低下	
原因	腎障害により，拮抗物質が蓄積して尿細管からの分泌が低下する	尿細管におけるNaClの再吸収促進	
対応	投与量の増加が必要（フロセミドは強固に血液タンパク質と結合するので，糸球体で濾過されず，近位尿細管から分泌される）	作用時間の短縮から投与頻度の増加が必要	

繰り返し投与することでブレーキ現象braking phenomenaの発現につながる．

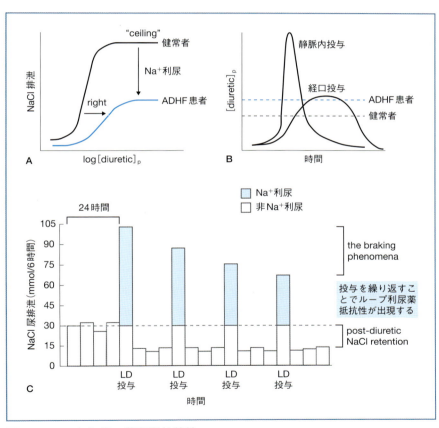

図3-2 フロセミドの薬理学的特性

ADHF：急性非代償性心不全acute decompensated heart failure，LD：ループ利尿薬 loop diuretic

(Ellison DH, Felker GM: Diuretic Treatment in Heart Failure. N Engl J Med, 377: 1964-1975, 2017より作成)

各論 腎生理を理解して，患者さんの尿細管内の尿の流れを理解しよう

表3-3 わが国で使用可能なループ利尿薬の比較

	商品名	経口時の bioavailability	静脈内投与	作用発現時間（分）	作用持続時間（時間）	K利尿の軽減
フロセミド furosemide	ラシックス®	10〜90%（ばらつき大）	可能（経口：静注比＝2:1）	〜60	6〜8	なし
トラセミド torasemide	ルプラック®	80〜100%	わが国では不可能	〜60	6〜16	あり
アゾセミド azosemide	ダイアート®	20%		〜60	9〜12	なし

それと，米国では，皮下注射が可能なフロセミドの開発が進んどるみたいやな．

「皮下注のフロセミド」ってすごいですね．これを自宅や施設などで投与することができるようになったら，浮腫の増悪で入院を繰り返している高齢のうっ血性心不全の患者さんは，入院の回数が減るかもしれませんね．
きどにゃん，これ以外にループ利尿薬をうまく使うために考えなければならないことってありますか？

ループ利尿薬の使用を継続すると効果が減じてくる機序として，心不全の症例のときにも勉強したんやけど，次の3つなどがあると考えられとる．

> **きどにゃん's Point**
>
> **機序1**：ループ利尿薬の長期投与により，利尿薬が作用するTALの下流の遠位尿細管やCCDが肥大化し，同部位におけるNa^+の再吸収が亢進する
> **機序2**：ループ利尿薬の投与によって低K血症・代謝性アルカローシスが生じることで，利尿薬の尿細管腔への分泌が低下する
> **機序3**：浮腫の悪化に伴う腸管からの吸収の低下，低アルブミン血症，浮腫によって有効循環血漿量が減少することによる腎血流低下，腎機能の低下などが要因となって利尿薬の尿細管腔到達量が減少する．
> （筆者注：腎機能が低下すると，尿酸などのアニオンが体内に蓄積し，近位尿細管でのループ利尿薬の管腔内への分泌を拮抗阻害する．）

第3話
利尿薬の使い方

  だから，ループ利尿薬の効果が減少してきたら，投与量や投与間隔の検討だけでなく，

> **ナトリン's Point**
>
> ❶ 遠位尿細管に作用するサイアザイド系利尿薬や集合管に作用する抗アルドステロン系利尿薬，利水薬であるバプタン系薬剤の併用（機序1 への対応）
> ❷ KCl の投与や抗アルドステロン系利尿薬による低 K 血症・代謝性アルカローシスの改善（機序2 への対応）
> ❸ 外来受診ごとに，フロセミドの静脈投与の追加や，経口からの吸収が高く安定しているトラセミドへの変更を考慮（機序3 への対応）

などの対応を行うんですね．

  さらに，薬剤のアドヒアランスの変化，塩分の過剰摂取の有無，利尿薬の効果を減弱させる非ステロイド性抗炎症薬 non-steroidal anti-inflammatory drugs（NSAIDs）の併用はないかなども確認すべきとされとるで．

  今後は，今回勉強したことに注意して，フロセミド，ループ利尿薬を使っていきたいと思います！

その他，古典的利尿薬に含まれない新規利尿薬

  利尿薬は，浮腫をきたす疾患にとってはなくてはならない薬剤ですよね．ただ，フロセミドもサイアザイド系利尿薬も古い薬剤だと思うんですけど，新規の薬剤は開発されていないんですか？

  新規の薬剤としては，ナトリンももう処方しとると思うんやけど，アルギニンバソプレシン arginine vasopressin 2（AVP2）受容体を拮抗阻害するバプタン系薬剤があるで．これは，今までの利尿薬と異なって H_2O の排泄が主体やから，利水薬とも呼べるかもしれんな．水利尿をきたして血清 Na 濃度

各論　腎生理を理解して，患者さんの尿細管内の尿の流れを理解しよう

を1mEq/L 上昇させることができれば，理論上，20mmHg の静水圧をもって間質の浮腫を減らすことが可能やと考えられとる．また，近年 AVP は，尿細管において Na$^+$の再吸収に関与している（魚類では魚類の AVP〈vasotocin〉が Na$^+$-Cl$^-$ co-transporter〈NCC〉や Na$^+$ transporter〈ENaC〉に作用して Na$^+$の再吸収を調節している）ことが知られとって，バプタン系薬剤は，Na$^+$排泄も増加させることから有望な薬剤と考えられとるんや．現在，わが国において，バプタン系薬剤がうっ血性心不全や肝硬変に伴う浮腫の治療薬として使用される頻度が増えてきたのは，この考え方によるものと思うで．また，静脈内投与が可能なバプタン系薬剤も使えるようになっていることは知っておく必要があるな．

今までのお話は，ヘンレループや遠位尿細管などの下流の尿細管に作用する薬剤に関するものが主体だったと思うんですけど，近位尿細管に作用する薬剤はどうなんですか？　近位尿細管は，60〜70％ の NaCl を再吸収していて，ここに作用する薬剤はより効果的なように思うんですけど……あっ，でも，機能を賦活化・維持する尿細管が長いし，TGF を活性化して GFR を低下させるから，思ったほど利尿効果がないのかな？？

せやな．近位尿細管に作用する CAIs は，その効果が弱く，低 K 血症の副作用も多く今まで内科の領域ではあまり使用されてこんかったんや．せやけど近年，その効果が再注目されてきとる．CCD には，尿中への HCO$_3^-$の排泄に重要な pendrin というトランスポーターがあるんやけど，pendrin が，同じく CCD に発現している Na-dependent chloride/bicarbonate exchanger（NDCBE）と協働して，電気中性的に NaCl の再吸収に関与していることがわかってきたんや（図3-3）．そこで，CAIs は近位尿細管において HCO$_3^-$の再吸収を抑制することから，CCD に多くの HCO$_3^-$を流入させ，NDCBE-pendrin の機能を阻害するんやないかという発想が生まれたんやな．

それに，サイアザイド系利尿薬は，作用部位の下流の CCD において ENaC だけやのうて，NDCBE の機能を亢進させ，NaCl の再吸収を増加させることもわかってきたんや．よって，サイアザイド系利尿薬に CAIs を併用することは，NDCBE-pendrin 系を抑制することからサイアザイド系利尿薬の効果を増強させるのではないかと考えられるようになったんやで（図3-4）．実

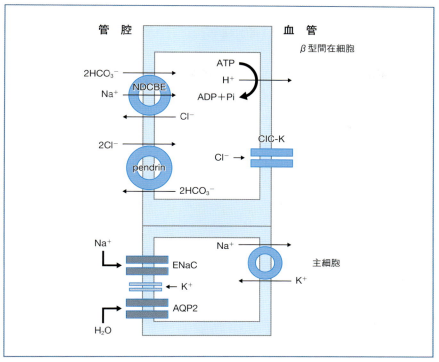

図3-3 CCDの電気的中性NaCl再吸収経路（NDCBE-pendrin経路）
CCDにおけるpendrin間在・ENaC非依存性の塩分吸収.
(Soleimani M: The multiple roles of pendrin in the kidney.
Nephrol Dial Transplant, 30: 1257-1266, 2015より作成)

際，フロセミド抵抗性ネフローゼ症候群の浮腫に対して，サイアザイド系利尿薬とCAIsの追加は，サイアザイド系利尿薬のみの追加と比較して有効であったという報告もあるで[5]．

さらに，SGLT2阻害薬も，近位尿細管のsodium/glucose co-transporterを抑制して利尿効果を有することから，欧米では，うっ血性心不全の急性増悪に，SGLT2阻害薬とループ利尿薬との併用が行われつつあるんや．

 なるほど〜．今後は，近位尿細管に作用する薬剤にも注目せよ，ってことですね！

 最後に，ループ利尿薬と他の利尿薬の併用の原則について再確認しておくで[13]．

各論　腎生理を理解して，患者さんの尿細管内の尿の流れを理解しよう

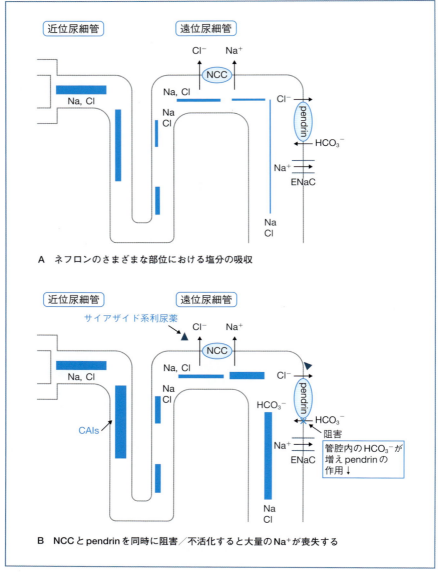

図3-4　サイアザイド系利尿薬にCAIsを使用すると強力な利尿効果が得られる
CAIsは，近位尿細管からHCO₃⁻の流入を増加させ，pendrinを抑制する．

(Soleimani M: The multiple roles of pendrin in the kidney.
Nephrol Dial Transplant, 30: 1257-1266, 2015より作成)

ループ利尿薬が効果を発揮するのは，
① ヘンレの太い上行脚の管腔内に十分量の利尿薬が達していること
② ヘンレの太い上行脚の管腔内に，NKCC2の基質である Na^+，K^+，Cl^- が，十分に存在すること

せやから，ループ利尿薬に併用すべき利尿薬は，上流の近位尿細管に作用すべき薬剤と考えられへんかな（図3-5）？

 そうですね．

 ループ利尿薬とサイアザイド系利尿薬の併用は確かに効果がある（びっくりするほど利尿がつくことあり）んやけど，腎機能障害，低Na血症，低K血症が必発で，短期間しか使えんと思うわ．一方，近位尿細管に作用するSGLT2阻害薬は，複数のうっ血性心不全の臨床研究において，併用するループ利尿薬の投与量が減少することが認められている．また，SGLT2阻害薬は，低Na血症，Mg血症，高尿酸血症，高K血症等の古典的利尿薬やRAS阻害薬による電解質異常を改善させる可能性があると考えられており，今後はさらに，SGLT2阻害薬とループ利尿薬の併用の有用性を検討すべきやと思うわ．

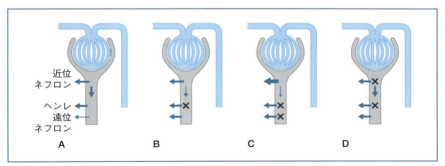

図3-5 原尿の流れ方からみた利尿薬の併用の考え方

A：利尿薬投与前の状態．
B：ループ利尿薬を投与すると，近位ネフロン・遠位ネフロンにおけるNa^+の再吸収が増加する．また，利尿薬による体液量減少や近位ネフロンでの再吸収の増加により，ヘンレ上行脚に流入する原尿が減少する．
C：遠位ネフロンに作用する利尿薬を併用すると，近位ネフロンでの再吸収がさらに増加して，ヘンレ上行脚に流入する原尿量はさらに減少する．
D：近位ネフロンに作用する利尿薬を追加すると，近位ネフロンでの再吸収が減少し，ヘンレ上行脚に流入する原尿量が増加する．

（杉本俊郎：腎臓の診療にすぐに役立つ63のQ&A. p.167. 金芳堂, 2024より）

各論　腎生理を理解して，患者さんの尿細管内の尿の流れを理解しよう

> **MEMO** 利尿薬の開発の歴史
>
> 　浮腫に対する治療というのは，太古の昔から行われていたようで，利尿作用のある薬草，ジギタリス（うっ血性心不全に用いられたと考えられる），K_2CO_3製剤などが使用されていたようである（図3-6）．
>
> 　現在われわれが使用している利尿薬に近い薬剤としては，20世紀初頭から使われるようになった水銀製剤があげられる．水銀は以前から利尿作用を有することが知られていたが，梅毒の治療に開発された有機水銀製剤が利尿作用を有することが発見されてから利尿薬として使用されるようになったようである．さらに，1930年代に入り，梅毒の治療薬である sulfanilamide が利尿作用を有し，これが炭酸脱水酵素 carbonic anhydrase の阻害によるものであるということが解明された．1949年には Schwartz が，sulfanilamide がうっ血性心不全の治療に有用であることを報告した．
>
> 　この報告を境にして，利尿作用を有する sulfanilamide 様の物質の探索が始まり，1950年代には CAIs であるアセタゾラミド acetazolamide が開発され，さらに強力な利尿作用を有するサイアザイド系利尿薬であるクロロチアジド chlorothiazide (6-chloro-2H-1,2,4-benzothiadiazine-7-sulfonamide-1,1-dioxide，sulfanilamide 様の物質である）の開発に至った．この利尿薬の開発の流れから，1960年代には，ループ利尿薬フロセミドが発明された．サイアザイド系利尿薬やフロセミドが，弱いながら carbonic anhydrase 阻害作用を有するのは利尿薬の開発の歴史からみて当然のことであろう．
>
> 　21世紀に入り，より強力な利尿作用を期待して NDCBE-pendrin の機能を阻害するための，サイアザイド系利尿薬・CAIs 併用療法が提唱されていることは，「歴史は繰り返す」ということであろうか．

第3話 利尿薬の使い方

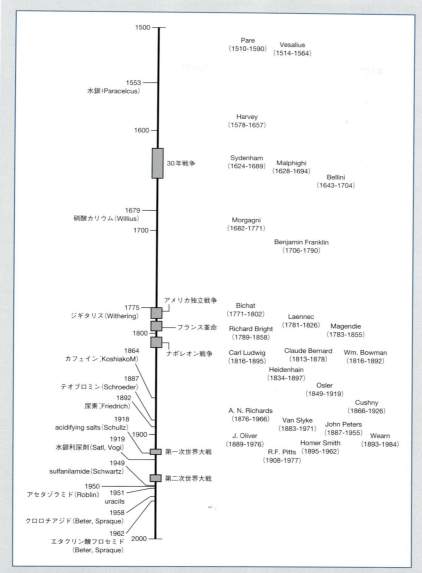

図3-6 利尿薬の開発の歴史
右の人名は，医学史に足跡を残した先人を示している．
(Seldin DW, Giebisch GH: Diuretic Agents: Clinical Physiology and Pharmacology. p.12, Academic Press, 1997より作成)

各論　腎生理を理解して，患者さんの尿細管内の尿の流れを理解しよう

利尿薬を使うときは，
❶ 利尿薬が尿細管のどの部分に作用して Na^+ 再吸収を抑制するか
❷ 利尿薬が作用する部位の下流の尿細管への原尿を増やし，下流の尿細管の機能を維持・賦活化するか
という2つの側面を理解すべきである．

文　献

1) Wilcox CS: New insights into diuretic use in patients with chronic renal disease. J Am Soc Nephrol, 13: 798-805, 2002. PMID: 11856788
2) Ellison DH, Felker GM: Diuretic Treatment in Heart Failure. N Engl J Med, 377: 1964-1975, 2017. PMID: 29141174
3) Soleimani M: The multiple roles of pendrin in the kidney. Nephrol Dial Transplant, 30: 1257-1266, 2015. PMID: 25281699
4) Knepper MA: Systems biology of diuretic resistance. J Clin Invest, 125: 1793-1795, 2015. PMID: 25893597
5) Fallahzadeh MA, Dormanesh B, Fallahzadeh MK, et al.: Acetazolamide and Hydrochlorothiazide Followed by Furosemide Versus Furosemide and Hydrochlorothiazide Followed by Furosemide for the Treatment of Adults With Nephrotic Edema: A Randomized Trial. Am J Kidney Dis, 69: 420-427, 2017. PMID: 28043731
6) Hoorn EJ, Wilcox CS, Ellison DH: Chapter51 Diuretics. Brenner & Rector's The Kidney. 10th edition. pp.1702-1734. Elsevier, 2015.
7) Hoorn EJ, Ellison DH: Diuretic Resistance. Am J Kidney Dis, 69: 136-142, 2017. PMID: 27814935
8) Seldin DW, Giebisch GH: Diuretic Agents: Clinical Physiology and Pharmacology. Academic Press, 1997.
9) Wile D: Diuretics: a review. Ann Clin Biochem, 49: 419-431, 2012. PMID: 22783025
10) Sterns RH: Diuretics: introduction. Semin Nephrol, 31: 473-474, 2011. PMID: 22099503
　　水銀製剤は副作用が強く使用されなくなったと現在いわれているが，ループ利尿薬が開発される以前は，1960年代においても米国でも使用されていたようである．
11) Verbrugge FH, Dupont M, Steels P, et al.: The kidney in congestive heart failure: 'are natriuresis, sodium, and diuretics really the good, the bad and the ugly?'. Eur J Heart Fail, 16: 133-142, 2014. PMID: 24464967.
12) 杉本俊郎：わかる・つかえる・レベルアップ　賢者の利尿薬．南山堂，2022．
　　上記の書籍も読んでいただければ，より利尿薬に詳しくなれるだろう．
13) 杉本俊郎：腎臓の診療にすぐに役立つ63のQ&A．金芳堂，2024．
　　改訂2版の執筆にあたり，12），13）の書籍を参考にした．

第3話
利尿薬の使い方

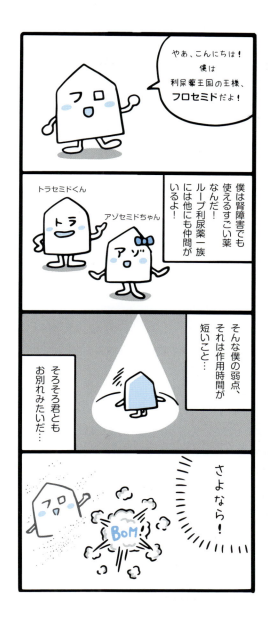

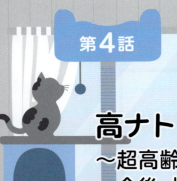

第4話

高ナトリウム血症
～超高齢社会のわが国において，
　今後，増加が危惧される電解質異常～

週末の診療を終え，へとへとのナトリン．ちょうど通りかかったきどにゃんに，思わずこんなことをこぼしました．

　きどにゃん，週末の救急外来に，高齢者の高 Na 血症の方が2例も搬送されてきました．

　そらナトリンの病院の周りは，高齢者が多く住まれているので，当然やと思うで……今後もどんどん救急搬送されてくると思うわ．高 Na 血症は，超高齢社会において今後増えてくる電解質異常やからな．どんな症例やったか，少し振り返ってみようか．

症例1

　89歳，男性．高齢の配偶者と2人暮らし．
　お二人とも認知症で老老介護の状態．数日間ほど連絡がないということで，近所に在住のご家族が心配し自宅に訪れると，廊下に倒れておられ，意識障害が認められたので，救急搬送．

第4話
高ナトリウム血症

血圧90/70mmHg, 脈拍110回/分, 体温39.0℃, 手足が冷たい.

救急室での採血結果:
Hb 13.6g/dL, TP 6.7g/dL, Alb 2.9g/dL, BUN 102mg/dL, S-Cre 4.39mg/dL, UA 16.1g/dL, Na 158mEq/L, Cl 120mEq/L, K 4.2mEq/L, Ca 8.6mg/dL, Pi 4.9mg/dL, Glu 178mg/dL

症例2

95歳, 女性. 施設に入所中.
最近摂食量の低下がみられていた. 意識レベルが低下し, 体動困難になったので救急搬送.
血圧130/80mmHg, 脈拍90回/分, 体温38.0℃.

救急室での採血結果:
Hb 12.6g/dL, TP 5.2g/dL, Alb 3.0g/dL, BUN 39mg/dL, S-Cre 0.64mg/dL, UA 4.7g/dL, Na 173mEq/L, Cl 131mEq/L, K 3.7mEq/L, Ca 8.5mg/dL, Pi 3.4mg/dL, Glu 217mg/dL

 やっぱり, 高齢の方で意識障害というと高Na血症という感じです.

 せやな. それで, それはなんでやと思う?

 ……??

高Na血症の病態

 高Na血症の病態を考えてみると良いと思うで. ワイは, 「臨床の現場で遭遇

各論 腎生理を理解して，患者さんの尿細管内の尿の流れを理解しよう

する高 Na 血症のほとんどに，自由水の摂取障害が存在している」と考えているんや．水・Na^+ 代謝の原則からいって，高 Na 血症は体内の Na^+ 含量が多いのではなく，体内の自由水が少ないことが病態の主体なんや．一部，食塩過剰摂取や Na^+ 含有輸液の多量摂取で高 Na 血症が発症するんやけど，高齢者救急という観点からいうと，まず，体内の自由水の減少が主と考えて対応したほうが簡単やと思うで．

体内の自由水含量の減少ですか……つまり，高 Na 血症のほとんどが，①体内からの水の喪失，もしくは，②適切な水の補充ができていない病態，ということですね．そうか，そういえば 2 例とも，発熱がありました．発汗や不感蒸泄の増加で自由水を喪失しているということですね．

そうやな．それに，ワイは他にも重要なことがあると思っているで．

他には……②適切な水の補充ですね……．

一般的に，発汗などで自由水の喪失があったとしても，適切な口渇感を有し，飲水による水へのアクセスが存在していたら，自由水が補充されるので，高 Na 血症は顕性化しないやろ？

そうか……水へのアクセスが障害されるということですね．2 例とも，高齢であることや介護の問題で，水へのアクセスが障害されている可能性が高いですね．だから，高 Na 血症は超高齢社会で増える電解質異常ってことなんですね．

そうや，高齢者の高 Na 血症は，

きどにゃん's Point

❶ 自由水が喪失する病態：感染症に伴う発熱，処暑環境下の発汗・不感蒸泄の増加，高齢化に伴う腎の尿濃縮力低下等（高齢者の腎臓は，腎性尿崩症と同じ状態であるという意見がある）

第4話
高ナトリウム血症

❷ 自由水補給の減少：口渇感の低下，併存疾患による ADL 低下，意思疎通障害（認知症，せん妄等）による飲水要求の低下等

という2つの病態が存在していると考えるべきや．さらに，ワイは，意識レベルの異常等，水へのアクセスが障害される病態が存在するときには，必ず高 Na 血症の有無を確認すべきである，と思っているんや．

でも，高 Na 血症の診断のためには必ず採血が必要ですよね．これは，現状では難しいように思いますけど……．

高 Na 血症は，現状の報告においては，低 Na 血症より頻度が少ないとされとる．せやけど一度発生すると，その予後は不良であることが知られており，その死亡率が，40〜60% に達するといわれているんや．高 Na 血症は，高齢者に多く，併存疾患による ADL の低下や意思の疎通の低下を伴い，さらに，高 Na 血症自体が，脳細胞内の脱水から中枢機能の低下を惹起するから，予後が悪いのは当然やな．

搬送された2例も，自由水の補充ができていれば……そうか，高 Na 血症は予防が大事ということですね．

そうやで．ワイは，病院でも結構高 Na 血症が発症しているんやないかと思うで．現状の病院は，併存疾患を有する高齢者，そして，入院時のせん妄等により意思の疎通が難しくなっている患者が多いやろ．さらに，Na^+含量の多い輸液（抗菌薬の使用は知らず知らずに Na 負荷になっている．また，低 Na 血症の予防のために，自由水の少ない輸液が増えている）や，ステロイドや高カロリー輸液の投与によって高血糖となり脱水症を発症すること，フレイル予防のためのタンパク質負荷やアミノ酸製剤による尿素負荷による尿中自由水排泄増加，ループ利尿薬による尿濃縮力減少も，高 Na 血症のリスクとなりうると思うで．

高齢者の多い病棟は，低 Na 血症のみならず，高 Na 血症のリスクも高いということですね．

各論　腎生理を理解して，患者さんの尿細管内の尿の流れを理解しよう

高 Na 血症の病態の鑑別

高 Na 血症のリスクに注意しなきゃいけないってことはよくわかりました．でもきどにゃん，実際にはこの週末のように既に高 Na 血症となっている患者さんを診ないといけないことも多いですよね．高 Na 血症に対処するために，高 Na 血症の病態の鑑別について教えてください．

自由水の摂取不足が多いとは言ったが，高 Na 血症の病因はそれだけやないから，適切に対応するには，病態の正確な鑑別診断が必要なことはいうまでもないな．
特に，ナトリンが経験した症例のような急性の病態では，高 Na 血症でも，循環の状態の確認，有効循環血漿量・細胞外液量の状態を知ることを第一にすべきや．
まずは病歴や診察所見から，循環と有効循環血漿量の状態を確認すべきやな．有効循環血漿量，つまり細胞外液量は，体内 Na^+ 含量が決定するので，随時尿の Na 濃度をみて，有効循環血漿量を推定すべきやと思う．有効循環血漿量が減少していれば，腎臓が反応して，Na^+ の再吸収が増加するはずや（例：随時尿 Na 濃度＜20 mEq/L の場合は，腎外性 Na 喪失による有効循環血漿量の低下を疑う）．一方，Na^+ 過剰による高 Na 血症は，細胞外液量の増加がみられるはずや．この場合は，腎機能に問題なければ，随時尿 Na 濃度は上昇（＞20 mEq/L）していることが確認できると思う．

まずは，有効循環血漿量（細胞外液量）の確認ですね．細胞外液量に異常がない場合，次に何を確認すればよいでしょうか？

細胞外液量の増加がみられなければ，自由水の喪失があるはずやから，自由水の喪失が，腎臓からによるものか，腎外性によるものか，血液電解質検査・腎機能検査や尿量や尿の電解質検査・浸透圧等をみて鑑別していくんや．
腎外性の水分喪失により高 Na 血症をきたした場合は，抗利尿ホルモン antidiuretic hormone（ADH）の分泌により，（腎臓に異常がなければ）尿が濃縮され尿の浸透圧が増加し，尿量が減少するはずや．ADH が作用すれば，

第4話 高ナトリウム血症

尿の浸透圧は，血清浸透圧（300 mOsm/kg）より高くなり，腎の濃縮力が正常であれば，＞800 mOsm/kg の少量の濃縮尿がみられることが一般的といわれているんや．

一方，腎性の自由水の喪失であれば，1日3L以上の多尿をきたすはずや（多尿により有効循環血漿量の低下からGFRが減少すると多尿はみられなくなる）．多尿の鑑別としては，尿中への浸透圧物質の排泄が多い，浸透圧利尿（随時尿の尿浸透圧＞300 mOsm/kg，1日排泄浸透圧量＞700〜1000 mOsm＞15 mOsm/Kg）と，ADHの作用不全による水利尿（随時尿浸透圧＜300 mOsm/kg，ADHの作用がない場合は，＜100〜200 mOsm/kg）の状態に分け，その成因の鑑別を行うんや．

 低Na血症と同じく，腎臓の反応をみて鑑別しなさいってことですね．

高Na血症への対応の基本

 ナトリン，高Na血症への対応，治療の基本はなんや？

 細胞外液量・有効循環血漿量の低下（体内Na^+含量の低下）をきたしている場合は，循環の改善を図るべきとされており，高Na血症であっても，Na^+含量が多く自由水含量が少ない細胞外液を投与します．つまり，循環の改善が，血清浸透圧の改善より重要です．

 ふむ．それで？

 そして，循環の改善が得られた，もしくは，循環が悪化していない場合は，血清Na濃度の補正を行います．高Na血症の病態は，体内の自由水含量の低下ですから，自由水の投与を行います．自由水の投与は，経口摂取が可能であれば，飲水量の増量（場合によっては胃管からの投与）を，経静脈的には，体内で代謝されて水になる5％ブドウ糖液を用います．自由水の投与の量の決定には，種々の計算式がありますが，覚えられないので，私は，

3〜4 mL × 体重（kg）× 目標Na減少濃度（mEq/L）

各論　腎生理を理解して、患者さんの尿細管内の尿の流れを理解しよう

で概算しています．そして，補正速度に関しては，急速補正による脳浮腫を避けるために，0.5 mEq/L/時を超えない，つまり，1日12 mEq/Lを超えないように，頻回に検査を施行して補正の程度を確認しています．また，ADHの作用不全，つまり，尿崩症であれば，その対応も行います．

ナトリン，すごいな．よう勉強してるな．高Na血症は，低Na血症と比べて，その補正は，自由水の投与なんで簡単そうにみえるんやけど，実際には難しいんやで．例えば，経静脈的に5％ブドウ糖液を自由水の補充に使うのはなんでや？

えっ……それは，注射用蒸留水は，血液と比較して低浸透圧であり，溶血のリスクがあるので使えないと薬剤師さんに教えてもらいました．

でもな，**症例2**みたいな高血糖を呈している症例に5％ブドウ糖液を使えるか？

5％ブドウ糖液を投与したら，血糖値が上昇するので，浸透圧利尿により，高Na血症が悪化するかもしれませんね．じゃあ，投与するのであれば，インスリンを併用する必要がありますね．そうすると，血糖の測定も必要となるし，低K血症の発症にも注意する必要がありますね．

5％ブドウ糖液で，血糖の上昇・尿糖の出現を予防するためには，グルコースの投与量を0.5 g/kg/時未満，5％ブドウ糖液では，10 mL/kg/時未満にしなさいという教科書的記載があるな．これは，欧米の教科書からの引用なので，日本人なら，もっと少ない投与量になるんやないかな（5％ブドウ糖液で300 mL/時未満程度）．

さらに，急速補正による脳浮腫を避けるために，0.5 mEq/L/時を超えない，つまり，1日12 mEq/Lを超えないという記載も，もともとは脳浮腫を起こしやすい新生児を対象にしたものであって，高齢者には当てはまらないのではないかといわれているんや．実際，高齢者を対象にした検討では，教科書的な緩徐な補正のほうが，予後が悪く，1日12 mEq/Lの補正をしても脳浮腫等の合併症は発症しないこと，補正1日目の補正濃度が少ないほど生命予後が悪化すること等が報告されているんや[1,2]．

第4話
高ナトリウム血症

 緩徐に補正することが原則だって考えていると，いつまでも補正できずに，予後不良につながっちゃうんですね．

 でもな，高齢者でも，場合によっては，急速に補正することが問題となることがあるんや．例えば，高Na血症による細胞内から細胞外の水の移行により，かろうじて細胞外液量・循環血漿量が保たれていた場合やな．このような場合は，血漿Na濃度の低下により，細胞内に水が移行して，循環不全をきたす可能性があるので，あくまでもそれぞれの症例の病態に応じて対応すべきやと思うで．

> **MEMO** 食卓塩でも高Na血症を発症するリスクがある
>
> 　慢性的に食塩を過剰に摂取することは，血圧上昇等の理由から避けるべきといわれているが，食卓塩の急性の過剰摂取でも，急性の高Na血症から生命に危険が及ぶことが報告されている．
>
> 　昔から，食塩を催吐薬として使う風習があり，摂取したものの嘔吐できずに，体内に摂取されたという事例もあるようである．子どもで10 g程度，成人で25 g程度の食塩の摂取で致命的な高Na血症をきたしたことが報告されている．10〜25 gは，容易に手に入る量であり，注意すべきである．
>
> 　摂取された食塩，NaClは胃で吸収され，急激な血中Na濃度の上昇をきたすようである．普通であれば，口渇感が出現し，飲水をするので，高Na血症は緩和されるが，救急搬送された事例は，新生児であったり，新生児以外でも脳細胞内の脱水から意識障害をきたしたりして，飲水ができずに高Na血症が顕性化したようである．さらに，摂取したNa^+により，細胞外液量が急激に増加し心不全・肺水腫をきたす症例もあるようである．
>
> 　その補正に関しては，5%ブドウ糖液の投与によって，高血糖をきたし浸透圧利尿が起こり高Na血症が悪化した症例が報告されている．また，本病態は，Na^+の過剰な摂取が主体であることから，ループ利尿薬で尿中へのNa^+排泄を促進すべきと考えられるが，ループ利尿薬は，低Na血症の補正に使用されるように，自由水の排泄が伴うことから，高Na血症が悪化する可能性がある．結局，過剰なNa^+を除去し，血清Na濃度を改善させるには，血液透析療法が有効ではないかと筆者は考える．
>
> 　食卓塩でも毒になりうるということが，もっと啓蒙されるべきだと思う．

各論 腎生理を理解して，患者さんの尿細管内の尿の流れを理解しよう

 まとめ

- 高齢者の高 Na 血症が今後増加する可能性がある．
- 高 Na 血症の発症には，自由水の摂取障害が存在することが多い．
- 高 Na 血症は予後不良で，発症の予防が重要である．
- 入院中の高 Na 血症発症の多くは，医原性であることを肝に銘じておく必要がある．

文　献

1) Chauhan K, Pattharanitima P, Patel N, et al.: Rate of Correction of Hypernatremia and Health Outcomes in Critically Ill Patients. Clin J Am Soc Nephrol, 14: 656-663, 2019. PMID:30948456
2) Feigin E, Feigin L, Ingbir M, et al.: Rate of Correction and All-Cause Mortality in Patients With Severe Hypernatremia. JAMA Netw Open, 6:e2335415, 2023. PMID: 37768662
3) 杉本俊郎：詳述！ 学べる・使える水・電解質・酸塩基平衡異常 Q&A 辞典【電子版付】．日本医事新報社, 2019.
4) 杉本俊郎：腎臓の診療にすぐに役立つ 63 の Q&A. 金芳堂, 2024.
5) Pandya S: Practical Guidelines on Fluid Therapy: Complete Monogram on Fluid, Electrolytes, and Acid-Base Disorders. 3rd edition, Sanjay Pandya, 2024.
6) Campbell NRC, Train EJ: A Systematic Review of Fatalities Related to Acute Ingestion of Salt. A Need for Warning Labels?. Nutrients, 9: 648, 2017. PMID: 28644412

改訂 2 版の執筆にあたり，3)〜6) の書籍を参考にした．

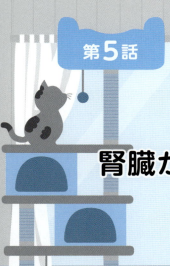

第5話

腎臓からみた高血圧治療

腎臓内科での研修にもだいぶ慣れてきたナトリン．ふと，先日耳にしたニュースを思い出し，きどにゃんに詳しく聞いてみることにしました．

 は〜……．

 ナトリン，何を読んどるんや？

 高血圧の基準の変遷についてまとめられた論文です．国内でも数年おきに基準が変わるし，海外は日本とは違うところもあるし……ややこしいですよね．

 確かにそうやな．日本の2019年の高血圧ガイドラインでは「診察室血圧140/90 mmHg以上」が高血圧の診断基準となっとるな．

 米国では，2017年に米国心臓協会 American Heart Association（AHA）の基準が厳しくなったようです．

 せやな．基準はいろいろあるんやけれども，血圧の管理を行うことは非常に重要やな．

各論　腎生理を理解して，患者さんの尿細管内の尿の流れを理解しよう

そうですね．私も高血圧の診療・治療は，脳卒中，心臓疾患，慢性腎臓病 chronic kidney disease（CKD）の予防や治療に重要であることは十分理解できているつもりですけど，次から次へと大規模な臨床研究の結果が報告されて，ついていくのが大変です．それに，降圧薬の種類も多くて，どの薬剤を使うべきかもいつも悩みます．きどにゃん，なんとかなりませんか？

ナトリンの言うように，高血圧の管理が心脳血管障害の予防・治療に重要であることなどから，高血圧は精力的に研究が行われている分野なんや．基礎的研究から臨床研究まで，膨大な結果が日々報告されとって，高血圧の専門外の医師や研修医が最新のエビデンスをただちに手に入れて臨床の場に応用するというのはほぼ不可能やないかと思うで．

やっぱりそうですか……．

それに，高血圧は多くの人が罹患する病態であり（2017年の米国の基準であれば，米国の成人の半数が高血圧の基準を満たすことになる），患者各々の個別化が治療に必要となる分野でもあるんや．そこでワイは，高血圧の病態生理の基本やその病態生理に基づいた治療をまず理解することが重要やと考えとる．

高血圧の病態生理ですか？
なんだか，もっと難しそうなんですけど……？

そう思うやろ？でもな，ワイは約20年前に，比較的正確かつ簡便で，臨床の現場でも非常に有用な説・方法を知って，ずーっと実践しとるんや．

えっ，そんな便利な方法があるんですか？

あるで！それが，高血圧やレニン・アンジオテンシン系 renin-angiotensin system（RAS）の研究に重要な足跡を残した John H. Laragh 先生（1924-2015）が提唱された，"The Laragh Method®：Renin based strategy for Hypertension Control" や！

第5話
腎臓からみた高血圧治療

腎生理に基づく高血圧治療
～The Laragh Method®～

 それで，Laragh 先生の提唱された高血圧治療の方法ってどういうものなんですか？

 The Laragh Method® のサイト（http://www.laraghmethod.org/）を見ながら解説していくで．まず，血圧というのは単純にいえば，動脈内に血液が循環するときの圧力や．せやから，

血圧 = 動脈内血液量（正確には有効循環血漿量）× 血管抵抗

という式で表される．つまり，

血圧 = V（volume）× R（resistance）

となるやろ？

 ふむふむ．

 Laragh 先生のグループは，研究成果から，

血圧 = V（体内の Na^+ 含量）× R（RAS の活性）

としたんや．
そして，高血圧の状態は，V が増加している高血圧（V 型）と R が増加している高血圧（R 型）に分類され，それぞれの病態に適した降圧薬，つまり V 型には anti-V drug，R 型には anti-R drug を用いるべきとしたんや！

 確かに，すごく簡単でわかりやすい分類ですけど……V 型と R 型の分類が難しいんじゃないですか？ それに anti-V drug と anti-R drug って？

 Laragh 先生らは，V 型と R 型を血漿レニン活性 plasma renin activity（PRA）で客観的に分類する方法を提唱しとる．よって，この方法を，"The Laragh Method® : Renin based strategy for Hypertension Control" と呼ぶんや[1]．

各論　腎生理を理解して，患者さんの尿細管内の尿の流れを理解しよう

（サイトを見ながら）なるほど，無投薬の状態であれば，PRA＜0.65 ng/mL/時をV型，PRA≧0.65 ng/mL/時をR型と分類するんですね．そして，V型にanti-V drugを投与すると，体液量が減ってRASが活性化され，PRAが増加し血圧の上昇が継続すれば，anti-R drugを追加する．
anti-V drugを投与しても体液量が減少せず，PRAが増加しなければさらにanti-V drugを追加するんですね．
一方R型の場合は，anti-R drugを用いて，RASを抑制する．RASを抑制し，動脈が拡張すると，動脈内の血液量が増加するので，これを抑制するために，anti-V drugを併用する，という方法なんですね（図5-1）．

Laragh先生らはこの方法を用いることで，9割以上の患者の血圧の管理が可

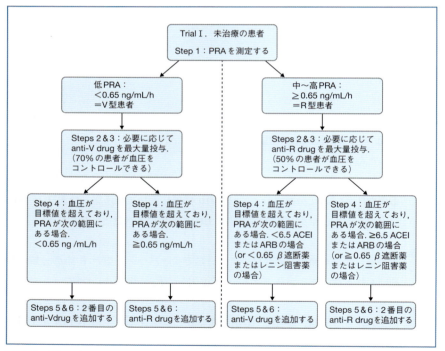

図5-1 The Laragh Method® : Renin based strategy for Hypertension Control

(Furberg CD: Renin test-guided drug treatment of hypertension: the need for clinical trials. Am J Hypertens, 24: 1158-1163, 2011より作成)

第5話 腎臓からみた高血圧治療

能やと述べておられるんや．それにこの方法は，PRA を指標にしながら，薬剤の追加だけでなく，減量するときにも応用可能やから，実臨床での使用に耐えうると述べとるで．

そっか，病態に基づいて薬剤を選択していくんですね．anti-V drug と anti-R drug は，それぞれ表 5-1 のようになっているんですね．
anti-R drug のうち r1 は RAS を阻害する薬剤，r2 は腎臓でのレニンの分泌を阻害する薬剤で，一方の anti-V drug は，抗アルドステロン系利尿薬や，サイアザイド系利尿薬というのはわかりました．でも，血管拡張薬である Ca チャネル遮断薬 calcium channel blocker（CCB）やいわゆる血管拡張薬といわれる α_1 遮断薬が anti-V drug なのはどうしてですか？

ワイは，CCB や α_1 遮断薬が anti-V drug というのが，彼らの達観やと思っとる．実際，CCB で体液量が減少し，RAS が亢進することは確認されとる．つまり，降圧薬としてよく利用される CCB と RAS 阻害薬が，anti-V drug，anti-R drug とクラスが異なると考える点がこの方法の長所やないかな．

V 型と R 型，そして anti-V drug と anti-R drug，ばっちり理解しました！これから是非取り入れたいんですけど……いちいち PRA を測定するってちょっと面倒じゃないですか？

ワイも，この The Laragh Method® を取り入れた当初は毎回 PRA を測定

表 5-1 The Laragh Method® による降圧薬の分類

anti-V drug	anti-R drug
抗アルドステロン系利尿薬 サイアザイド系利尿薬 Ca チャネル遮断薬 α_1 遮断薬	r1：RAS 阻害薬
	ACEI ARB レニン阻害薬
	r2：レニン分泌阻害薬
	β遮断薬 中枢性 α 刺激薬

ACEI：アンジオテンシン変換酵素阻害薬 angiotensin converting enzyme inhibitor，
ARB：アンジオテンシンⅡ受容体拮抗薬 angiotensin Ⅱ receptor blocker

各論 腎生理を理解して，患者さんの尿細管内の尿の流れを理解しよう

しとった．せやけど実際に臨床での経験を積み，高血圧の教科書を読んでいるうちに，この The Laragh Method® の V 型というのは，いわゆる食塩感受性高血圧と同じことであると気付いたんや．つまり食塩感受性高血圧症は，高齢者，肥満者，糖尿病患者，CKD 患者に多い高血圧やから，このような症例には，PRA を測定せずにまず anti-V drug から開始という対応で，有効な血圧管理を得ているんや．PRA の測定は，管理の難しい症例に絞っとるで（現在，保険診療で2次性高血圧を疑うとき以外の PRA 測定は困難）．

その方法なら，クリニックの外来でもできそうですね！

実際，英国の高血圧ガイドラインの薬剤選択（ABCD rule）は，The Laragh Method® とほぼ同じなんや（図5-2）．

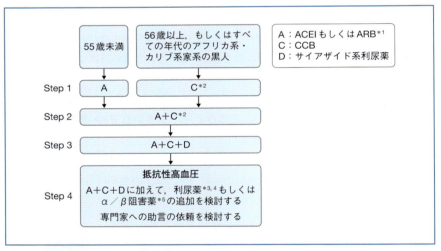

図5-2　英国高血圧ガイドラインの薬剤選択アルゴリズム

*1：低価格のARBを選択する．
*2：CCBが望ましいが，CCBに忍容性が認められないか，患者に浮腫があるか心不全の徴候がある場合，もしくは心不全のリスクが高い場合は，サイアザイド系利尿薬の使用を検討する．
*3：低用量のスピロノラクトンか，より多量のサイアザイド系利尿薬の使用を検討する．
*4：発行時点（2011年8月）では，スピロノラクトンは英国において製造承認を得られていない．インフォームドコンセントを得て，文書化するべきである．
*5：追加の利尿薬による治療に忍容性が認められない場合，禁忌である場合，もしくは効果のない場合には，α／β阻害薬の使用を検討する．
　　　　　（NICE: Clinical guideline [CG127]. Hypertension in adults: diagnosis and management.
〈https://www.nice.org.uk/guidance/cg127〉より作成）

第5話
腎臓からみた高血圧治療

 すごい，本当にほぼ同じですね！

腎保護を目指した高血圧治療

 先ほど，糖尿病患者や CKD 患者には anti-V drug を第1選択としているって言ってましたよね．私は今まで，そういう患者さんには，RAS 阻害薬の ACEI や ARB を使うものとばかり思っていました．

 有意なアルブミン尿やタンパク尿を有している糖尿病や CKD 患者に対しては，RAS 阻害薬を中心に厳格な降圧を目指すことで，体血圧のみならず糸球体内圧を低下させ，アルブミン尿やタンパク尿の排泄量を低下させることにより腎保護につながるとされとるんや．

 確かに，RAS 阻害薬は糸球体の輸出細動脈＞輸入細動脈を拡張させ，糸球体内圧を下げるって勉強しました．

 一方，糖尿病や CKD 患者であっても，有意なアルブミン尿やタンパク尿を認めていない症例に同様の対応を行うと，糸球体の虚血がより進行し，糸球体濾過量 glomerular filtration rate (GFR) の低下が進行する可能性が示唆されとる．

 タンパク尿の有無で対応が異なる可能性があるってことなんですね．

最近は，糖尿病や CKD において，タンパク尿を有していなくても GFR の低下を認める症例が増加しているんや．これは，高齢化に伴う動脈硬化によって，いわゆる腎硬化症が増加しているからやないかと考えられとる．最近わが国においても，糖尿病に合併する腎障害をアルブミン尿・タンパク尿主体の概念である糖尿病性腎症 diabetic nephropathy から，GFR 低下が主体の概念である <mark>糖尿病関連腎臓病</mark> diabetic kidney disease (DKD) へ呼称を変更することが提言されているのも，このような状況を鑑みてのことやろな．

各論　腎生理を理解して，患者さんの尿細管内の尿の流れを理解しよう

一言に「腎保護を目指した降圧」といっても，各々の症例の病態に応じて治療法を選択していく必要があるってことですね．

さらに，「RAS 阻害薬を投与すると，血圧・腎還流圧が体液量に依存して変化する」こと[12]も考えんといかんで……．

「RAS 阻害薬を投与すると，血圧・腎還流圧が体液量に依存して変化する」???

図 5-3 に示すように，アンジオテンシン II 投与時や，RAS 阻害薬投与時は，Na^+ 摂取量で推定される体液量（体液量に大きな変化がなければ Na^+ 利尿量で類推可能となる）と，血圧の関係，つまり，圧利尿曲線の傾きが減少することが知られているんや．つまり，RAS 阻害薬の使用は，Na^+ 摂取量（体液量）が多いと血圧は下がらんし，逆に，体液量が少なくなると，過剰な降圧をきたし急性腎障害のリスクになることを理解しておく必要があるな．

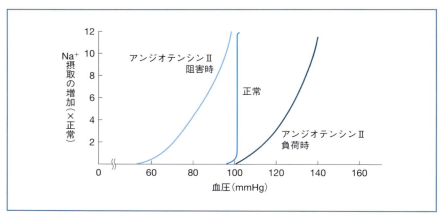

図 5-3　アンジオテンシン II およびその阻害が体液調節に及ぼす影響：腎圧利尿曲線の変化

Na^+ 摂取量を変化させたときの血圧の変化を表している．Na^+ 摂取量の変化は，体液量の変化を意味する．

(Hall JE, Hall ME: Role of the Kidneys in Long-Term Control of Arterial Pressure and in Hypertension. Guyton and Hall Textbook of Medical Physiology, 14th ed. Chapter 19. Elsevier, 2021 より作成)

第5話 腎臓からみた高血圧治療

サイアザイド系利尿薬と低 Na 血症

 最近では，高血圧に関する臨床試験の結果や，わが国の NaCl 摂取量が多いこと，比較的安価であることなどから，降圧利尿薬であるサイアザイド系利尿薬の使用が多くなってきとる．

 今までサイアザイド系利尿薬に関してきどにゃんに教えてもらったことといえば，まず低 Na 血症の発症に注意するってことですね．これは，私たちの祖先が淡水に進出したときに必要だった，過剰な水を排泄するための遠位曲尿細管での Na^+ の再吸収をサイアザイド系利尿薬が抑制するからでしたよね．

 その通りや．最近の研究では，サイアザイド系利尿薬による低 Na 血症の発症機序に関する興味深い結果が報告されとる．今後サイアザイド系利尿薬を投与する際に参考になるやろうから，少し紹介しよか．
まずは，サイアザイド系利尿薬による低 Na 血症に関する疫学や．
サイアザイド系利尿薬による低 Na 血症の発症率は，欧米の報告やけど，13〜30％ 程度といわれとる．

 けっこう発症頻度が高いんですね．

 また，発症のリスクとしては，次の4つなどが報告されとる．

きどにゃん's Point

❶ 高齢者
❷ 女性（げっ歯類のメスは，遠位尿細管の Na^+-Cl^- co-transporter〈NCC〉の発現がオスより多いことが報告されている）
❸ 低 BMI（筋肉量が少ないためであると推察される）
❹ 暑い夏場の投与開始（サイアザイド系利尿薬が口渇感を増加させることが一部のヒトで認められている）

各論　腎生理を理解して，患者さんの尿細管内の尿の流れを理解しよう

へー，夏場に処方を開始するのはよくない可能性があるんですね！

サイアザイド系利尿薬による低 Na 血症は，①利尿効果が強い体重減少タイプと，②水が過剰となっている体重増加タイプに別れるんや．

②の体重増加タイプは，利尿薬で体液量が減少し，遠位ネフロンへの原尿の流れの低下やアルギニンバソプレシン arginine vasopressin（AVP）の過剰分泌による水利尿不全で起こるんでしょうか？

その通りや．①の体重減少タイプは利尿薬の効き過ぎであり，薬剤を中止し，輸液などを行えばええんやから，病態も単純で対応もわかりやすいんやけど，問題は②の体重増加タイプや．体重増加タイプは，サイアザイド系利尿薬を再開すると数時間で低 Na 血症が再発する場合があることも知られとる．また，体重増加タイプは低尿酸血症を呈することが多く，抗利尿ホルモン不適合分泌症候群 syndrome of inappropriate secretion of antidiuretic hormone（SIADH）との相違が問題になるんやけど，必ずしも AVP の作用亢進が伴っているわけでもないことが知られとる．

何か遺伝的素因が関与しているんですか？

遺伝的素因の関与を検討した報告によると，体重増加タイプの一部において，集合管におけるプロスタグランジン E_2 prostaglandin E_2（PGE_2）の代謝が異なっていることによって低 Na 血症が起こることが示唆されたんや．
集合管において，PGE_2 は水や Na^+ の輸送に関与していることが確認されとる．尿細管腔側に PGE_2 の受容体である EP4 が発現し，水や Na^+ の再吸収を促進する．一方血管側には EP2，EP3 が発現し，水や Na^+ の再吸収を抑制するといわれとる．低 Na 血症を起こす患者の中には，管腔側から血管側へ PGE_2 を輸送する SLCOA1（PG transporter）の機能異常が生じ，管腔側の EP4 からの水の再吸収が亢進し，水利尿不全をきたしている患者がいる可能性が示唆されたんや．
この検討は，体重増加タイプの低 Na 血症の原因のすべてを説明するものではないんやけど，サイアザイド系利尿薬による低 Na 血症の発症に遺伝的リ

スクが存在する可能性を示唆しとるんやないかな[8, 9].

それじゃあ，サイアザイド系利尿薬による低Na血症を予防するためには，リスクとされている高齢者，女性，低BMIの患者さんには，同薬の投与をできるだけ避け，夏場に処方を開始することも避けるべきですね．さらに，遺伝的リスクの存在はまだわからないので，処方開始後2週間程度で再診を指示し，過剰な利尿はないか，低Na血症の有無を確認し，異常があった場合はただちにサイアザイド系利尿薬を中止すべき，ってことですね！

まとめると，サイアザイド系利尿薬は，「小柄な高齢女性には使うな」ということやと思うで！

MRAと低Na血症

そういえば，難治性の高血圧症に対してミネラルコルチコイド受容体拮抗薬 mineralocorticoid receptor antagonist（MRA）を追加することがガイドラインでも推奨されているんやけど，MRAでも低Na血症が起こることがあるといわれているんや[10].

それは，MRAがサイアザイド系利尿薬と同様に，遠位ネフロンの皮質部分に作用するからですか？

それが，MRAによる低Na血症に関しては，その機序は解明されていないようやな．それに，臨床的にはあまり注目されていないようやけど，ワイは何例か経験しとるわ．1つ有力な説として，MRAがvasopressin escapeを抑制するのではないか，という意見があるみたいやな．AVPが長時間作用していると，vasopressin escapeにより，水利尿が増えるということが知られているんやけど……．

へ〜．AVPにもエスケープ現象があるんですね．

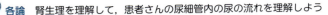

各論　腎生理を理解して，患者さんの尿細管内の尿の流れを理解しよう

 このエスケープにおいてはアルドステロンの作用が重要で，そのため，MRAのスピロノラクトンの投与でエスケープ現象が抑制されることがラットで報告されているようや．

 これから機序が明らかになっていけば，臨床に役立つかもしれませんね！

> **MEMO** The Laragh Method® と私
>
> 　本項では，病態生理からみた高血圧の治療という観点から The Laragh Method® を紹介した．
>
> 　筆者が The Laragh Method® を知ったのは，2002年の American Journal of Hypertension に掲載されていた Laragh 先生の高血圧治療に関する総説のシリーズを読んだことに始まる．その内容は書籍にまとめられており，何度も熟読した覚えがある[11]．Laragh 先生は，RAS の亢進（特にレニン）が心臓血管障害を進行させるというお考えであった．筆者自身，先生の悪性高血圧の治療方法を参考にし，レニンを下げる治療を中心に実際の腎障害を伴う悪性高血圧の治療を行い，腎機能の改善を得ることができた（その頃わが国では重篤な高血圧には CCB の静脈内投与を行うことが多かったのだが，この方法では RAS の亢進が起こる．β遮断薬や ACEI の経口投与で RAS の抑制を図った）．数版前の Brenner の"The Kidney" という教科書において，Laragh 先生が高血圧の項を執筆され，The Laragh Method® を紹介されていたと記憶している．この Laragh 先生に教えていただいた方法は，現在も筆者の高血圧診療の基本となっている．
>
> 　高血圧診療は，常に新たな臨床的研究が報告され，高血圧の基準や種々の疾患に対する降圧目標がそれに応じて変更され続ける領域である．しかし，高血圧の専門家以外は，新たに報告された臨床研究に飛びつくのではなく，専門家の間で議論され風雪に耐えたものを有用なエビデンスと評価し臨床の場で用いるべきである．そのようなエビデンスを得るのに有用なものは，"Kaplan's Clinical Hypertension" のような版を重ねた成書だと筆者は思う．

第5話 腎臓からみた高血圧治療

> **MEMO** reninの読み方
>
> 筆者がいつも愛読している Renal Fellow Network という米国のブログに，RAS の発見に関する動画がリンクされていた〈http://www.renalfellow.org/2018/04/27/april-nephrology-web-episode-renin/〉（2024年12月アクセス）．
>
> ヒトが renin の存在を知ったのは，1898年に Robert Tiegerstedt が，ウサギの腎臓の皮質にごく少量でウサギの血圧を上昇させる物質が存在すると報告したことに遡ることができる．Robert Tiegerstedt は，この腎臓由来の昇圧物質を腎臓を意味するラテン語の renal からとって，renin と名付けたそうである．動画には，renin の読み方に関するクイズがあって，現在はほとんど「レニン」と読まれているが，元来 "renal"＝「リーナル」が renin の由来であるのだから，「リーニン」と読むのが正しいのではということであった．

まとめ

高血圧の治療の第一歩は，各々の症例の病態に応じて治療法を選択することである．

文 献

1) The Laragh Method®:Plasma Renin Guided Therapy for High Blood Pressure. 〈http://www.laraghmethod.org〉（2024年12月アクセス）
2) Laragh JH, Sealey JE: The plasma renin test reveals the contribution of body sodium-volume content(V) and renin-angiotensin(R) vasoconstriction to long-term blood pressure. Am J Hypertens, 24: 1164-1180, 2011. PMID: 21938070
3) Furberg CD: Renin test-guided drug treatment of hypertension: the need for clinical trials. Am J Hypertens, 24: 1158-1163, 2011. PMID: 22008966
4) Furberg CD, Sealey JE, Blumenfeld JD: Unsuccessfully Treated Hypertension: A Major Public Health Problem with a Potential Solution. Am J Hypertens, 30: 857-860, 2017. PMID: 28482060
5) NICE: Clinical guideline [CG127]. Hypertension in adults: diagnosis and management.〈https://www.nice.org.uk/guidance/cg127〉（2024年12月アクセス）
6) Palmer BF, Clegg DJ: Renal Considerations in the Treatment of Hypertension. Am J Hypertens, 31: 394-401, 2018. PMID: 29373638
7) Kaplan NM, Victor RG, Flynn JT: Kaplan's Clinical Hypertension. 11th edition. Wolters Kluwer, 2015.
   高血圧の代表的な教科書．筆者は第9版から読んでいる．本来であれば，高血圧を治療するためには本書のような成書を通読すべきだと思う．

各論 腎生理を理解して，患者さんの尿細管内の尿の流れを理解しよう

8) Ware JS, Wain LV, Channavajjhala SK, et al.: Phenotypic and pharmacogenetic evaluation of patients with thiazide-induced hyponatremia. J Clin Invest, 127: 3367-3374, 2017. PMID: 28783044
9) Palmer BF, Clegg DJ: Altered Prostaglandin Signaling as a Cause of Thiazide-Induced Hyponatremia. Am J Kidney Dis, 71: 769-771, 2018. PMID: 29501264
10) NephronPower the academic Renal blog: Topic Discussion: Hyponatremia with Spironolactone. October 31, 2023.〈http://www.nephronpower.com/2023/10/topic-discussion-hyponatremia-with.html〉（2024年12月アクセス）
11) Laragh JH: Laragh's Lessons in Renin System Pathophysiology for Treating Hypertension and Its Fatal Cardiovascular Consequences. Butterworth-Heinemann, 2002.
12) Inagami T: A memorial to Robert Tiegerstedt: the centennial of renin discovery. Hypertension, 32: 953-957, 1998. PMID: 9856956
13) Hall JE, Hall ME: Role of the Kidneys in Long-Term Control of Arterial Pressure and in Hypertension. Guyton and Hall Textbook of Medical Physiology, 14th ed. Chapter 19. Elsevier, 2021.
14) 日本高血圧学会高血圧治療ガイドライン作成委員会編：高血圧治療ガイドライン2019（JSH2019）．ライフサイエンス出版, 2019.
   改訂2版の執筆にあたり参考にしたガイドライン．
15) 杉本俊郎：もう困らない 外来・病棟での腎臓のみかた．中外医学社, 2020.
   改訂2版の執筆にあたり参考にした書籍．

第5話
腎臓からみた高血圧治療

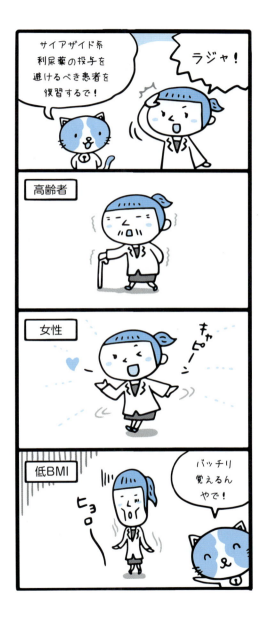

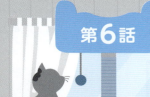

慢性腎臓病における高カリウム血症

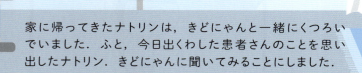

家に帰ってきたナトリンは，きどにゃんと一緒にくつろいでいました．ふと，今日出くわした患者さんのことを思い出したナトリン．きどにゃんに聞いてみることにしました．

 あっ，そうだ！

 なんやナトリン，急に大声出してどないしたんや？

 今日，外科に入院中の患者さんが高K血症を起こしているとコンサルトがあったんです．上級医の先生が対応してくださったんですけど，高K血症って，不整脈で心停止をきたす可能性があるから怖いですよね．きどにゃん，今日は高K血症について教えてくれませんか？

 ええで，ほな今日は高K血症の症例について考えてみよか．今まで勉強してきたことを応用すれば，冷静に対応できるようになるんちゃうかな．

第6話
慢性腎臓病における高カリウム血症

症例

65歳の男性が，鼠径ヘルニアの手術のために入院．
約20年来の2型糖尿病で近医にて加療中．インスリン，ロサルタン，アムロジピン，アトルバスタチン処方中．

入院時検査：
尿タンパク　陽性，Hb 11.0 g/dL，Na 139 mEq/L，K 5.6 mEq/L，Cre 1.9 mg/dL，Glu 176 mg/dL

入院第2病日の検査：
Na 138 mEq/L，K 6.4 mEq/L，Cl 112 mEq/L，Alb 2.0 g/dL，Cre 2.1 mg/dL

動脈血液ガス　room air（室内気）：
pH 7.36，$PaCO_2$ 35 mmHg，PaO_2 109 mmHg，HCO_3^- 19 mEq/L

入院時随時尿検査：
尿タンパク ++，U-Na 61 mEq/L，U-K 35 mEq/L，U-Cl 57 mEq/L

今回の症例の病態 〜高K血症を中心に〜

 先日，ヒトの腎臓はK^+を捨てやすくできているってお聞きしたのですが（総論第4話「カリウムの生理」〈p.59〉を参照），今回の症例では，高K血症を呈していますよね．

 ヒトの腎臓の本質は，K^+を捨て，Na^+を保持することにある，というのはこの前言った通りや．高K血症を呈しているときは，一部細胞内からのK^+の移行があるんやけど，原則は腎機能が低下しているか，医師が腎臓の生理に反するようなことをしていないかを考えるべきや．

189

各論 腎生理を理解して，患者さんの尿細管内の尿の流れを理解しよう

(筆者注：糸球体濾過量 glomerular filtration rate〈GFR〉が正常，つまり100％であれば，腎臓はK^+を1日最大10 mEq/kg排泄可能なので，体重が60 kgの患者では600 mEq/日排泄可能である．一方，腎機能が低下し，GFRが20％に減少すれば，K^+の最大排泄は120 mEq/日へ減少する．)

 血清K濃度における腎臓の役割は，再吸収より，尿細管からの分泌（排泄）のほうが大きいんでしたよね．

 その通りや．どこで分泌されるんやったかな？

 皮質集合管 cortical collecting duct（CCD）です．

 そうや，よく覚えとったな．正確には，遠位曲尿細管 distal convoluted tubule（DCT）の遠位部（DCT2），結合尿細管 connecting tubule（CNT），CCDを含んだ<u>アルドステロン感受性尿細管</u>ともいえるんや．ほな，CCDでのK^+の分泌を規定する因子は何やったか覚えとるか？

 えーっと，CCDのK^+分泌に必要な因子は，次の4つです（メモを見ながら）．

> **ナトリン's Point**
>
> ❶ CCDにNa^+が流入すること（Na^+が上皮性Na^+チャネル epithelial Na^+ channel〈ENaC〉で吸収されると管腔内荷電が陰性になる）．
> ❷ CCDの原尿の流れが十分にあること（分泌されたK^+が下流に流れて，原尿中のK濃度が低下しないとさらなるK^+の分泌が起こらない）．
> ❸ CCDにアルドステロンが作用する（ENaCやKチャネル renal outer medullary potassium channel〈ROMK〉を活性化する）．
> ❹ CCDの管腔内の陰性荷電（細胞内からK^+が分泌されやすくなる）．

 よう覚えとったな（詳しくは総論第4話「カリウムの生理」〈p.59〉を参照）．さらに，「❺ CCDの細胞内のK濃度」「❻ 血清K濃度や食事中のK^+含量」も

第6話 慢性腎臓病における高カリウム血症

K^+分泌に影響を与える因子として考慮すべきかもしれんな.

（小さな声で）何やら増えてますね？

これはワイも最近勉強したんや. ほな, 今回の症例で高K血症をきたした成因を考えていこか.

まず今回の症例は, 2型糖尿病で, タンパク尿があります. 前医からの紹介状を参照すると, 以前から血清Crの上昇があり, 糖尿病性腎臓病が, 腎障害, タンパク尿の原因と考えられます. 入院時, 高血圧があり, 減塩食が開始されたようです. 外来時と比較して, 収縮期血圧で10 mmHg程度の低下がみられます.

腎障害のある糖尿病性腎臓病の患者さんで, 入院時から高K血症が認められたけど, 入院後さらに高K血症の増悪がみられとるな. この血清K値の変化をどう考えればええと思う？ CCDでのK^+分泌に必要な因子から考えてみよか.

腎障害があって, GFRの低下があって, それからCCDへのNa^+の流入や原尿の流れの減少があると思います. このNa^+の流入や原尿の流れは, 入院後の減塩や減塩による血圧の低下によって, さらに低下したんじゃないでしょうか.

せやな. 他に薬剤の影響はどうや？

糖尿病性腎臓病に対してアンジオテンシンⅡ受容体拮抗薬 angiotensin Ⅱ receptor blocker (ARB) が処方されているので, アルドステロンの作用は低下していると思います. そうか, こうして考えると, ARBの投与や減塩など, 医原性の要因が高K血症に関与しているんですね.

ほな次に, 今回の症例の代謝性アシドーシスはどう考える？

それは指導医の先生に教えていただきました！ 2型糖尿病は, 今回のように

各論 腎生理を理解して，患者さんの尿細管内の尿の流れを理解しよう

腎障害の比較的初期から，低レニン性低アルドステロン症や皮質の腎障害によるⅣ型尿細管アシドーシスを起こしやすいって習いました．

アシドーシスになると K^+ の分泌はどうなるんやったかな？

アシドーシスになると，CCDでのプロトンイオン（H^+）の分泌が増えるので，CCDの管腔内の陰性荷電が減り，K^+ の分泌が減るんじゃないでしょうか．

せや．アシドーシスは，CCDのα間在細胞からの H^+ の分泌が増加して，主細胞からの K^+ 分泌が減るという仮説やな．また，アシドーシスは，主細胞血管側の anion-exchanger（Cl^--HCO_3^- exchanger）を活性化するので，細胞内への Cl^- の流入が増え，さらに K^+-Cl^- co-transporter を介して細胞外へ血管側から K^+ が流出することで，細胞内 K 濃度が低下するので，CCDでの K^+ 分泌が減るという意見もあるんや．いずれにせよ，アシドーシスになると CCD でも K^+ 分泌は減るんやな．

なるほど，今回の症例では，いろんな機序を介して高 K 血症が起きたと考えればいいんですね．

ほな，今回の症例への対応・治療はどないしたらええか，考えてみよか．

今回の症例の治療 〜急性期〜

今回の症例では，入院後かなり血清 K 値が上昇しとるな．

高 K 血症は，致死的な不整脈を起こす可能性がありますよね．だから，まずバイタル確認後に，心電図をとります．今回は心電図の異常を認めなかったので，その結果をみて安心したのを覚えています．

なるほどな．高 K 血症における心電図異常は非常に有名やけど，その感度は高くないさかい，心電図が正常だからといって安心したらあかんと最近は考え

第6話 慢性腎臓病における高カリウム血症

られとるんや(図6-1). また, 不整脈や心電図異常だけやのうて, 筋肉系や神経系の症状にも着目すべきやといわれとる. 高K血症の症例に遭遇すれば, 心電図や心電図モニターが必要なのは当然なんやけど, もっと症例の状態・病態に応じて, まずemergencyに対応すべきかどうか判断せんとあかんといわれとるんやな(図6-2, 表6-1). 今回の症例やと, 入院後に高K血症の悪化があり, 6.4mEq/Lと, 図6-2に示したemergencyに対応すべき6.5mEq/Lに近いから, 対応を急ぐべきかもしれん.

ほな, ナトリン, 高K血症のemergencyな対応とは何やったかな？
(筆者注：救急時の高K血症の治療に関して, 教科書などの記載は, 良質な臨床的エビデンスに基づいておらず, 専門家のコンセンサスによるものが多い.)

高K血症による心臓への影響を予防・治療せよ, って習いました. なのでまず, 心臓の興奮を抑制するために, Ca製剤の静脈投与を行います. それから, K^+を細胞内に移行させるために, グルコース・インスリンの静脈内投与を行います. また, 今回の症例はアシドーシスが存在するので, HCO_3^-の静脈投与も有効だと考えます. それと, 過剰なK^+を体外に排泄するために, K吸着

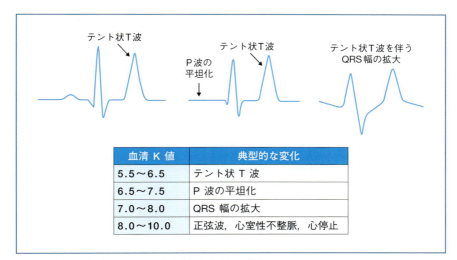

図6-1 高K血症における典型的な心電図変化
心電図変化は, 高K血症に対して感度が低いので, 心電図変化がなくても安心できない.
(Mattu A, Brady WJ, Robinson DA: Electrocardiographic manifestations of hyperkalemia.
Am J Emerg Med, 18: 721-729, 2000より作成)

各論　腎生理を理解して，患者さんの尿細管内の尿の流れを理解しよう

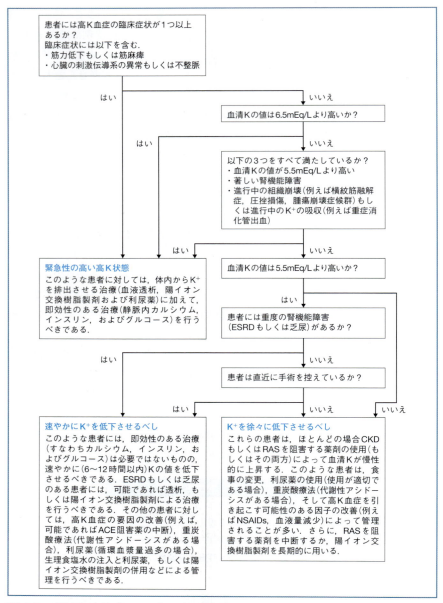

図6-2　高K血症治療アルゴリズムの一例

(Mount DB: Treatment and prevention of hyperkalemia in adults. In: Post TW, ed. UpToDate. Waltham, MA: UpToDate Inc.〈http://www.uptodate.com〉より作成)

慢性腎臓病における高カリウム血症

表6-1 高K血症の重症度

軽　症	S-K 5.0〜5.9mEq/L 心電図変化なし
中等症	● S-K 6.0〜6.4mEq/L 　心電図変化なし ● S-K 5.0〜5.9mEq/L 　心電図変化あり，症状あり
重　症	● S-K＞6.5mEq/L 　心電図変化なし ● S-K 6.0〜6.4mEq/L 　心電図変化あり，症状あり

レジンの経口もしくは注腸を，それでも改善がなければ血液透析を考慮します（表6-2）．

ナトリン，よう勉強したなあ！
近年の緊急性高K血症への対応への種々の総説や書籍をみていると，高K血症の心毒性を緩和させるためには，十分量のCa^{2+}の投与が必要なことが強調されているな．

そうなんですね．グルコン酸Caのアンプル10mLでは少ない可能性があるってことですね．表6-1にも30mLと書いてありますね．$CaCl_2$の投与に関してはどうですか？

グルコン酸Ca液より$CaCl_2$液のほうがCa^{2+}の濃度が高いさかい，グルコン酸Ca液の投与より有効ではないかという意見もあるんやけど，$CaCl_2$液は血管外漏出で組織壊死を起こすから，中心静脈から投与しなければならないことに注意すべきやな．よって現状では，十分量，つまり30mLの10％グルコン酸Ca液を末梢静脈から投与すると覚えておいたほうが良いな．

了解しました！

次にインスリンの投与に関してやが，低血糖の回避のために，インスリンを減らす，つまり，レギュラーインスリン5単位と10単位との効果を比較した検討が複数あるんや．その結果は一定ではないんやけど，10単位インスリンのほう

各論 腎生理を理解して，患者さんの尿細管内の尿の流れを理解しよう

表6-2 高K血症の治療

治療	経路	発現時間／持続時間	機序	解説
10mLのCaCl(10%)もしくは30mLのグルコン酸カルシウム(10%)溶液に対応する，6.8mmolのカルシウム	急性静脈内投与	1～3分 30～60分	膜電位の安定	・血清K濃度には影響しない ・効果は心電図変化の正常化によって測定される ・効果がみられない場合は同量を再度投与できる ・ジゴキシンを投与されている患者に対しては注意が必要
高張食塩水(3～5%)を50～250mL	急性静脈内投与	5～10分 ～2時間	膜電位の安定	・低Na状態の患者にのみ効果がみられる
$NaHCO_3$を50～100mmol	急性静脈内投与もしくは長期経口投与	5～10分 ～2時間	再分布	・Na^+投与により既存の高血圧および心不全が悪化する可能性がある ・透析を受けている患者に対する急性期治療としては効果に疑問がある
レギュラーインスリンを10単位	急性静脈内投与	30分 4～6時間	再分布	・低血糖を防ぐため，グルコース50gを同時に静脈投与
β_2作動薬(刺激薬)を，噴霧器で10～20mg吸入，もしくは100mLの5%ブドウ糖液に0.5mg(静脈内投与)	急性静脈内投与もしくは急性吸入投与	30分 2～4時間	再分布	・効果はインスリンおよびアルドステロンには影響を受けない ・既知の冠動脈疾患をもつ患者には注意が必要である
フロセミドを40mg，もしくは同等量の他のループ利尿薬 進行したCKDをもつ患者の場合はより多くの投与が必要となることがある	急性静脈内投与もしくは長期経口投与	場合によって異なる利尿効果が発現するまで，およびそれ以上	排出	・急性期における介入にはループ利尿薬を用いる ・慢性期の管理にはループもしくはサイアザイド系利尿薬を用いる．ループ利尿薬を用いる際はGFR＜40mL/分/1.73m^2とする ・GFRが低下している患者には効果がみられないことがある
フルドロコルチゾン酢酸エステルを0.1mg以上(1日あたり0.4～1.0mgまで)	長期経口投与	該当なし	排出	・アルドステロン抵抗性患者の場合は，K濃度を効果的に低下させるためには多くの量が必要となることがある ・Na^+貯留浮腫，および高血圧が起こりうる．また，腎・心血管疾患が促進されうる
陽イオン交換樹脂ポリスチレンスルホン酸ナトリウムを25～50g	経口もしくは直腸投与(急性か長期のどちらか)，ソルビトールと併用しない	1～2時間 4～6時間以上	排出	・命に関わるような腸管壊死，その他にも胃腸における重篤な有害事象が報告されている ・低K血症および電解質平衡異常をもたらしうる ・緊急時には用いることはできない ・Na^+負荷による心不全のある患者に用いる場合は注意が必要である

慢性腎臓病における高カリウム血症

表6-2 高K血症の治療（続き）

治療	経路	発現時間／持続時間	機序	解説
陽イオン交換ポリマー patiromer 8.4, 16.8, もしくは 25.2 g（日本では使用できない）	経口投与（急性もしくは長期）	7時間〜48時間	排出	・多くの経口薬剤と結合するため（in vitro の結合試験による），他の経口薬剤とは，服用間隔を少なくとも6時間空ける ・作用の発現時間が遅いため，生命を脅かすような高K血症に対する急性期治療としては用いるべきでない ・低K血症や低Mg血症をもたらしうる
透析	血液透析（急性もしくは長期），腹膜透析（長期）	数分以内 透析が終わるまで，およびそれ以上	除去	確実な方法

(National Kidney Foundation: Best Practices in Managing HYPERKALEMIA in Chronic Kidney Disease. 〈https://www.kidney.org/sites/default/files/02-10-7259_DBH_Best-Practices-in-Managing-Hyperkalemia-in-CKD.pdf〉より作成)

が，その効果が確実だと考えられているんや．しかし，低血糖のリスクが増すので，頻回の血糖測定と十分量のブドウ糖静脈内投与が必要になるな．臨床の現場で，50％ブドウ糖液が使われることがあると思うけど，これは，高張な製剤やから，急激な血糖上昇により，細胞内から K^+ が移行して，高K血症が悪化する可能性もある．せやから50％ブドウ糖液を使用するのであれば，10単位のインスリンの投与も同時に行うことを推奨するな．また，インスリンの作用が持続するので，その後もグルコース入りの輸液製剤の投与を継続すべきやな．グルコースを投与する場合には，低栄養の可能性がある症例に対して，十分量のサイアミンの投与もすべきやな．

インスリンの投与に関して勉強になりました．きどにゃんに教えてもらったことを参考に，自分でもプロトコールを作成してみます．

他にも，K^+を細胞内に移行させる作用のある$β_2$刺激薬の吸入を行うこともあるようやな．HCO_3^-の投与は，透析患者における検討で無効であるという研究もあって，細胞内にK^+を移行させるという作用について疑問視する意見もあ

るから，グルコース・インスリン療法と併用するようにいわれとるんや（後述の MEMO 参照）．また，高浸透圧である7％や8.4％などの市販されているNaHCO₃の原液を投与すると，細胞内から K⁺ が漏出するので，必ず希釈して使用すべきとされとる．それから，K 吸着レジンをソルビトールとともに使用することは，腸管穿孔のリスクがあるから，禁忌とされとるで．

今は，効果の発現が速い（投与後1時間程度）新規経口 K 吸着薬である sodium zirconium cyclosilicate（SZC，p.200参照）が使用可能となり，このような急性期の病態でも使用している先生がおられるようやな．

（筆者注：SZC の保険適応は，慢性期の高 K 血症であって，急性期の使用には適応がないことに注意すべきである．）

ところで，NaHCO₃は腎臓からの K⁺ の排泄を増加させるために使用するという考えもあるんや．

HCO₃⁻ の陰性荷電によって，CCD からの K⁺ 分泌を増やそうっていう意図ですか？

その通りや．高 K 血症に対して投与する炭酸水素ナトリウム製剤（NaHCO₃）は，体液過剰をきたす可能性があるから，5％ ブドウ糖液（500mL）に NaHCO₃のアンプル（20mL × 3A，約120mEq/L 程度の濃度にする．Ca を含んだ輸液製剤には混注しない）を混入し，ループ利尿薬であるフロセミドの静脈内投与により利尿をつけて（CCD への原尿の流れを増加させて）K⁺ の尿中排泄を増やす，という方法がよく用いられているようや．

確かに，この症例も，Ca 製剤，グルコース・インスリンの投与の後に，この方法を用いて，血清 K 値の低下を得ました．

せやけど，この方法も質の高い臨床的なエビデンスに基づいた治療やないから，効果が得られんことがあって，注意すべきとされとる．実際，今回の症例でも，CCD で K⁺ 分泌を抑制するレニン・アンジオテンシン系 renin-angiotensin system（RAS）阻害薬の使用や，CCD の障害によってⅣ型尿細管アシドーシスを合併している可能性が高く，その効果が得にくい症例やと思うで．その後，今回の症例にはどう対応したんや？

第6話
慢性腎臓病における高カリウム血症

 確か，RAS 阻害薬を中止し，フロセミドの経口投与を開始しました．それと，アシドーシスを改善させるために経口の NaHCO₃ の投与を開始して，血清 K 値の経過を追うことになりました．
（筆者注：2024年12月現在は RAS 阻害薬はできる限り継続すべきと考えられている〈p.202参照〉）

> **MEMO** NaHCO₃投与は血清K値を下げるのか？
>
> NaHCO₃ の投与が細胞内に K⁺ を移行させる機序として図6-3のようなことが考えられている．骨格筋が K⁺ を取り込む主たる細胞であるが，高 K 血症が長期に進むと，細胞内の K⁺ が増え細胞内 H⁺ が減少するので，A の機序が起こりづらくなる．また，NaHCO₃ を比較的多く投与しないと B の機序が働かない．さらに，アシドーシスが起きていないと，C の機序で高 K 血症が生じていないので，NaHCO₃ の投与では K⁺ の細胞内移行が生じない．このような機序を考え，適切な症例に，適切な量の NaHCO₃ を投与しないと効果が得られない可能性がある[6,7]．
>
>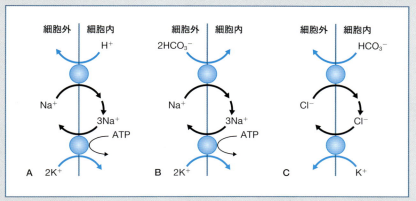
>
> **図6-3** 骨格筋における K⁺ と H⁺ の動き
> 「高K血症になると，K⁺ が細胞内に移行し，H⁺ が細胞内から漏出する」や，「アシドーシスになると，細胞内にH⁺ が移行し，細胞内からK⁺ が漏出する」といった単純なものではない．
> (Aronson PS, Giebisch G: Effects of pH on potassium: a new explanations for old observations. J Am Soc Nephrol 22: 1981-1989, 2011より作成)

各論　腎生理を理解して，患者さんの尿細管内の尿の流れを理解しよう

高K血症は慢性期でも危険

ところで最近，今回のような高K血症は，正常値より軽度の上昇でも生命予後などに影響することが判明してきたんや．

えっと，具体的にはどういうことですか？

今回のような慢性腎臓病 chronic kidney disease（CKD）の多数の症例において，血清K値が5mEq/Lを超えると予後が不良になることが報告されとるんや．また，高K血症は，CKD例において末梢神経の神経伝導速度を低下させ，K^+の制限によって改善することも報告されとる．以前から，循環器の領域においては，低K血症が不整脈のリスクになることが知られとったけど，軽度であっても高K血症も問題がありそうなんや．

CKDの管理においては，血清K値を正常に保つことが重要っていうことですね．でも，腎機能が落ちてくると，尿中へのK^+排泄能が低下するし，タンパク尿があるようなCKD例には，RAS阻害薬を使う必要があるし，難しいような気がします．これ以上患者さんにK^+制限を勧めるのも困難でしょうし……．

米国やと，patiromerやSZCなどの新規経口K吸着薬の効果に期待がもたれとるようやな（表6-3）．つまり，腸管からK^+を排泄させてしまおうという戦略や．SZCは，わが国でも数年前から使用可能となっており，その効果が期待されているんや．実際，新規経口K吸着薬を内服することで，高K血症をきたさずに，RAS阻害薬を継続して使用できる患者さんが増加したという報告がなされとる．しかし，RAS阻害薬を継続して使用できる可能性は示されとるけど，新規経口K吸着薬の併用によって予後が改善するかどうかを証明した報告は，現状ではないことには注意せないかんで．

わかりました！それにしても，どうして，CKDにおいて，軽度でも高K血症が問題となるんでしょうか？

第6話
慢性腎臓病における高カリウム血症

表6-3 主な経口K吸着薬の比較

	sodium polystyrene sulfonate	patiromer	sodium zirconium cyclosilicate
作用機序	Na^+とK^+を交換し，非選択的にK^+，Ca^{2+}，Mg^{2+}と結合する	Ca^{2+}とK^+を交換し，またMg^{2+}と結合する	H^+とNa^+と引き換えにK^+と結合する
効果発現までの時間	一定しない（数時間から数日）	7時間	1時間
結合部位	結腸	結腸	腸管全体
報告されている主な副作用と注意事項	下痢，代謝性アルカローシス，高Na血症，体液過剰，まれに結腸壊死，他の経口薬とは服薬間隔を少なくとも3時間空ける	便秘，下痢，腹部膨満感，高Mg血症，他の経口薬とは服薬間隔を少なくとも3時間空ける	便秘，下痢，浮腫，胃のpHを上昇させることでpHに依存する溶解性をもつ薬剤を阻害する可能性がある

(Raphael KL: Metabolic Acidosis in CKD: Core Curriculum 2019. Am J Kidney Dis 74: 263-275, 2019より作成)

正確な機序は解明されとらんのやけど，高K血症は，腎臓からの酸の排泄を減少させるので，代謝性アシドーシスに傾くことが知られとる．ワイは，この代謝性アシドーシスに傾くことが高K血症の問題の1つと考えとる（各論第8話「慢性腎臓病における代謝性アシドーシス」〈p.217〉参照）．

アシドーシスですか？ じゃあ，アシドーシス予防のために，K^+制限だけじゃなくてタンパク質制限（特に動物性タンパク質）も必要ですね．それに，血圧管理のために減塩も必要だし，CKDの食事療法は制限ばかりになっちゃいますね……．

K^+に関していえば，CKDの食事療法で解決しなければならない問題があるんや．ナトリン，タンパク質制限は高K血症を悪化させる可能性があることを知っとるか？

えー？ どういうことですか？

前も勉強したように，ヘンレ上行脚からCCDまでは，尿細管に尿素トランスポーターは（ほとんど）発現しとらんさかい，この部分では尿素は再吸収されんやろ？ せやから尿素は，この部分の尿細管においては有効浸透圧物質とな

各論 腎生理を理解して，患者さんの尿細管内の尿の流れを理解しよう

り，原尿の量・流れを規定するんや．よって，摂取タンパク質が制限されることで排泄される尿素が減少して，CCDにおける原尿の流れが低下する，ということや．

CCDの原尿の流れの低下はK^+分泌を抑制しますよね．じゃあ，減塩にも同様の効果があるっていうことですね．

その通りや．このようなことから動物性タンパク質を避け，植物性タンパク質の摂取を勧めるべきという意見もあるんや．このことはアシドーシスの管理にもつながるさかい，また後で勉強しよか（各論第8話「慢性腎臓病における代謝アシドーシス」〈p.217〉参照）．また，一律のK^+制限に関しても，問題ないかという意見があるんや．

K^+摂取は血圧を下げますよね．CKDは血圧の管理が重要なので，どうするべきか悩んでいたんです．

実際，CKD Grade 2の症例において，K^+の多い果物や野菜の摂取が腎機能の低下を抑制したという報告があって，今後解決すべき問題やと考えられとる．

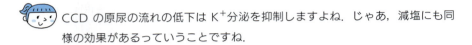

～それから数年後～

RAS阻害薬を継続するために最大の努力をすべき

数年前は高K血症の症例において，RAS阻害薬を中止することも珍しくなかったんやけど，今（2024年12月）は，ずいぶん考え方が変わっているから，ここで紹介するわ．
高K血症で予後が悪化する理由は，うっ血性心不全の患者さんにおいては，「RAS阻害薬の中止によるもの」であるという意見が主流となり，CKDにおいても同様であると考えられるようになってきた．

第6話 慢性腎臓病における高カリウム血症

よって，2024年に改定された欧米のCKDのガイドラインでは，次の2点が新たに加えられた．

①RAS阻害薬を中止するのは最後の手段（表6-4）

CKDにおいても，うっ血性心不全においても，高K血症や腎機能の低下のためにRAS阻害薬を中止すると予後が悪化することが知られており，できる限り継続すべきである．そのためには，新規経口K吸着薬の併用，高K血症をきたしづらいRAS阻害薬などの投与の工夫が必要である．また，RAS阻害薬を中止した場合でも，できる限り再開の努力をすべきである．

②K^+含量が多いからといって，野菜や果物の摂取を一律に制限しない（図6-4）

えー，提示症例みたいにRAS阻害薬を中止して終わりじゃなく，再開の努力をしなければならないってことですか？ そうすると，RAS阻害薬を再開して，効果の高い新規経口K吸着薬を併用することになりますかね？ また，アシドーシスは高K血症を悪化させるので，その管理も必要ですよね（各論第8話「慢性腎臓病における代謝性アシドーシス」〈p.217〉参照）．「高K血症をきたしづらいRAS阻害薬などの投与の工夫」って具体的には何ですか？

投与の工夫は，いまだ質の高いエビデンスがないのやけど，新規経口K吸着薬の併用はもちろんのこと，短時間作用型の非ステロイド型選択的ミネラルコルチコイド受容体拮抗薬 mineralocorticoid receptor antagonist（MRA）

表6-4 高K血症においてRAS阻害薬減量・中止は最後の手段

第1段階 増悪因子に注目せよ
血清K値を上昇させる薬剤（NSAIDs，ST合剤等）の有無の確認を行う 食事からのK^+摂取を確認し，適切なK^+摂取を勧める
第2段階 薬物療法
利尿薬の投与：体液量が減少し，GFRが下がると逆に血清K値が上昇する アシドーシスの管理を行う 新規経口K吸着薬の投与を行う
第3段階 最後の手段
RAS阻害薬の減量・中止：減量・中止は心血管障害のリスクが増加する 病態が改善すれば，再開を検討する

(Kidney Disease Improving Global Outcomes: KDIGO 2024 Clinical Practice Guideline for the Evaluation and Management of Chronic Kidney Disease. Kidney International, 105: S117-314, 2024より作成)

各論　腎生理を理解して，患者さんの尿細管内の尿の流れを理解しよう

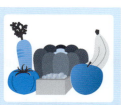
植物性食品
吸収率：50〜60%
植物性食品はK⁺の吸収率が低く，アルカリ負荷，炭水化物負荷により，細胞内K⁺移行が増加し，血清K濃度への影響が少ない．

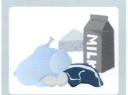
動物性食品
吸収率：70〜90%
動物性食品はK⁺の吸収率が高く，酸負荷となるため，血清K濃度を上昇させやすい．

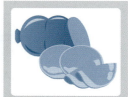
加工食品
吸収率：90%
加工食品にはしばしばK塩が添加されており，K⁺の吸収率が90%を超える．

図6-4　野菜や果物摂取が必ずしも高K血症を起こす訳ではない：吸収率を考えよう！

(Kidney Disease Improving Global Outcomes: KDIGO 2024 Clinical Practice Guideline for the Evaluation and Management of Chronic Kidney Disease. Kidney International, 105: S117-314, 2024より作成)

の使用や，RAS阻害薬とSGLT2阻害薬の併用，そして，うっ血性心不全に対してはアンジオテンシン受容体ネプリライシン阻害薬 angiotensin receptor neprilysin inhibitor (ARNI)の使用を勧める専門家がおられるな．SGLT2阻害薬やARNIは，利尿作用のある薬剤，つまり，尿細管腔内の原尿の流れを促進する薬剤やから，高K血症の発症が減るかもしれんな．しかし，これはかなり専門性が高い分野なので，慎重に対応すべきやと思うで．

以前から，CKDにおいても，K⁺の多い果物や野菜の有用性は聞いていたんですけど，最近は意見が変わってきていますね．また，野菜や果物より，肉類・乳製品，加工食品のほうが，高K血症をきたしやすいんですよね．食品中のK⁺含量だけで判断したらダメなんですね．

以前から専門の栄養士さんは，野菜や果物の有用性に注目していて，症例に応じた指導をされていたんや．せやけど，医師であるわれわれが，食品中のK⁺含量の表だけをみて，腎機能が低下して高K血症が出現したら，一律に摂取制限していたというのが問題であったんやと思うよ．
そして，次に示すことがわかったので，近年考え方が変わってきたんやと思うで[15]．

第6話
慢性腎臓病における高カリウム血症

きどにゃん's Point

❶ CKD においても，経口 K^+ 摂取量を示す尿中 K^+ 排泄量と血清 K 濃度の相関が弱い
❷ 果物や野菜は，細胞壁を有するので，腸管での吸収率が低い
❸ 果物や野菜は，繊維が多く含まれているため，便秘をきたしづらく，腸管からの K^+ 排泄が維持される
❹ 果物や野菜に含まれるグルコースによってインスリンが分泌され細胞内への K^+ 移行を促進する
❺ 野菜や果物は有機酸が多く，体内でアルカリに代謝され，尿中の K^+ 排泄を増加させる
❻ K^+ の多い食事を摂取すると，横紋筋への K^+ 移行の増加がみられる．この K^+ 移行の増加は，Na^+-K^+ ATPase の活性の増加によるものとされており，この Na^+-K^+ ATPase の活性の増加は横紋筋細胞の萎縮の予防になる可能性がある

そうすると，今後は「CKD において，RAS 阻害薬を継続し，野菜・果物の摂取も減らすな」ということですか……でも難しいな……．そうだ，新規経口 K 吸着薬を併用したら，問題ないんじゃないですか……？

そういう意見を述べる専門家もおられる[16]んやけど，そう簡単にいかんのやわ[17]……．
　確かに新規経口 K 吸着薬で，高 K 血症による RAS 阻害薬の中断・中止は減るようやけれども，同薬剤の併用で CKD 症例の予後が改善するかは，いまだ不明やしな．そして，気をつけないかんのは，新規経口 K 吸着薬に関する論文は，食後の血清 K 濃度を検討したものが少なく，食後高 K 血症が抑制できるか不明なんや．さらに，CKD 症例においては，食後の血中 K 濃度を抑制するために，骨格筋や肝臓での細胞内への K^+ 移行を亢進させる代償機構が働いているやろ？　それを，K 吸着薬で K^+ 摂取を強制的に抑制すると，代償機構が減弱して，かえって食後高 K 血症が悪化する懸念があるんや．また，腎機能の正常例に対しては，K^+ 摂取（特に代用塩としての KCl）の脳心血管系へ

205

各論　腎生理を理解して，患者さんの尿細管内の尿の流れを理解しよう

の好影響は確認されているけど，CKD症例ではまだ証明されていないんや．現在，CKD grade 3b，4に対して，塩化K（KCl），クエン酸Kを補充する臨床研究が施行中なんやけど，KClの短期間の投与では，高K血症の頻度が増え，血圧の効果もみられなかったとされているんや．KClは，代用塩として市販されてもいるんやけど，Cl^-は酸であり，果物や野菜とは違う．このことが，CKD症例では問題になるのではとワイは思っているんや．

さらに，SZCは，従来の薬より便秘の発現頻度が少ないとされているけど，実臨床においては，高齢者では便秘が多いし，K^+とNa^+の交換なので，Na^+負荷になって，血圧の上昇・浮腫の悪化がみられる症例もあるようで．実際，うっ血性心不全の症例の検討において，うっ血の悪化による救急外来の受診・入院が，patiromerと比較して，SZCにおいて有意に増加したという報告があるんや[18]．

また，薬剤増加のポリファーマシーや薬価の問題も考えないかんな……．

そうですね．「CKDにおいて，RAS阻害薬を継続し，野菜・果物の摂取も減らさない」というより高い目標を目指すためには，医師だけじゃなく，薬剤師の先生，管理栄養士の先生と協働しながら，対応する必要があるということですね．

> **MEMO　腎臓のnatureからみた食事療法　その1**
>
> 　NaClの摂取量が増えると，口渇が生じて，飲水量が増え，尿量が増えるといわれている（このことは，塩分の多い辛い食事を摂取したとき〈ラーメンの汁を全部飲み干したときなど〉にわれわれは体感している）．では，長期間NaClの摂取が増加したときも同様であろうか？　この疑問に答えるべく，火星を目指す宇宙飛行士を対象として，NaCl摂取を1日6，9，12gと正常範囲内で増加させるという，100日以上の長期間にわたる体液量，電解質のバランススタディーが行われた．その結果は，長期間NaClを過剰に摂取すると，①腎臓からのNaClの排泄は増加するが，それに伴い尿量が増加するのではなく，腎臓における尿素と水の再吸収が増加し，尿量は増加しない．②グルココルチコイドを介して，肝臓と筋肉でタンパク質の異化が亢進し，代謝水が増加することや，尿素の産生が腎臓での水の再吸収に利用されることから，飲水量は増えない，というものであった．つまり，

慢性腎臓病における高カリウム血症

長期間の軽度の過剰 NaCl 摂取は，短期間の過剰の NaCl 摂取と異なり，「飲水量・尿量は増加しない．必要な水は，筋肉を溶かして得る」ということであった．

この研究は，長期にわたる NaCl の過剰な摂取は，筋肉の異化を促進させる可能性を示唆している．さらに，NaCl の過剰摂取は，尿中への Ca^{2+} 排泄の増加，つまり，骨塩量を減少させることも知られており，高齢者の骨塩と筋肉量の減少で生じる「フレイル」の予防策の1つとして NaCl 制限が有効である可能性がある．今後の検討を待ちたい[10~12]．

MEMO 腎臓のnatureからみた食事療法 その2

ヒトの食事内容は，文明の進歩（農業の導入など）に伴い大きく変化し（K^+ 摂取量の減少，NaCl 摂取量の増加，食事性不揮発酸の増加），現在の食事は，遺伝的に規定された腎臓の nature からかけ離れたものとなってきていると以前述べた．腎臓は，酸塩基平衡代謝に重要な役割を演じているが，ここではこのヒトの食事内容の変化を酸塩基平衡代謝の面から考察したい．

ヒトの食事は，石器時代という前文明の時代が数万年以上続いた後，文明・農業により非常に短期間（数千年）の間に大きく変わった．農業による食事の変化は，端的にまとめると，穀類摂取量増加，穀類から家畜を育てることによる動物性タンパク質の摂取増加，食品の保存加工による NaCl 摂取増加・K^+ 摂取減少といえよう．文明時代に増えたもの，すなわち穀類，動物性タンパク質，NaCl はすべて内因性酸の産生を増加させるため，文明時代は，酸塩基平衡代謝の面からみれば，持続する軽度の代謝性アシドーシスの状態といえる．最近，栄養学の分野において，この長期間の軽度の代謝性アシドーシスは，骨塩量の減少（アシドーシスの緩衝のため骨が脱灰する），筋肉タンパク質の減少（アシドーシスの緩衝のため），尿路結石の増加（尿路結石を予防する尿中クエン酸の排泄減少），高血圧・糖尿病・慢性腎臓病の発症・進展に関与しているのではないかと考えられており，注目されている．

よって今後，生活習慣病の予防として，植物性の食品（K^+ 摂取の増加，代謝される有機酸の摂取増加からの内因性酸産生量の低下）が，文明の発展によるアシドーシスを改善させる意味からも有用かもしれない[13, 14]．

各論　腎生理を理解して，患者さんの尿細管内の尿の流れを理解しよう

> **MEMO** 今後，BRASH症候群が増えるのでは？
>
> 　2023年頃から，電解質異常の症例報告で BRASH 症候群に関する論文が著増している[19]．BRASH 症候群は，AV 結節遮断薬 AV nodal blockers と腎障害の相乗効果によって重度の徐脈と高 K 血症から引き起こされる症候群であり，Bradycardia（徐脈），Renal failure（腎不全），AV nodal blockade（房室結節遮断），Shock（ショック），Hyperkalemia（高 K）の頭文字をとって名付けられたようである．
>
> 　定型例は，心筋における伝導系を抑制する Ca 拮抗薬による薬剤と RAS 阻害薬を内服中の患者が，なんらかの要因で，循環不全をきたし，救急外来を受診し，著明な徐脈，腎障害，高 K 血症を認めていたというものである．徐脈に関しては，高 K 血症の関与も考えられるし，循環不全・腎障害は，徐脈の悪化から生じた可能性もある．BRASH 各々の要因が，原因となり，結果となり，この病態を生じさせると考えられている．電解質異常の観点からは，徐脈に関して，この病態であれば，高 K 血症が重篤でなくても Ca^{2+} の静脈投与をすべきという意見があり，対応法に議論があるのが現状である．徐脈に関しては，Mg^{2+} 含有の下剤による高 Mg 血症でも生じうるはずである．また，ジギタリス中毒でも BRASH 症候群がみられるようである（ジギタリスは Na^+-K^+ ATPase を抑制するので，高 K 血症をきたす．さらに，同薬は Ca^{2+} の作用を増強させるので，高 K 血症に対する Ca^{2+} 製剤の投与に注意すべきである）．同様の病態を BRASH 症候群と認識せずに経験されている読者が多いのではないかと筆者は考えている．人口の高齢化が進み，RAS 阻害薬や循環系作動薬が頻用されるわが国において，今後この症候群が増加するのではと筆者は危惧している．

まとめ

- CKD における高 K 血症の治療を理解しよう．
- 医原性の要因が高 K 血症を悪化させていることが多い．
- CKD において，RAS 阻害薬を継続するために，最大限の努力をしよう．

第6話 慢性腎臓病における高カリウム血症

文献

1) Palmer BF, Clegg DJ: Hyperkalemia across the Continuum of Kidney Function. Clin J Am Soc Nephrol, 13: 155-157, 2018. PMID: 29114006
2) Mount DB: Treatment and prevention of hyperkalemia in adults. In: Post TW, ed. UpToDate. Waltham, MA: UpToDate Inc.〈http://www.uptodate.com〉（2024年12月アクセス）
3) National Kidney Foundation: Best Practices in Managing HYPERKALEMIA in Chronic Kidney Disease.〈https://www.kidney.org/sites/default/files/02-10-7259_DBH_Best-Practices-in-Managing-Hyperkalemia-in-CKD.pdf〉（2024年12月アクセス）
4) Montford JR, Linas S: How Dangerous Is Hyperkalemia?. J Am Soc Nephrol, 11: 3155-3165, 2017. PMID: 28778861
5) Arnold R, Pianta TJ, Pussel BA, et al.: Randomised, Controlled Trial of the Effect of Dietary Potassium Restriction on Nerve Function in CKD. Clin J Am Soc Nephrol, 12: 1569-1577, 2017. PMID: 28893921
6) Aronson PS, Giebisch G: Effects of pH on potassium: new explanations for old observations. J Am Soc Nephrol, 22: 1981-1989, 2011. PMID: 21980112
7) Abuelo JG: Treatment of Severe Hyperkalemia: Confronting 4 fallacies. Kidney Int Rep, 3: 47-55, 2017. PMID: 29340313
8) Kamel KS, Halperin ML: Intrarenal urea recycling leads to a higher rate of renal excretion of potassium: an hypothesis with clinical implications. Curr Opin Nephrol Hypertensions, 20: 547-554, 2011. PMID: 21788894
9) Burnier M: Should we eat more potassium to better control blood pressure in hypertension?. Nephrol Dial Transplant, 34: 184-193, 2019. PMID: 29301002
10) Rakova N, Kitada K, Lerchl K, et al.: Increased salt consumption induces body water conservation and decreases fluid intake. J Clin Invest, 127: 1932-1943, 2017. PMID: 28414302
11) Kitada K, Daub S, Zhang Y, et al.: High salt intake reprioritizes osmolyte and energy metabolism for body fluid conservation. J Clin Invest, 127: 1944-1959, 2017. PMID: 28414295
12) 北田研人, 中野大介, 人見浩史, 他：腎と高血圧. 日本腎臓学会誌, 60: 36-40, 2018.
13) Carnauba RA, Baptistella AB, Paschoal V, et al.: Diet-Induced Low-Grade Metabolic Acidosis and Clinical Outcomes: A Review. Nutrients, 9: 538, 2017. PMID: 28587067
14) Pizzorno J, Frassetto LA, Katzinger J: Diet-induced acidosis: is it real and clinically relevant?. Br J Nutr, 103: 1185-1194, 2010. PMID: 20003625
15) Babich JS, Kalantar-Zadeh K, Joshi S: Taking the Kale out of Hyperkalemia: Plant Foods and Serum Potassium in Patients With Kidney Disease. J Ren Nutr, 32: 641-649, 2022. PMID: 35131414.
16) Nicola LD, Garofalo C, Borrelli S, et al.: Recommendations on nutritional intake of potassium in CKD: it's now time to be more flexible!. Kidney Int, 102: 700-703, 2022. PMID: 36150763.
17) Agarwal R: Should we liberalize potassium intake in CKD? No, we should not. Kidney Int, 102: 703-706, 2022. PMID: 36150764.
18) Zhuo M, Kim SC, Patorno E, et al.: Risk of Hospitalization for Heart Failure in Patients With Hyperkalemia Treated With Sodium Zirconium Cyclosilicate Versus Patiromer. J Card Fail, 28: 1414-1423, 2022. PMID: 35470055.
19) Josh F: PulmCrit- BRASH syndrome: Bradycardia, Renal failure, Av blocker, Shock, Hyperkalemia. 2016.〈https://emcrit.org/pulmcrit/brash-syndrome-bradycardia-renal-failure-av-blocker-shock-hyperkalemia/〉（2024年12月アクセス）
20) 杉本俊郎：詳述！学べる・使える水・電解質・酸塩基平衡異常Q&A辞典【電子版付】. 日本医事新報社, 2019.
21) 杉本俊郎：腎臓の診療にすぐに役立つ63のQ&A. 金芳堂, 2024.

22) 杉本俊郎：きどにゃんとゆく！ 酸塩基平衡を学ぶ旅 腎生理がわかれば、酸塩基平衡もわかる！ 南山堂, 2021.
23) D Pandya S: Practical Guidelines on Fluid Therapy: Complete Monogram on Fluid, Electrolytes, and Acid-Base Disorders. 3rd edition, Sanjay Pandya, 2024.
改訂 2 版の執筆にあたり，20)〜23) の書籍を参考にした．
24) 日本腎臓学会編：エビデンスに基づく CKD 診療ガイドライン 2023. 東京医学社, 2023.
25) Kidney Disease: Improving Global Outcomes(KDIGO)CKD Work Group: KDIGO 2024 Clinical Practice Guideline for the Evaluation and Management of Chronic Kidney Disease. Kidney Int, 105: S117-S314, 2024. PMID: 38490803.
改訂 2 版の執筆にあたり，24)〜25) のガイドラインを参考にした．

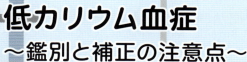

第7話

低カリウム血症
～鑑別と補正の注意点～

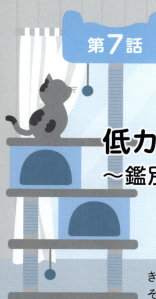

きどにゃんとナトリンの間でいつしか恒例になりつつある，その日の症例のふり返り．今回は，低K血症の症例について考えるようです．

 きどにゃん，今日の外来に四肢筋力が低下した著明な低K血症の患者さんが来られました．

低K血症の一例

35歳，男性．全身の疼痛と筋力低下で受診．
　受診2週間前から，腹痛と悪心・嘔吐が出現し，食事摂取量が減少していた．下痢は認めなかった．1週間前から，さらに症状が悪化し，全身の筋力低下が出現し，動けなくなった．有意な既往歴はないが，慢性的な腰痛のため，市販のイブプロフェンを過去3ヵ月，連日服用していた．喫煙やアルコールの摂取はない．

各論　腎生理を理解して，患者さんの尿細管内の尿の流れを理解しよう

受診時，意識は清明で，血圧は110/80 mmHg，四肢，特に下肢の筋力の低下が著しかった．

入院時血清検査：
TP 6.8 g/dL，Alb 4.3 g/dL，Na 142 mEq/L，K 1.8 mEq/L，
Cl 113 mEq/L，BUN 18 mg/dL，Cre 1.0 mg/dL，Glu 122 mg/dL，
Ca 9.3 mg/dL，Pi 1.8 mg/dL，Mg 2.7 mg/dL，CPK 430 IU/L（34〜294）

動脈血　血液ガス検査 room air（室内気）：
pH 7.32，PaCO$_2$ 31 mmHg，PaO$_2$ 158 mmHg，HCO$_3^-$ 15 mEq/L

入院時随時尿検査：
U-Na 51 mEq/L，U-K 31 mEq/L，U-Cl 76 mEq/L，U-UN 302 mg/dL，
U-Cre 44.0 mg/dL

低K血症の成因の鑑別

低K血症の鑑別やね．ナトリン，どうするんや．

えーと，低K血症の鑑別の基本は，K$^+$摂取不良や細胞内へK$^+$が移行する病態（アルカローシスや甲状腺中毒症等）をまず鑑別します．低K血症の成因の正確な診断ができないと，その補正は困難です．そして，次に体内K$^+$含量の低下が，腎臓以外（消化管が多い）からのK$^+$喪失によるものか，腎性のK$^+$の喪失によるものかを鑑別します．また，見落としがちなので，低K血症に遭遇したときは，Mg^{2+}の欠乏がないかを確認します．
そのために，1日蓄尿を行い，K$^+$の1日尿中排泄量を測定します．1日蓄尿において，1日尿中K排泄＜20 mEq/であれば，腎外性のK$^+$喪失を，尿中K$^+$排泄＞20 mEqの場合は，腎性K$^+$喪失を考えるべきといわれています．しかし，1日蓄尿では，時間がかかり，本例の場合は役立たないので，随時尿検査で，U-K/U-Cr＜13 mEq/g Cr：腎外性K$^+$喪失，U-K/U-Cr＞13 mEq/g

Cr：腎性 K⁺喪失，と鑑別します．

腎外性 K⁺喪失は，下痢等の消化管からの K⁺喪失によるものが多くみられます．

本例の場合は，どうや？

本例の場合は，細胞内移行は否定的で，U-K/U-Cr ＝ 70.4 ＞ 13 mEq/g Cr であるので，腎性の K⁺喪失を疑います．

了解．それで？

腎性 K⁺喪失の鑑別は，酸塩基平衡の状態と，高血圧の有無が重要であるといわれています．高血圧を呈した場合（体内に Na⁺ が蓄積するとともに，尿中への K⁺ 排泄が増す病態）は，レニン・アンジオテンシン・アルドステロン系 renin-angiotensin-aldosterone system（RAS）の亢進，aldosterone 作用のみが亢進する病態（原発性アルドステロン症等）と，RAS すべてが亢進している病態を鑑別する必要があります（腎血管性高血圧等，表7-1）．一方，高血圧を認めない場合（尿中に Na⁺ と K⁺ がともに喪失する病態）は，血中 HCO_3^- 濃度により，代謝性アシドーシス（尿細管アシドーシス等）きたす病態と，代謝性アルカローシス（利尿薬や塩類喪失性腎症，嘔吐による胃液喪失等）きたす病態を鑑別します．

本例は血圧が高くなく，代謝性アシドーシスを呈しているので，尿細管アシドーシス等が疑われます．

低 K 血症を伴う代謝性アシドーシスの鑑別やな．これは，腎臓での酸の排泄量の指標，尿中の NH_4^+ の排泄の状態を尿中アニオンギャップ anion gap

表7-1　低K血症：高血圧を伴うときのRASの亢進の分類

	レニン活性	血中アルドステロン濃度	例
一次性のアルドステロン症	低下	上昇	アルドステロン症
二次性のアルドステロン症	亢進	上昇	腎動脈狭窄症 レニン産生腫瘍
三次性のアルドステロン症	低下	抑制	甘草を含む薬剤摂取等

各論 腎生理を理解して，患者さんの尿細管内の尿の流れを理解しよう

(AG)で推測すべきやな．尿中 AG は，U-Na + U-K − U-Cl = 51 + 31 − 76 = + 6 で，NH_4^+ が多い場合はマイナスになるので腎臓からの酸の排泄障害，そして，腎機能が正常なので，尿細管アシドーシスが疑われるのではないかな．

 確かに本例は，精査により，イブプロフェンによる可逆性の遠位尿細管アシドーシスと判明しました．

低 K 血症の補正に関して

 低 K 血症を補正するときは，かなり多くの K^+ が必要なんですね（表7-2）．

 そうや，多量の K^+ の静脈内の投与は心毒性のリスクがあるし，K の多い輸液は，末梢血管の静脈炎を起こすし，やっかいなんよな．よって，経口の K^+ 投与が安全といわれているけど，本例の場合は，症状が強く，重度の低 K 血症を呈しているから，まず静脈内投与が必要になると思うわ．

> **きどにゃん's Point**
>
> K^+ の静脈内投与のルール（一例）
> - 1時間で，10〜20 mEq 以上の投与を避けよ
> - 輸液の K 濃度が，40 mEq/L を超えないようにせよ（末梢静脈の場合）
> - 1日の静脈内 K^+ 投与量が，240 mEq を超えないようにせよ
> - 1時間 20 mEq 以上の投与，K 濃度 40 mEq/L を超える液を使用するときは，厳重な心臓のモニターを，K 濃度 40 mEq/L を超える液を使用するときは中心静脈から投与せよ
> - 各々の施設の高濃度・高用量静脈内 K^+ 投与の安全基準を遵守せよ

第7話
低カリウム血症

表7-2 細胞内移行がないときの推定体内K⁺欠乏量

血清K⁺濃度	体内K⁺欠乏量
3.0	100〜200 mEq
2.0	400〜600 mEq
<2.0	>500 mEq

(Pandya S: Practical Guidelines on Fluid Therapy: Complete Monogram on Fluid, Electrolytes, and Acid-Base Disorders. 3rd edition, Sanjay Pandya, 2024より作成)

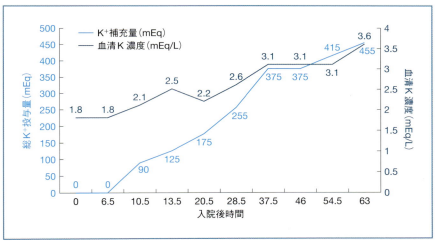

図7-1 本例のK⁺投与量
(Chhabria M, Portales-Castillo I, Chowdhury M, et al.: A Case of Severe Hypokalemia. Am J Kidney Dis, 76: A9-A12, 2020より作成)

実際，本例は，筋力低下の症状を改善させるために，多くのK⁺の投与が必要でした（図7-1）．

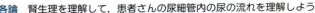

各論　腎生理を理解して，患者さんの尿細管内の尿の流れを理解しよう

- 低 K 血症の成因を鑑別する際には，高血圧の有無や，酸塩基平衡状態（血液ガス検査や尿中電解質検査を行う）も同時に把握することが，有用である．
- 低 K 血症の補充には予想以上に大量の K^+ が必要なことに注意すべきである．

文　献

1) Chhabria M, Portales-Castillo I, Chowdhury M, et al.: A Case of Severe Hypokalemia. Am J Kidney Dis, 76: A9-A12, 2020. PMID: 32571502
   本例はこの症例報告を参照した．
2) Pandya S: Practical Guidelines on Fluid Therapy: Complete Monogram on Fluid, Electrolytes, and Acid-Base Disorders. 3rd edition, Sanjay Pandya, 2024.
3) 杉本俊郎：腎臓の診療にすぐに役立つ 63 の Q&A. 金芳堂 , 2024.
   改訂 2 版の執筆にあたり，2)〜3) の書籍を参考にした．

第8話

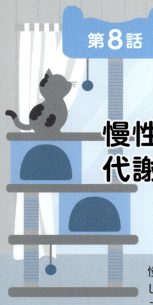

慢性腎臓病における代謝性アシドーシス

慢性腎臓病における高K血症について学んだナトリン．しかしきどにゃんには，慢性腎臓病に関してまだ教えたいことがあるようで……？

そういえば，前に慢性腎臓病 chronic kidney disease（CKD）における高K血症の治療について話したけど（各論第6話「慢性腎臓病における高カリウム血症」〈p.188〉を参照），覚えとるか？

覚えてると思います！

そこは「覚えてる」と断言してほしいんやけど……まあええわ．せっかくやし，そのときの症例をもとに，CKDにおける代謝性アシドーシスについてもみてみよか．まずは，さっきの症例から何を学んだか復習してみよか．

各論　腎生理を理解して，患者さんの尿細管内の尿の流れを理解しよう

65歳男性，鼠径ヘルニアの手術のために入院．
約20年来の2型糖尿病で近医にて加療中．インスリン，ロサルタン，アムロジピン，アトルバスタチン処方中．

入院時検査：
尿タンパク　陽性，Hb 11.0 g/dL，Na 139 mEq/L，K 5.6 mEq/L，Cre 1.9 mg/dL，Glu 176 mg/dL

入院第2病日の検査：
Na 138 mEq/L，K 6.4 mEq/L，Cl 112 mEq/L，Alb 2.0 g/dL，Cre 2.1 mg/dL

動脈血液ガス　room air（室内気）：
pH 7.36，$PaCO_2$ 35 mmHg，PaO_2 109 mmHg，HCO_3^- 19 mEq/L

入院第2病日の随時尿検査：
尿タンパク　++，U-Na 61 mEq/L，U-K 35 mEq/L，U-Cl 57 mEq/L

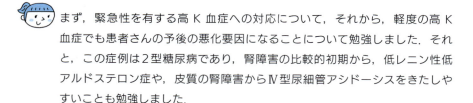

まず，緊急性を有する高K血症への対応について，それから，軽度の高K血症でも患者さんの予後の悪化要因になることについて勉強しました．それと，この症例は2型糖尿病であり，腎障害の比較的初期から，低レニン性低アルドステロン症や，皮質の腎障害からⅣ型尿細管アシドーシスをきたしやすいことも勉強しました．

せやな．これまではCKDにおける高K血症についてみてきたけど，CKDにおいては高K血症と代謝性アシドーシスは密接に関連しとる（表8-1，2）[1, 2]．せやから，この症例をアシドーシスの面から勉強してみよか．そして最後に，高K血症とアシドーシスについて両方同時に考えながら，外来などで長期的な管理をどうすべきかも考えてみるで．

慢性腎臓病における代謝性アシドーシス

表8-1 代謝性アシドーシスのリスク

危険因子	解説
低いGFR	ステージ3のときに2倍，ステージ4のときに7倍（ステージ2のCKDと比較して）高い
低いアンモニア排泄	15mEq/日よりも低い場合，アシドーシスを伴うリスクが（25 mEq/日より高い場合と比較して）2.5倍高い
高K血症	5.0mEq/L以上の場合，2.4倍のリスク
タンパク尿	30mg/gCr以上の場合，2倍のリスク
喫　煙	43％のリスクの増加
貧　血	40％のリスクの増加
高い血清アルブミン	1mg/dL増加するごとに35％のリスクの増加
利尿薬の使用	投与によりリスクが30％減少する
ACEI/ARBの使用	24％のリスクの増加

ACEI：angiotensin converting enzyme inhibitor，ARB：angiotensin receptor blocker
(Raphael KL: Metabolic Acidosis and Subclinical Metabolic Acidosis in CKD. J Am Soc Nephrol, 29: 376-382, 2018より作成)

表8-2 高K血症のリスク

危険因子	薬物曝露
男　性	K^+の補充
非黒人	ペニシリンG
DM	ジゴキシン
CVD	NSAIDs
CHF	ACEI/ARB
AKI	ミネラルコルチコイド受容体拮抗薬（抗アルドステロン系利尿薬）
CKD	βアドレナリン遮断薬
アシドーシス	ヘパリン
尿路閉塞	ST合剤，ペンタミジン

DM：diabetes mellitus，CVD：cardiovascular disease，NSAIDs：non-steroidal anti-inflammatory drugs，CHF：congestive heart failure，AKI：acute kidney disease
(Montford JR, Linas S: How Dangerous Is Hyperkalemia? J Am Soc Nephrol, 11: 3155-3165, 2017より作成)

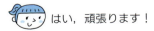
はい，頑張ります！

各論　腎生理を理解して、患者さんの尿細管内の尿の流れを理解しよう

> **MEMO** アルカリ療法における野菜や果物の有用性について
>
> 　野菜や果物の摂取はその K^+ 含量の多さから CKD 患者において高 K 血症のリスクとなり、腎機能の低下が進行した症例では避けるべきであると従来はいわれてきた（第6話〈p.188〉参照）．
> 　しかし、野菜や果物の摂取は、腎機能が低下していない段階においては、K^+ 摂取による血圧の低下、アルカリ負荷（代謝される有機酸負荷）によるアシドーシスの改善、リンの負荷の軽減などに効果がある可能性があると考えられている[5]．さらに、摂取された植物性タンパク質からの尿素が、集合管での原尿の流れを確保して CCD からの K^+ 分泌を維持する可能性も指摘されている．実際、野菜や果物といった植物性の食品の摂取では高 K 血症のリスクが低いことが知られるようになり（第6話〈p.188〉参照）、筆者らが改定に参加した日本腎臓学会の CKD 診療ガイドラインにおいては、アルカリ療法としての野菜や果物の摂取を提案する意見が採用されている[13]．

> **MEMO** タンパク尿を有する高圧性腎障害症例における野菜や果物食の効果
>
> 　本項を校正中に、野菜や果物の摂取による酸負荷減少の腎機能や心血管機能に対する効果を検討した RCT が報告された[15]．有意なタンパク尿を有する腎機能が正常（eGFR > 90 ml/min/1.73）の症例において、5年間の野菜や果物の摂取による酸負荷減少の効果を検討している．野菜や果物の摂取を続けた群では、血圧の低下、タンパク尿の減少、eGFR の減少抑制効果が認められた．進行した CKD 例ではないが、CKD 症例に対する野菜や果物の摂取の有用性を示唆する報告であると考えたため紹介した．

今回の症例の病態
～高 K 血症と代謝性アシドーシス～

 CKD においては、代謝性アシドーシスと高 K 血症が密接に関係するんですね．

第8話
慢性腎臓病における代謝性アシドーシス

せや．この2つの病態が密接に関係する理由はわかるか？

えっと確か……K^+の生理についてのお話の中で（総論第4話「カリウムの生理」〈p.59〉を参照），アシドーシスは皮質集合管 cortical collecting duct（CCD）での K^+ 分泌を抑制すると教わりました．

せやな．アシドーシスになると，CCDの尿細管において $Cl^--HCO_3^-$ exchanger の作用によって，細胞内の Cl^- が増加し，Cl^- と K^+ が細胞外に移行する．そうすると細胞内のK濃度が減少し，K^+ の分泌が減少すると考えられているんや．それに，高K血症自体が，アシドーシスを悪化させるということは知っとるか？

え？ アシドーシスが高K血症を，ではなく，高K血症がアシドーシスを悪化させるんですか？

高K血症自体が，腎臓での酸の排泄を減らすことが知られとる．高K血症は，近位尿細管細胞内のK濃度を上げ，プロトン濃度を下げる．これにより，近位尿細管での NH_4^+ の産生が減少する．さらに，高K血症は，ヘンレ上行脚での NH_4^+ の再吸収を減らすんや（NH_4^+ と K^+ は構造が類似していることによる）．このような機序から，高K血症は，腎臓からの酸の排泄を減らすと考えられとる（図8-1）[3]．

機序を教えてもらうとわかりました！ つまり，CKD においては，アシドーシスの管理が高K血症の管理にもなり，逆に高K血症の管理がアシドーシスの管理にもなる，ってことですね．

そういうことやで．ところで，CKD におけるアシドーシスは高K血症以外にもいろんな問題を引き起こすといわれとる．どういう問題があるか知っとるか？

えーっと……CKD においてアシドーシスが長期に続くと，骨の脱灰や，骨格筋の溶解が起こり，CKD でみられる protein-energy wasting（PEW）の一

各論 腎生理を理解して，患者さんの尿細管内の尿の流れを理解しよう

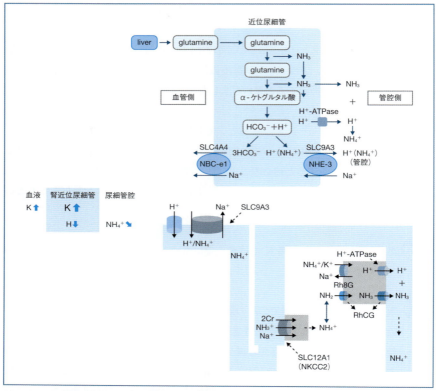

図8-1 高K血症は，腎臓でのNH$_4^+$の排泄を減少させる
高K血症は，近位尿細管細胞内をアルカリ化し，ヘンレ上行脚でのNH$_4^+$の再吸収を抑制する．
(Pourafshar N, Pourafshar S, Soleimani M: Urine Ammonium, Metabolic Acidosis and Progression of Chronic kidney Disease. Nephron, 138: 222-228, 2018より作成)

因になるって習いました[1, 4]．

障害を受けた腎臓においても，残存ネフロンでのNH$_4^+$の産生が増え，腎臓間質での炎症を起こすと考えられとる[1, 3]．実際，HCO$_3^-$の投与がCKDの糸球体濾過量 glomerular filtration rate (GFR) の進行を抑制したという報告もあって，CKDの治療の1つとして注目されとるんや[1, 4]．

222

第8話
慢性腎臓病における代謝性アシドーシス

> **MEMO** CKDのアシドーシスに対するアルカリ療法について
>
> 　初版の刊行時点（2018年）で，複数の臨床研究が進行中であった．この状況は，2024年現在でも変わっていない．解決されていない問題の1つとして，米国では治療目標として，血清総 CO_2 濃度（TCO_2）> 22 mEq/L を維持すべきとされている．しかし，アシドーシスを呈していなくても尿中 NH_4 の排泄低下が GFR 低下のリスクになるという報告もあり，アルカリ療法をどの段階で開始すべきか，その目標が明確になっていない．
>
> 　また，アルカリ療法として，わが国においては，$NaHCO_3$ やクエン酸 Na が使用されるが，Na^+ における体液過剰がないのか，さらに，アルカリ療法は野菜や果物の摂取でも可能なのかなどの問題も解決すべきである．第6話（p.188）でも述べたが，2023年に改定されたわが国の CKD の診療ガイドラインではこの問題についての記載が変更になっている．具体的には，以前（2018年）のガイドラインにおいては，高 K 血症のリスクのため，アルカリ療法としての野菜や果物等の植物性食品の摂取を奨めていなかった．しかし，2023年のガイドラインにおいては，高 K 血症のリスクはあるが，アルカリ療法としての野菜や果物等の植物性食品の摂取を提案する内容に変更になっている[13]．
>
> 　さらに，腎臓の酸 NH_4 の排泄の指標として尿中アニオンギャップや浸透圧ギャップが使用されるが，これらは不正確であり NH_4 の実測が望まれる．また，わが国においては，外来の血液生化学検査で TCO_2 の測定が一般的でないことから，代謝性アシドーシスの診断がやや困難であることなどが問題になろう．この点に関しては，大阪大学の研究グループから興味深い報告がなされている[7]．わが国では，酸塩基平衡の状態を知るためには，血液ガス検査を行う必要がある．しかし彼らは，静脈血ではあるが，保存期 CKD 症例に対して血液ガス検査から得た pH，計算 HCO_3^- 濃度と，腎予後の関係を検討した．興味深いことに，計算 HCO_3^- 濃度が低下していても，静脈血 pH が低下していなければ，腎予後が悪化しないことが認められた．この報告は，アシドーシス補正目標を TCO_2 に依存している米国のガイドラインを再考する必要があるのか，さらに，体内の酸塩基平衡は，腎だけでなく，肺を含む全身で行っていることから，呼吸性の代償も含んで総合的に判断することが重要なのかという議論を引き起こした．この点に関しても，今後の検討に期待したい．

各論 腎生理を理解して，患者さんの尿細管内の尿の流れを理解しよう

慢性腎臓病の外来での管理 ～高K血症と代謝性アシドーシスを同時に管理する～

 CKDにおいて，高K血症と代謝性アシドーシスを同時に管理することが重要だっていうのはわかりました．具体的には，どうすればいいんでしょうか？

 米国においては，アシドーシスを呈している場合，TCO_2（HCO_3^-の実測値）を22 mEq/L 以上に維持するように $NaHCO_3$ を投与すべきといわれとる．

 この図8-2の症例をみると，TCO_2の増加とともに血清K濃度も下がってい

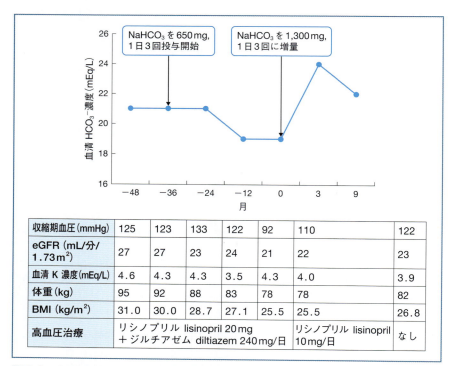

収縮期血圧(mmHg)	125	123	133	122	92	110	122
eGFR (mL/分/1.73m²)	27	27	23	24	21	22	23
血清K濃度(mEq/L)	4.6	4.3	4.3	3.5	4.3	4.0	3.9
体重(kg)	95	92	88	83	78	78	82
BMI (kg/m²)	31.0	30.0	28.7	27.1	25.5	25.5	26.8
高血圧治療	リシノプリル lisinopril 20 mg ＋ジルチアゼム diltiazem 240 mg/日				リシノプリル lisinopril 10 mg/日		なし

図8-2　CKDにおけるアルカリ療法の一例

(Raphael KL: Approach to the Treatment of Chronic Metabolic Acidosis in CKD. Am J Kidney Dis, 67: 696-702, 2016より作成)

第8話
慢性腎臓病における代謝性アシドーシス

ますね．これは，NaHCO₃の投与でCCDの原尿中の陰性荷電の流入が増え，K⁺分泌が促進されたと考えていいんですか？

 せやな，ワイもそう考えとるで．

 でもこれ，NaHCO₃の投与量をみて驚きました．投与量，多くないですか？

 実際，目標のTCO₂＞22 mEq/Lを維持するためには，米国ではNaHCO₃で3〜6 g/日程度必要とされとるんや．

 でも，その量だと，お腹が膨らむんじゃ……？

 確かに，この治療は，ナトリンの指摘のように，NaHCO₃が胃酸と反応しCO₂となって腹部膨満感をきたすために，アドヒアランスに問題があるんや．また，Na⁺の負荷が体液量増加につながる可能性も危惧されとる（NaHCO₃はNaClと比し，体液量過剰をきたしづらいと考えられている）．

 じゃあ，ループ利尿薬などと併用すると，体液量の増加に対応できますね．

 実際，CKDの患者は体液量過剰傾向にあるんや．せやから血圧の管理の点においても，そして原尿の流れを確保して腎臓を働かす（K⁺の分泌を増やす）という点においても，利尿薬との併用は合目的的やと思うで．また，アルカリの供給源として，クエン酸を用いたり果物や野菜を用いたりすることが，アシドーシスの管理に有効であったという報告もあるんや（**MEMO**〈p.220〉参照）[4, 5]．よって，浮腫や血圧上昇のリスクが少ない野菜や果物食の摂取をアルカリ療法として提案することが最近のガイドラインで述べられているな．当然，高K血症の発症や悪化に注意することも記載されとるよ[12, 13]．

 今回の症例は高K血症も呈しているので，高K血症を改善させれば，腎臓でのNH₄⁺の排泄が増えてアシドーシスが改善しますよね．ということは，レニン・アンジオテンシン・アルドステロン系 renin-angiotensin-aldosterone system（RAS）阻害薬の使用に注意すべきですね．

各論　腎生理を理解して，患者さんの尿細管内の尿の流れを理解しよう

その通りや．さらに，ループ利尿薬やサイアザイド系利尿薬の投与も，CCDへの原尿の流れを増やして腎臓からのK^+排泄を増やすさかい，高K血症への対策として考慮すべきやな．しかし，第6話でも述べたように，できるかぎりRAS阻害薬の投与を継続すべきという立場からは，patiromerやsodium zirconium cyclosilicate（SZC）などの新規経口K吸着薬を積極的に投与して，腸管からのK^+排泄を増やして，高K血症に積極的に対応する必要があるな[2, 14]．また，SZCは，腸管でNH_4^+も吸着し，アシドーシスの改善効果もあることが示されているんや．これは，K^+とNH_4^+の構造が類似していることによるんや．

CKDの外来管理で「高K血症と代謝性アシドーシスを同時に管理する」という意味がわかったような気がします．高K血症と代謝性アシドーシスが相まってCKDの病態を悪化させる可能性があるから，高K血症／代謝性アシドーシスを改善することで，代謝性アシドーシス／高K血症の改善を目指すということですよね．

ナトリンもだいぶわかってきたようやな．さすがワイが見込んだだけのことはあるで．
今日の勉強はここまでや．ほ␣なな！

第8話 慢性腎臓病における代謝性アシドーシス

MEMO 食物が酸塩基平衡に与える効果

代謝の過程で，肺から排泄される揮発性酸である CO_2 が産生される（グルコース・中性脂肪からは，不完全に代謝されるとケトン体や乳酸（lactate⁻）などの弱酸が産生されるが，完全に代謝されると最終的に H_2O と CO_2 になる）．核酸は，尿酸やリン酸などの不揮発酸へ代謝される．また，タンパク質を形成するアミノ酸については，リジン，アルギニン，ヒスチジンなどの cationic amino acids は代謝時に H^+ を放出するが，これは HCO_3^- から $H_2O + CO_2$ となり，CO_2 は肺から排泄される（HCO_3^- が減少する〈酸負荷〉）．一方，グルタミン酸やアスパラギン酸などの anionic amino acids は，代謝時に H^+ を奪い HCO_3^- が産生される（アルカリ負荷）．システインやメチオニンなどの硫酸塩を有するアミノ酸は，代謝されると硫酸が生じる（酸負荷）．一般的に動物性タンパク質は，硫酸塩やリン酸の含有量が多く，代謝過程で不揮発酸が生じるが，植物性タンパク質は，硫酸塩やリン酸の含有量よりも anionic amino acids が多いので，不揮発酸の産生はより少ないと考えられている．

MEMO 電解質からみたヒトの腎臓のnature その2

われわれの祖先が摂取していた食事の K^+ 含量は現在の食事より5～10倍多かったことが，われわれの腎臓の nature を規定した要因の1つではないかと述べた（総論第4話「カリウムの生理」〈p.62〉を参照）．この K^+ が多い食事というのは，K^+ といった陽イオンとともに，有機酸などの陰イオンの摂取が多いということも意味する．最終的に CO_2 と H_2O に代謝される有機酸（A⁻）は，その代謝過程において H^+ を奪い，HCO_3^- が合成されるので，有機酸（A⁻）の摂取はアルカリの摂取を意味する．このアルカリの摂取は，HCO_3^- などの陰イオンの排泄を伴い K^+ の排泄増加につながる．われわれの祖先が，K^+ 摂取が多くても高K血症をきたさなかった要因の1つがこの多量の有機酸（アルカリ摂取）と考えられる．実際，祖先の食事と現在のわれわれの食事を比較した検討において，祖先の食事は酸の合成を伴わないが，動物性タンパク質の摂取や農業から得られる穀物などの増加に伴い，酸の合成が増加してきたことが示されている（表8-3）[5, 6]．教科書には，毎日1mEq/kg（体重あたり）の不揮発酸の排泄が必要と記載されているが，われ

各論 腎生理を理解して，患者さんの尿細管内の尿の流れを理解しよう

われの祖先の腎臓においては，酸の排泄でなく，アルカリの排泄が酸塩基平衡において重要であったと考えられる．このことは，代謝性アルカローシスには，腎臓から HCO_3^- 排泄が低下するような維持因子が必要であると考えられていることと関連している可能性があると筆者は思う．このように，現在のわれわれの食事が，遺伝子的に規定された内容と大きく異なることが，腎臓にとってストレスとなってはいないのだろうか？

表8-3 古代食から現在米国食への変遷の過程で，食事性の酸の合成が増加した

	古代食1	古代食2	現在米国食
摂取エネルギー（動物：植物）	35：65	55：45	
動物性脂肪	26％	53％	
NEAP	−78	−23	＋78

NEAP：net endogenous acid production

(Sebastian A, Frassetto LA, Sellmeyer DE, et al.：Estimation of the net acid load of the diet of ancestral preagricultural Homo sapiens and their hominid ancestors. Am J Clin Nutr, 76：1308-1316, 2002より作成)

まとめ

- CKDにおいては，高K血症と代謝性アシドーシスが，その病態に密接に関与している．
- 高K血症と代謝性アシドーシスを同時に管理することを目指そう．

文 献

1) Raphael KL: Metabolic Acidosis and Subclinical Metabolic Acidosis in CKD. J Am Soc Nephrol, 29: 376-382, 2018. PMID: 29030467
2) Montford JR, Linas S: How Dangerous Is Hyperkalemia?. J Am Soc Nephrol, 11: 3155-3165, 2017. PMID: 28778861
3) Pourafshar N, Pourafshar S, Soleimani M: Urine Ammonium, Metabolic Acidosis and Progression of Chronic Kidney Disease. Nephron, 138: 222-228, 2018. PMID: 29050011
4) Raphael KL: Approach to the Treatment of Chronic Metabolic Acidosis in CKD. Am J Kidney Dis, 67: 696-702, 2016. PMID: 26776539
5) Palmer BF, Clegg DJ: Achieving the Benefits of a High-Potassium, Paleolithic Diet, Without the Toxicity. Mayo Clin Proc, 91: 496-508, 2016. PMID: 26948054

慢性腎臓病における代謝性アシドーシス

6) Sebastian A, Frassetto LA, Sellmeyer DE, et al.: Estimation of the net acid load of the diet of ancestral preagricultural Homo sapiens and their hominid ancestors. Am J Clin Nutr, 76: 1308-1316, 2002. PMID: 12450898

7) Kajimoto S, Sakaguchi Y, Asahina Y, et al.: Modulation of the Association of Hypobicarbonatemia and Incident Kidney Failure With Replacement Therapy by Venous pH: A Cohort Study. Am J Kidney Dis, 77: 35-43 2021. PMID: 32828983

8) 杉本俊郎：詳述！ 学べる・使える水・電解質・酸塩基平衡異常Q&A辞典【電子版付】. 日本医事新報社, 2019.

9) 杉本俊郎：腎臓の診療にすぐに役立つ63のQ&A. 金芳堂, 2024.

10) 杉本俊郎：きどにゃんとゆく！ 酸塩基平衡を学ぶ旅　腎生理がわかれば、酸塩基平衡もわかる！ 南山堂, 2021.

11) Pandya S: Practical Guidelines on Fluid Therapy: Complete Monogram on Fluid, Electrolytes, and Acid-Base Disorders. 3rd edition, Sanjay Pandya, 2024.

改訂2版の執筆にあたり，8)〜11)の書籍を参考にした．

12) Ikizler TA, Burrowes JD, Byham-Gray LD, et al.: KDOQI Clinical Practice Guideline for Nutrition in CKD: 2020 Update. Am J Kidney Dis, 76: S1-S107, 2020. PMID: 32829751.

13) 日本腎臓学会編：エビデンスに基づくCKD診療ガイドライン2023. 東京医学社, 2023.

14) Kidney Disease: Improving Global Outcomes(KDIGO)CKD Work Group: KDIGO 2024 Clinical Practice Guideline for the Evaluation and Management of Chronic Kidney Disease. Kidney Int, 105: S117-S314, 2024. PMID: 38490803.

改訂2版の執筆にあたり，12)〜14)のガイドラインを参考にした．

15) Goraya N, Madias NE, Simoni J, et al.: Kidney and Cardiovascular Protection Using Dietary Acid Reduction in Primary Hypertension: A Five-Year, Interventional, Randomized, Control Trial. Am J Med: 357, 2024. (in press)PMID: 39107215

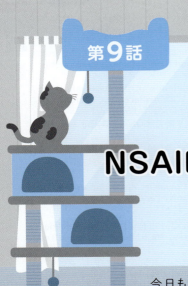

第9話

NSAIDs と電解質異常

今日も忙しく働いているナトリン．束の間の休憩時間，ほっと一息ついておやつを食べようとすると，目の前にきどにゃんが現れました．

 なんや，ええもん食うとるなあ．

 わっ，きどにゃん！ びっくりした！ 相変わらず突然現れますね……．

 ナトリンが思い悩んどる様子やから，こうして出てきたんやで？ ワイに話してみたらどうや．

 そんなことまでお見通しなんですか？ 実は先日，腎障害の患者さんが紹介されてきて入院になったんですけど，どうやら鎮痛薬（非ステロイド性抗炎症薬 non-steroidal anti-inflammatory drugs〈NSAIDs〉）で腎機能が悪化したようなんです．やっぱり腎臓って難しいなって思って……．

 そうやったんか．ほな今日は，NSAIDs が引き起こす腎障害・電解質異常について勉強してみよか．

第9話
NSAIDsと電解質異常

症例

70歳代の男性．高血圧症，高コレステロール血症，慢性腎臓病 chronic kidney disease（CKD），変形性膝関節症で近医受診中．ここ数週間で，全身倦怠感，運動時呼吸困難，両下肢の浮腫が増悪したため，紹介された．過去5年間，リシノプリル（ロンゲス®）錠10 mg，アトルバスタチン（リピトール®錠）10 mg，メロキシカム（モービック®錠）5 mg 頓用にて安定していたが，3ヵ月前から，転倒を機に膝の痛みが悪化し，モービック®錠5 mg×3に増量されていた．その後，次第に血圧の上昇がみられ，ロンゲス®錠20 mgに増量されていた．

腎機能を検討すると，Cre 3.51 mg/dL，BUN 61 mg/dL（半年前は Cre 0.96 mg/dL，BUN 18 mg/dL）と腎機能の悪化を示していた．

NSAIDsが腎機能に及ぼす影響

痛みを訴える患者さんは多いですし，NSAIDsはよく使われる薬剤ですよね．きどにゃん，NSAIDsが腎機能に及ぼす影響には，どのようなものがありますか？

NSAIDsは，免疫学的変化を介して間質性腎炎，糸球体障害をきたすことが知られとるけど，最も遭遇するNSAIDsの腎臓への影響は，血行学的変化を介した腎機能異常と考えられとるな．腎糸球体は，輸入細動脈と輸出細動脈の拡張・収縮により糸球体濾過量 glomerular filtration rate（GFR）を調節していることが知られていて（図9-1 A，B），輸入細動脈の拡張に腎血管拡張性のプロスタグランジン prostaglandins（PGs）が関与していると考えられとるんや．このPGsによる輸入細動脈の拡張は，腎障害時や，うっ血性心不全・肝硬変・脱水症・利尿薬投与などの有効循環血漿量低下時におけるGFRの維持に重要と考えられとる．よって，このような病態に，PGsの合成を抑制するNSAIDsを投与することは，PGsによる輸入細動脈の拡張を減弱させ，

231

各論 腎生理を理解して,患者さんの尿細管内の尿の流れを理解しよう

GFRの低下を引き起こすと考えられとるんや(図9-1C).また,心不全やCKDに対してレニン・アンジオテンシン系 renin-angiotensin system (RAS) 阻害薬が投与されることが多いんやけど,RAS阻害薬によりアンジオテンシンIIが阻害されると輸出細動脈がさらに拡張することが知られとる(図9-1D).せやから,輸出細動脈を拡張させるRAS阻害薬と,輸入細動脈を収縮させるNSAIDsとの併用で,さらなるGFRの低下をきたすことが想定されとる.

 そっかー,NSAIDsは,腎血管拡張性のPGsを抑制して,腎血流を減らすん

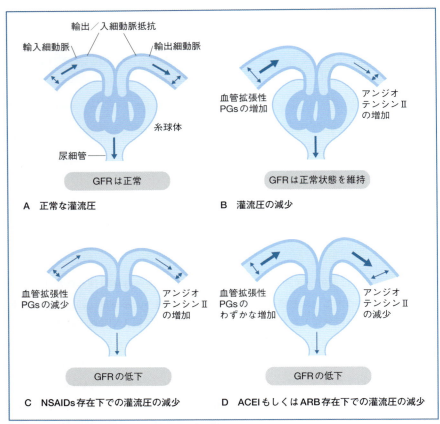

図9-1 NSAIDsによるPGsの合成阻害は,輸入細動脈を収縮させ,腎血流,GFRの低下をきたす

(Abuelo JG: Normotensive ischemic acute renal failure. N Engl J Med, 357: 797-805, 2007より作成)

第9話
NSAIDsと電解質異常

ですね．じゃあ今回の症例は，疼痛の悪化に伴って NSAIDs が増量されたことにより，❶腎血流が低下し腎機能が低下，❷腎機能が低下したことに伴う体液量貯留による血圧の上昇，❸血圧の上昇に対して RAS 阻害薬が増量され，さらなる GFR の低下をきたした，ということでしょうか？

その通りや．この処方の経過は，処方カスケードと呼ばれており，ポリファーマシーの原因になりうるので，注意せないかんといわれているんや．ほな，どうしたら腎障害が予防できたんかな？

NSAIDs を増量して，血圧が上昇してきたときに，何かしらの対応をすべきだったのではないでしょうか？

せやな．ワイもそう思うで．NSAIDs 投与時の血圧上昇は腎機能の低下を示唆する重要なポイントやからな．ワイはさらに，浮腫，高 K 血症，低 Na 血症の出現にも注目しとる．

浮腫は今回の症例でもみられていましたよね．以前，うっ血性心不全の患者さんに NSAIDs を投与すると，血圧上昇・浮腫の増悪をきたすので，注意すべきだって循環器内科の指導医の先生に言われたことがあるんですが，こういう機序があったんですね．

確かに，ワイもうっ血性心不全や CKD の患者さんで，NSAIDs の投与により病態が悪化したことを何度も経験したで．このような現状を踏まえ，米国腎臓学会 American Society of Nephrology (ASN)は，"Avoid nonsteroidal anti-inflammatory drugs (NSAIDS) in individuals with hypertension or heart failure or CKD of all causes, including diabetes" を "Choosing Wisely" の5つの提言の1つとして推奨しとる．

きどにゃん，血圧上昇や浮腫は GFR 減少から説明できると思うんですけど，高 K 血症や低 Na 血症も GFR 減少で説明できますか？

高 K 血症と低 Na 血症も，NSAIDs による GFR の低下から，つまり希釈

233

各論 腎生理を理解して，患者さんの尿細管内の尿の流れを理解しよう

セグメントである遠位尿細管と，K^+ 分泌セグメントである皮質集合管における原尿の流れが低下することで説明できるで．さらに NSAIDs は，傍糸球体装置でのレニンの分泌を抑制する（緻密斑 macula densa のシクロオキシゲナーゼ cyclooxygenase-2〈COX-2〉により抑制される PGs がレニンの産生に関与するため）ことが知られとる．
（筆者注：GFR の低下を尿細管腔内の原尿の流れの低下と捉えている．）

NSAIDs はレニン分泌を抑制するから，高 K 血症になるんですね．じゃあ，低 Na 血症は……．

腎臓の髄質の間質細胞には脂肪滴を含んだ細胞があって，この脂肪滴は PGs の前駆物質を含んでいると考えられとる．よって，NSAIDs は腎臓の髄質での血管拡張性の PGs の合成を抑制し，髄質の血流を減少させるんや．

えっと，髄質の血流が減少することが電解質異常，つまり低 Na 血症と何か関係あるんですか？

腎間質の血流低下は，腎臓髄質に蓄積されている浸透圧物質の洗い流しを減少させ，髄質の高浸透圧を維持する方向に働くやろ？

そうか，NSAIDs は，髄質の高浸透圧を維持し尿の希釈能力を抑制するから，低 Na 血症を引き起こすんですね．

他にも，NSAIDs がサイクリックアデノシンーリン酸 cyclic adenosine monophosphate（cAMP）の産生を抑制して，アルギニンバソプレシン arginine vasopressin（AVP）の作用を増強させるといった仮説も提唱されとるんやけど，「NSAIDs による髄質の腎血流抑制説」が覚えやすくて実際の臨床の現場には役立つんやないかな．

第9話
NSAIDsと電解質異常

NSAIDs で困らないようにするためには

ナトリン，今までの勉強の結果から，CKD，うっ血性心不全，高血圧の患者さんで NSAIDs を使うときには，どうすべきやと考えられる？

そうですね，CKD の症例には，できるかぎり NSAIDs を避けるべきだと思いますが……かといって，痛いと言われている患者さんに我慢しなさいとも言えないですよね．

CKD の症例は高齢者が多いから，疼痛を訴える方は多いと思うで．

痛みを取ることは重要ですもんね．よって，患者さんの状態によりますが，アセトアミノフェンやトラマドールのような，NSAIDs 以外で腎臓に影響の少ない薬剤に代替が可能かを検討してみます．
やむをえず NSAIDs の投与が必要な場合には，

ナトリン's Point

❶ 腎血流を保つために，腎血管拡張性の PGs が必要な有効循環血漿量が低下している症例には投与しないこと．
❷ GFR を低下させるような薬（RAS 阻害薬，利尿薬，SGLT 2 阻害薬など）と併用しないこと．
❸ NSAIDs 投与後は，血圧上昇，浮腫の増悪，腎機能（検尿を含む．血清 Na, K, Cr など）の推移を注意深く観察する．特に，RAS 阻害薬，利尿薬などが中止できないときは，頻回に腎機能を検査すべき．

上記の点に注意し，その投与ができるだけ短期間になるように努力したいと思います．

ようできたな．ワイもそのように考えとる．特に，RAS 阻害薬・利尿薬・NSAIDs の併用は，急性腎障害 acute kidney injury（AKI）の発症に対して，

各論　腎生理を理解して，患者さんの尿細管内の尿の流れを理解しよう

三段攻撃 triple whammy といわれており，特に気をつけないかんと思うよ．滋賀医科大学の研究グループが，わが国の薬剤による副作用報告のデータベースを用いた解析結果を報告しとる[8]けど，NSAIDs を処方後，1週間程度で AKI が発症することが示されとる．古典的な triple whammy は，RAS 阻害薬・利尿薬・NSAIDs の取り合わせやけど，ワイは近年，うっ血性心不全や CKD に頻用される SGLT2 阻害薬も含む必要があると思っとる（MEMO 参照）．また，RAS 阻害薬，利尿薬などを中止するときには，腎血流減少効果の少ないジヒドロピリジン系 Ca 拮抗薬で，血圧の上昇等に対応すべきと考えとるで．

> **MEMO　新しいtriple whammy**
>
> triple whammy に関して，1つ症例を提示したい．
>
> 60歳代女性，2型糖尿病でインスリン投与中．テルミサルタン40 mg，アムロジピン5 mg，ダパグリフロジン5 mg 内服中．
>
> 3ヵ月ごとの定期外来にて患者からは特に大きな変化なしということであった．家庭血圧の変化もなし．
>
> ---
>
> 採血結果（3ヵ月前）：
>
> Hb 12.3（11.9）g/dL，TP 7.0（6.9）g/dL，BUN 16（15）mg/dL，S-Cre 0.94（0.82）mg/dL，Na 134（140）mEq/L，K 5.0（4.4）mEq/L，Cl 98（101）mEq/L，UA 6.7（5.9）mg/dL，Glu 247（328）mg/dL，HbA1c 7.0（6.9）%
>
> 検尿結果（3ヵ月前）：
>
> 尿タンパク−，潜血−
>
> ---
>
> eGFR は，以前から50台で，CKD G3a の症例であるが，今回の採血で，「血清 Cr 濃度の上昇，軽度の低 Na 血症，高 K 血症と，GFR・原尿の流れの低下」があるのではと考えた．そこで，患者に尋ねると，腰痛にて近医の整形外科から NSAIDs の処方を受けていることが判明した．RAS 阻害薬・SGLT2 阻害薬は，腎保護作用を有することから頻用されるが，腎保護作用の意味は，「腎灌流圧を下げて負担を減らして長く使おうという戦略」なので，NSAIDs の投与で必要以上に腎灌流圧が下がることに注意すべきと考える．この症例は，triple whammy に SGLT2阻害薬を含めるべきことを示唆していると筆者は考えている．

第9話
NSAIDsと電解質異常

 はい，わかりました！ きどにゃん，いつも本当にありがとうございます．

 これくらいお安い御用や！

これは余談なんやけど……ASN は，高血圧症，心不全，CKD の患者さんに対して，NSAIDs の代替薬として，アセトアミノフェンやトラマドールの使用を推奨しとる．確かに，末梢での PGs 合成抑制作用を有しないとされるアセトアミノフェンは，最も安全性の高い鎮痛薬とされとるんやけど，高用量や長期間の使用では腎障害をきたす可能性があるんや（最近の報告は腎毒性に関しては否定的だが，かといって警戒を解くべきではないと考える）．

またトラマドールも，CKD 患者への投与において，腎臓からの排泄遅延により，呼吸抑制，けいれん閾値の低下，脳内セロトニンの活性化（低 Na 血症やセロトニン症候群）などがみられることがあるさかい，注意すべきやと思うで．

あとは，鎮痛薬の投与の原則も再勉強すべきやと思うで（NSAIDs は抗炎症作用を介して鎮痛効果を発揮する．慢性疼痛の場合，単純な鎮痛薬の効果は乏しい等）．

参考に，「日本腎臓学会編：エビデンスに基づく CKD 診療ガイドライン2023」の疼痛を認める CKD 例に対する鎮痛薬選択に関する推奨を表9-1にあげておくわ．

表9-1 「エビデンスに基づくCKD診療ガイドライン2023」における疼痛のあるCKD患者への鎮痛薬選択に関する推奨

CKD 患者に対する鎮痛薬の選択・使用量や期間は，個々の患者の状態に応じて副作用の発現に注意しつつ，使用量・頻度を最小限にとどめることが望ましい．本項では以下の鎮痛薬に関し概説する．
1. 非ステロイド性抗炎症薬：併用薬剤に注意し，常用しないことが望ましい．選択的シクロオキシゲナーゼ2阻害薬，特にセレコキシブの腎への安全性に関する明確なエビデンスはない
2. アセトアミノフェン：他剤との併用や常用した場合の長期安全性に関する明確なエビデンスはない
3. ワクシニアウイルス接種家兎炎症皮膚抽出液：CKD 患者に対する大規模試験は存在しない
4. ガバペンチノイド：少量から開始し，副作用に注意する必要がある
5. オピオイド：高い専門性を要する．使用する際は，少量から開始し，副作用に注意する必要がある
6. 抗てんかん薬，抗うつ薬，抗不安薬，中枢性筋弛緩薬：CKD に限定した効果や副作用を検討した比較対象試験はない．一部の薬剤は CKD において慎重投与もしくは禁忌となっている

（日本腎臓学会（編）：エビデンスに基づくCKD診療ガイドライン 2023. p.138. 東京医学社, 2023より）

各論　腎生理を理解して，患者さんの尿細管内の尿の流れを理解しよう

まとめ

腎障害，うっ血性心不全，高血圧症の患者に NSAIDs を投与するときに注意すべきことは，

- 有効循環血漿量が低下している症例には投与しない．
- GFR を低下させる RAS 阻害薬，SGLT 2 阻害薬などとの併用を避ける．
- 血圧の上昇，浮腫の発現に注意する．
- 腎機能（検尿を含む）の推移を注意深く観察する．

である．

文　献

1) Kumar B, Swee ML: Nonsteroidal Anti-inflammatory Drug Use in a Patient With Hypertension: A Teachable Moment. JAMA Intern Med, 175: 892-893, 2015. PMID: 25867786
   High value care に関する症例の連載の一例．

2) Williams AW, Dwyer AC, Eddy AA, et al.: Critical and honest conversations: the evidence behind the "Choosing Wisely" campaign recommendations by the American Society of Nephrology. Clin J Am Soc Nephrol, 7: 1664-1672, 2012. PMID: 22977214
   ASN が提唱した Choosing Wisely に関する解説がまとめてある．

3) Abuelo JG: Normotensive ischemic acute renal failure. N Engl J Med, 357: 797-805, 2007. PMID: 17715412
   NSAIDs が GFR に及ぼす影響を簡潔に解説している．

4) Rahman S, Malcoun A: Nonsteroidal antiinflammatory drugs, cyclooxygenase-2, and the kidneys. Prim Care, 41: 803-821, 2014. PMID: 25439535
   NSAIDs の腎臓への影響をまとめてある．

5) Dreischulte T, Morales DR, Bell S, et al.: Combined use of nonsteroidal anti-inflammatory drugs with diuretics and/or renin-angiotensin system inhibitors in the community increases the risk of acute kidney injury. Kidney Int, 88: 396-403, 2015. PMID: 25874600
   RAS 阻害薬，利尿薬，NSAIDs 併用による AKI が想定より高頻度で発生していることを示した英国からの報告．

6) Wu J, Ginsberg JS, Zhan M, et al.: Chronic pain and analgesic use in CKD: implications for patient safety. Clin J Am Soc Nephrol, 10: 435-442, 2015. PMID: 25710806
   米国における検討だが，CKD 患者における慢性疼痛の併発はよくみられ，鎮痛薬に投与による薬剤関連性の障害は，疼痛の程度が大きく増加するので，CKD 患者における慢性疼痛の存在を知ることは患者を安全に管理する観点から重要であると述べている．

7) Wagnar LA, Tata AL, Fink JC: Patient safety issues in CKD: core curriculum 2015. Am J Kidney Dis, 66: 159-169, 2015. PMID: 25987263

8) Kunitsu Y, Hira D, Morikochi A, et al.: Time until onset of acute kidney injury by combination therapy with "Triple Whammy" drugs obtained from Japanese Adverse Drug Event Report database. PLoS One, 17: e0263682, 2022. PMID: 35139129

NSAIDsと電解質異常

9) 杉本俊郎:腎臓の診療にすぐに役立つ63のQ&A. 金芳堂, 2024.
   改訂2版の執筆にあたり参考にした書籍.
10) 日本腎臓学会編:エビデンスに基づくCKD診療ガイドライン2023. 東京医学社, 2023.
11) Kidney Disease: Improving Global Outcomes(KDIGO)CKD Work Group: KDIGO 2024 Clinical Practice Guideline for the Evaluation and Management of Chronic Kidney Disease. Kidney Int, 105: S117-S314, 2024. PMID: 38490803
   改訂2版の執筆にあたり, 10)〜11)のガイドラインを参考にした.

各論 腎生理を理解して，患者さんの尿細管内の尿の流れを理解しよう

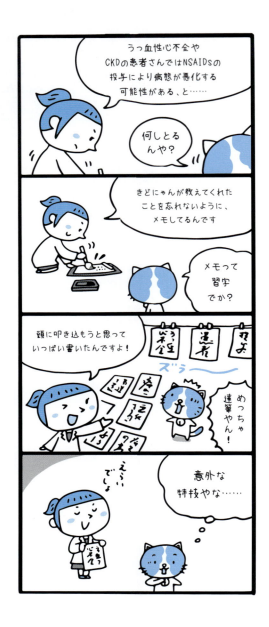

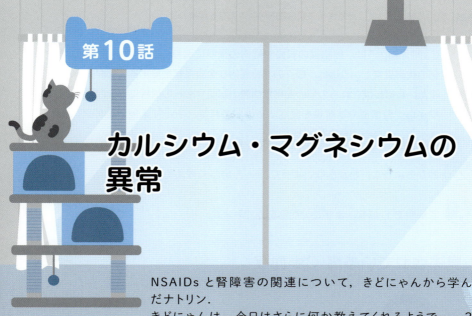

第10話

カルシウム・マグネシウムの異常

NSAIDs と腎障害の関連について,きどにゃんから学んだナトリン.
きどにゃんは,今日はさらに何か教えてくれるようで……?

Ca・Mg を常に電解質の測定に加えよう

なぁ,ナトリン.内科のカンファレンスなどで,よく「腎機能・電解質は正常範囲内でした」というコメントを聞くやろ?

確かに,よく聞く言い回しですね.

せやけどな,腎臓内科専門医以外の医師は BUN,Cr,Na^+,K^+,Cl^- のみを測定しとって,Ca^{2+},Mg^{2+},PO_4^{3-} などの測定をしていない場合が多いんちゃうか?

そうですね,確かに救急外来などで血液生化学検査を行ったときも,ルーチンでは測定していなかったと思います.

各論　腎生理を理解して，患者さんの尿細管内の尿の流れを理解しよう

 Ca^{2+}，Mg^{2+} は，細胞膜の興奮や酵素の機能に関与しとるさかい，Ca，Mg値の代謝異常というのは，種々の非特異的な全身症状を呈することが多いんや．また，しばしばこれらの値の変化が病態の解明や症状の改善につながるさかい，ワイは，腎機能や電解質を測定するのであれば，Ca^{2+}，Mg^{2+} も同時に測定すべき，という意見をもっとる．

 わかるような，わからないような……？　詳しく教えてください！

 了解やで！　ほな，まずこの症例をみてみよか．

見逃されている高 Ca 血症

多彩な症状を呈し，うつ病を疑われていた一例．
　50歳代，女性．主訴は食思不振，体重減少．数ヵ月前まで有意な症状なし．2ヵ月前に転職し，仕事の内容が変わり，不眠，食思不振，体重減少が出現した．近医を受診し，内視鏡など消化器の精査を受けるも有意な所見を認めなかった．抑うつ状態を認めたため精神科を紹介され，7日前から抗うつ薬の処方を開始された．
　2日前，自宅で意識を失い救急搬送されたが，病院到着後，症状は消失しており，神経調節性失神と診断され帰宅．今回，再度意識を消失し当院へ救急搬送された．
　来院時，意識清明で，バイタルサインにも有意な所見を認めなかった．

 ナトリン，この症例をどう思う？

 転職に伴って抑うつ状態になり，抗うつ薬開始後の失神発作ですか？
うーん……抗うつ薬に伴う副作用でしょうか？

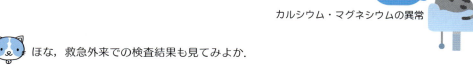

第10話
カルシウム・マグネシウムの異常

 ほな，救急外来での検査結果も見てみよか．

> Hb 12.8 g/dL, TP 7.0 g/dL, Alb 4.3 g/dL, AST 29 IU/L,
> ALT 19 IU/L, LDH 219 IU/L, ALP 421 IU/L, Glu 111 mg/dL,
> BUN 17 mg/dL, Cre 0.95 mg/dL, UA 7.8 mg/dL, Na 134 mEq/L,
> K 2.6 mEq/L, Cl 97 mEq/L, Ca 17.1 mg/dL, Pi 2.5 mg/dL,
> CRP 0.02 mg/dL, intact PTH 947 pg/mL, PTHrp < 1.1 pg/mL

 あっ，著明な高 Ca 血症を認めますね．じゃあ，この症例の過去数ヵ月の症状は高 Ca 血症によるものである可能性が高いってことですか？

 その通りや．この症例では，患者さんは何回か内科を受診されて採血などの検査を受けられたんやけど，血清 Ca 値は測定されとらんかった．このような症例はしばしば経験するさかい，電解質・腎機能の検査のルーチンに Ca^{2+}，Mg^{2+}を加えるべきやとワイは考えとるんやで．

 今回の症例のような消化器症状，それに失神などの症状は高 Ca 血症由来の可能性があるのに，Ca^{2+}が電解質・腎機能の検査項目に含まれていなかったから診断につながらなかったんですね．びっくりしちゃいました．今後は，Ca^{2+}と Mg^{2+}もちゃんと測定の項目に入れたいと思います！

 血清 Ca 値（正確には，Ca 濃度）は，副甲状腺ホルモン parathyroid hormone (PTH) とビタミン D により厳格な調節を受けとる．血中の Ca^{2+}は，タンパク質に結合した状態（全体の40％，そのうち〜90％ がアルブミンに結合，〜10％ がグロブリンに結合する），Ca^{2+}の状態（全体の50％），リン酸や HCO_3^- などの陰イオンに結合した状態（全体の10％）で存在していて，後者の2種類が腎臓で濾過されるんや．本来は，Ca 濃度を測定すべきとされとるんやけど，検査における安定性のため血液総 Ca 値が測定されるのが一般的やな．

 血清 Ca 値は血清アルブミン値で補正すべきだっていわれているのはこのた

各論　腎生理を理解して，患者さんの尿細管内の尿の流れを理解しよう

めなんですね．
確か，こういう式でしたよね？

補正Ca値(mg/dL)＝測定総Ca値(mg/dL)＋0.8(4－血清アルブミン値〈g/dL〉)

 その通りや．注意してほしいのは，補正 Ca 値は計算式であって，血液の pH などで Ca^{2+} の血清タンパク質への結合能が変化するから，より正確に血液中の Ca 濃度を知るには，イオン化 Ca 濃度を測定すべきということやな．

 今回の症例だと血清アルブミン値は正常ですから，測定値の補正は不要ですよね．でも，17.1 mg/dL ってかなり高い値ですね．

 せやな，高 Ca 血症は 10.5 mg/dL 以上とされとるからな．多尿，夜間尿，口渇，食思不振，嘔気，腹痛，便秘，精神症状などの非特異的な症状は，11 mg/dL を超えると出現し始め，12 mg/dL 以上になるとさらに悪化するんや．そして多尿や摂食量の低下から体液量が減少することによって腎機能低下が出現するとされとる．

高 Ca 血症の病態と初期対応

 ほな，さっきの症例についてもう一度みてみよか．

 高 Ca 血症の症例ですよね．このような症例には，どのように対応するべきですか？

 今回の症例は症状を有している高度な高 Ca 血症やから，高 Ca 血症の原因の精査と，血清 Ca 値を下げ，症状を改善させる治療を同時に行う必要があるで．

 どうして高 Ca 血症は，今回の症例のような症状を呈するんですか？

 Ca^{2+} は，種々の細胞機能の調節に関与しとるさかい，神経や循環・血管系の異常が生じると考えられとる（例：高 Ca 血症は細動脈を収縮させ糸球体濾過

量 glomerular filtration rate〈GFR〉を低下させる）．また，高 Ca 血症では，高 Ca 尿症によって腎尿細管が Ca 結石で閉塞するのを予防するために，腎機能の変化がみられるんや．

どんな変化ですか？

腎臓には，血中 Ca^{2+} を感受するカルシウム感知受容体 calcium-sensing receptor（CaSR）が発現しとるんやけど（図10-1），Ca^{2+} 濃度が上昇すると，図10-1のような種々の変化が生じるんや．その中でも，ヘンレ上行脚の血管側にある CaSR は，高 Ca 血症にて活性化され，renal outer medullary

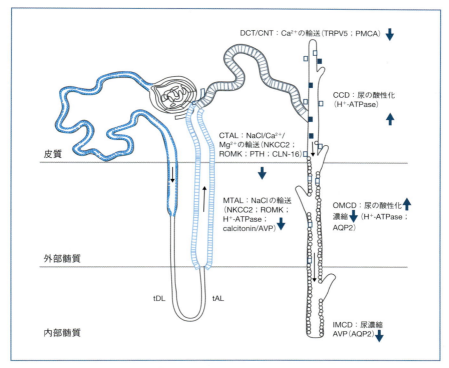

図10-1　高Ca血症時の腎臓におけるCaSR

CaSRは，ヘンレの太い上行脚では血管側に，遠位尿細管では管腔側，細胞内，血管側に，近位尿細管，集合管では主として管腔側に発現している．

(Riccardi D, Brown EM: Physiology and pathophysiology of the calcium-sensing receptor in the kidney. Am J Physiol Renal Physiol, 298: F485-499, 2010より作成)

potassium (ROMK) チャネル・Na^+-K^+-$2Cl^-$ co-transporter (NKCC2) の活性を抑制して，NaCl の再吸収を抑制する．この NaCl の再吸収低下により，ヘンレ上行脚での Ca^{2+} の再吸収を抑制することで，高 Ca 血症の悪化を防ぐとされとるで．

つまり，ループ利尿薬が作用しているような病態になるから，今回の症例だと低 K 血症を呈していたんですね．でも，この状態だと，ますます高 Ca 尿症が悪化しませんか？

せやから，集合管の尿細管腔側にも CaSR が発現しており，高 Ca 尿症に反応して，アルギニンバソプレシン arginine vasopressin (AVP) によるアクアポリン2 aquaporin 2 (AQP2) の作用の抑制による水利尿，H^+-ATPase 活性化による尿の酸性化によって Ca^{2+} の可溶性が増すといわれとる．このような変化が尿細管での Ca^{2+} の沈着を予防すると考えられとるで．

なるほど，高 Ca 血症で腎性尿崩症が生じる理由がわかりました．

せやけど，このような高 Ca 血症に対する腎臓の変化により，循環血漿量が減少し GFR が低下するんや．GFR の低下は，近位尿細管からの Ca^{2+} の再吸収（Na^+ とともに再吸収される）を増加させるから，高 Ca 血症の増悪につながるんや．

じゃあ，高 Ca 血症のときに細胞外液を投与する理由は，有効循環血漿量を増加させることで腎機能を改善させ，Ca^{2+} の尿中への排泄を増加させるためだったんですね．教科書には，輸液とともにループ利尿薬を併用せよと記載されていることが多いのですが……．

これに関しては，ヘンレ上行脚の ROMK・NKCC2 の活性を抑制し，Ca^{2+} の再吸収を減少させるのでループ利尿薬も併用するという意見と，細胞外液投与による体液過剰を防ぐためにループ利尿薬を併用するという意見があるようやな．この点に関しては，現在は，十分な輸液を行った後でも高 Ca 血症が持続し，かつ，体液過剰が認められたときに限って，ループ利尿薬を投与する

第10話
カルシウム・マグネシウムの異常

という考え方が主流やと思うで．今回の症例やと，低 K 血症をきたしとるから，輸液やループ利尿薬の投与は慎重に行う必要があるとワイは考えとる．
さらに，骨からの Ca^{2+} の流出を減少させる治療も行われるで．

えっと，確か……破骨細胞の作用を抑制するビスホスホネート bisphosphonate（BP）の静脈内投与，ですよね．

その通りや．しかし，BP は効果の発現に時間（投与後1〜3日）がかかるんや．そこで，まず効果の発現が速い（投与後4〜6時間で効果が出現する）カルシトニン製剤の筋注が行われることが多いな．しかし，その効果は弱く，投与後2〜3日で効果が消失するんや．そこで，続いて，BP の静脈内投与を行うことになるな．BP の投与が普及したことにより，急性期における高 Ca 血症の管理の精度が上がったように思うで．逆に低 Ca 血症の発症を心配せなあかんぐらいや．これらの治療は，無理やり血中 Ca 濃度を下げる治療やから，高 Ca 血症を起こした病因を解明せんと，長期にわたる血清 Ca 値の管理は困難であることを理解しておく必要があるやろな．

高 Ca 血症の原因

高 Ca 血症の原因の診断はどうすればいいんでしょうか？

高 Ca 血症の原因の診断は，PTH 依存性と PTH 非依存性（＜20 pg/mL）に分けて考えるべきとされとるで（図10-2，3，表10-1）．

じゃあ，今回の症例の intact PTH（iPTH）の値は947 pg/mL なので，PTH 依存性と考えればいいんですね．

今回の症例の場合はその判断で問題ないんやけど，iPTH の値を解釈するときは，常に同時に測定した血清 Ca 値（正確には Ca 濃度）とともに判断するようにするんやで．「高 Ca 血症であるのに，iPTH 濃度が減少していない」という考え方やな．ほな，今回の症例の診断はどう考える？

各論 腎生理を理解して，患者さんの尿細管内の尿の流れを理解しよう

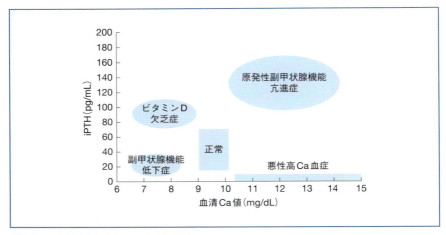

図10-2 血清Ca値とiPTHの関係
(American College of Physicians: Chapter06. Calcium and Bone Disorders. MKSAP 17: Endocrinology and Metabolism, pp.61-70, 2016より作成)

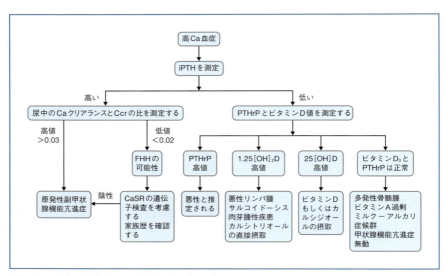

図10-3 高Ca血症の診断アルゴリズム
PTHrP：副甲状腺ホルモン関連タンパク parathyroid hormone-related protein. FHH：家族性低Ca尿性高Ca血症 familial hypocalciuric hypercalcemia
(Renaghan AD, Rosner MH: Hypercalcemia: etiology and management. Nephrol Dial Transplant, 33: 549-551, 2018より作成)

第10話 カルシウム・マグネシウムの異常

表10-1 高Ca血症の原因

副甲状腺ホルモンに関連する高Ca血症	副甲状腺ホルモンに関連しない高Ca血症
・原発性副甲状腺機能亢進症 　（アデノーマ，過形成） ・副甲状腺がん ・三次性副甲状腺機能亢進症 ・家族性低Ca尿性高Ca血症 ・正常Ca性原発性副甲状腺機能亢進症	・悪性高Ca血症（体液性かつ局所性かつ骨融解性） ・ビタミンD毒性 ・ビタミンA毒性 ・ミルク―アルカリ症候群 ・甲状腺機能亢進症 ・長期にわたる臥床（無動） ・肉芽腫性疾患（サルコイドーシス，結核） ・リンパ腫 ・完全静脈栄養

(American College of Physicians: Chapter06. Calcium and Bone Disorders. MKSAP 17: Endocrinology and Metabolism, pp.61-70, 2016より作成)

17.1 mg/dLという著明な高Ca血症にもかかわらずiPTH値が高いので，原発性副甲状腺機能亢進症を疑います．

せやな．一般外来において，原発性副甲状腺機能亢進症は，高Ca血症をきたす疾患のうち最も多いものの1つであるといわれとる（ただし，悪性腫瘍などの症例が多い専門外来などでは悪性腫瘍に伴う高Ca血症が多くなる．これら2つの病態が高Ca血症の原因の約90%を占めるとされている）．ちなみに今回の症例は，頸部エコー検査やMIBIシンチグラフィーにて副甲状腺腫が検出され，手術で症状は改善したで．

ミルク―アルカリ症候群から，カルシウム―アルカリ症候群へ　～薬剤性高Ca血症に気をつけよう～

あっ，そうだ！ きどにゃん，教科書で高Ca血症に関する項目を読んでいると，ミルク―アルカリ症候群という病名が載っているんですけど，これはどんな病態を指すんですか？

以前，胃潰瘍の治療法としてアルカリを含む制酸薬とミルクを併用するという治療法があったんやけど，この治療を受けた症例では高Ca血症と代謝性アルカローシスをきたしたことがあった．ミルク―アルカリ症候群は，そこから命名された病態や．

249

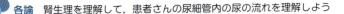

各論 腎生理を理解して，患者さんの尿細管内の尿の流れを理解しよう

胃潰瘍の治療ですか？ でも，現在ではそういう治療を受けている方はいないでしょうから，もう存在しない病態と思っていいですね．

せやけどな，最近異なった形で，高Ca血症・代謝性アルカローシスを呈する病態が増えとるんや．ナトリンも経験したことあるんやないか？

うーん……あっ！ そういえば先日経験しました！ 骨粗鬆症で，ビタミンD製剤とカルシウム製剤を処方されている80歳代の女性が，食思不振で紹介を受けたら，高Ca血症・代謝性アルカローシス，腎障害を認めて入院となったんです．

ほな，なんでそのような病態になると思う？

えっと，まず高Ca血症になると，尿の濃縮力が低下して，腎性尿崩症になると習いました．だから，高Ca血症で尿量が増えて，脱水症から腎障害になり，腎機能の低下によりさらに高Ca血症が悪化したんじゃないでしょうか．さらに，高Ca血症は，ヘンレ上行脚におけるNaClの再吸収抑制や集合管での酸の排泄を増加させるとも習いました．だから，代謝性アルカローシスをきたしたんだと思います．

なかなかようわかっとるな．そういうわけで，この病態をカルシウム－アルカリ症候群と呼ぶべきやという意見もあるんや．
さらに，ビタミンD製剤を投与するときには，尿中Ca^{2+}排泄を減らすサイアザイド系利尿薬との併用で高Ca血症をきたすことも忘れたらあかんで．また，双極性障害などに用いられるリチウム製剤は，CaSRのCa^{2+}に対する感受性を低下させ，PTHの分泌を促進したり，尿中Ca^{2+}排泄を低下させたりして，高Ca血症をきたすことがあるとされとる．

高Ca血症と悪性腫瘍

高Ca血症は，悪性腫瘍の症例の20〜30％にみられる病態であり，oncologic

第10話 カルシウム・マグネシウムの異常

emergency としてただちに対応すべき病態やといわれとる．

これは，腫瘍から骨代謝に影響を及ぼす液性因子の分泌（約80％）や腫瘍による骨局所での骨吸収の亢進（約20％）で生じるとされとるで．

確か，骨髄腫や扁平上皮がん，乳がん，腎がんなどでよくみられるって勉強しました．腫瘍から PTHrP が分泌され，高 Ca 血症をきたすこともあるんですよね．また，リンパ腫などの肉芽腫を形成する腫瘍において，比較的まれながら活性型ビタミン D の合成亢進で高 Ca 血症をきたすって習いました．なので，高 Ca 血症に遭遇したときは，PTHrP の測定も行っていますが，ホルモンの検査は外部に委託するので，結果がすぐに出なくて……．

それはな，PTH は腎臓からの HCO_3^- の排泄を増加させるので，代謝性アシドーシスをきたす一方，PTHrP は，HCO_3^- の排泄を減少させるので，代謝性アルカローシスをきたすことが多いからといわれとる．特に，悪性疾患による高 Ca 血症は，進行した腫瘍病変にみられることが多いので，摂食不良などにより細胞外液量が低下し濃縮性アルカローシスをきたすことも多いようやな．よって，血液ガス検査で，酸塩基平衡の状態を検討すると，病態の鑑別に役立つと思うわ．

ありがとうございます．今後は，血液ガス検査も行います！ でも，どうして腫瘍による高 Ca 血症を oncologic emergency と呼ぶんですか？

それはな，まず悪性腫瘍に高 Ca 血症が合併するときには，悪性腫瘍の病態が進行していてその予後は不良なことが多いんや（月単位といわれている）．そして高 Ca 血症に伴う悪心，嘔吐，食思不振，腹痛，便秘，精神障害，意識障害などの症状は，患者さんの予後や ADL の悪化につながるから，その原因を解明し，ただちに対応すべき病態やと考えられている．このようなことから oncologic emergency といわれるんやないかな．

わかりました！ 今後は，悪性腫瘍に伴う高 Ca 血症は oncologic emergency なんだってことを肝に銘じて診療にあたりたいと思います！

各論　腎生理を理解して，患者さんの尿細管内の尿の流れを理解しよう

Mg の異常 〜種々の電解質の異常の影に Mg 代謝異常あり！〜

 ほな，次は，Mg^{2+}の異常についてみていこか．
Mg^{2+}は細胞内において，K^+に次いで2番目に多いイオンで，アデノシン三リン酸 adenosine triphosphate（ATP）の代謝などに関与しとって，細胞機能維持に重要と考えられとる．電解質異常においても Mg^{2+}異常が関与している病態が知られとるで[6, 7]．

 どんな病態ですか？

 体内の Mg^{2+}が不足する（低 Mg 血症）と，腎尿細管からの K^+の分泌が増し，低 K 血症が悪化することが知られとる．Mg^{2+}不足により細胞内の ATP の代謝が障害され ROMK などの K^+トランスポーターの機能の制御が乱れるためと考えられとるで．

 「低 K 血症の補正に低 Mg 血症の治療が必要」というのはこのことを示してたんですね．

 それに，低 Mg 血症においては，PTH の分泌不全やその作用抵抗性により低 Ca 血症をきたすとされとるんや．また，Mg^{2+}は，腸管からの Ca^{2+}吸収を増加させるビタミン D の合成酵素の機能に関与していることも知られているや．

 へー，Mg^{2+}不足は，低 Ca 血症にも関与するんですね．

 さらに，体内の Mg^{2+}欠乏によって，骨格筋から PO_4^{3-}が流出し尿中への排泄増加がみられるという考え方もあるで．

 じゃあ，Mg^{2+}の代謝異常はすべての電解質異常に関与している可能性があるってことですね．

第10話 カルシウム・マグネシウムの異常

 せやな．低 Mg 血症の原因としては，主に次の2つがあるで．

> **きどにゃん's Point**
>
> ❶ 消化管からの吸収低下：アルコール依存症や食事量低下などによる Mg^{2+} の摂取量低下，下痢，下剤の投与，消化管疾患，プロトンポンプ阻害薬 proton pump inhibitor（PPI）の内服など
> ❷ 腎臓からの排泄増加：利尿薬の内服（抗アルドステロン系利尿薬以外），アルコール依存症（尿細管障害による），アムホテリシン B，シスプラチン，シクロスポリン，アミノ配糖体などの薬剤（ヘンレループや遠位尿細管での Mg^{2+} の再吸収の低下），糖尿病性ケトアシドーシスなど

腎臓からの Mg^{2+} 排泄が増加する病態で，最近よく経験するのは，大腸がんの治療に用いる分子標的薬である抗 EGF 受容体抗体薬を投与しているケースやな．これは，遠位尿細管での Mg^{2+} の再吸収に，遠位尿細管の血管側の上皮細胞増殖因子 epidermal growth factor（EGF）受容体を介した EGF の作用が必要やかららしいわ．

MEMO 低Mg血症の症例

　最近の電解質異常に関する症例検討論文に，下記のような症例（文献7）を参考にわが国の現況に合わせて筆者作成）が頻出している．

　70歳代の女性，意識レベルの低下で救急外来受診．
　1週間前から，悪心・嘔吐・下痢が出現．2日前から，腹痛が出現し，嘔吐・下痢が悪化．手足の脱力が出現し，体動困難となった．5日前にかかりつけ医を受診し，胃腸炎の診断のもと，クラリスロマイシンの投与を受けた．
既往歴：大腸がん，高血圧，逆流性食道炎
内服歴：大学病院からセツキシマブの投与を定期的に受けている．かかりつけ医から，アムロジピンベシル＋ヒドロクロロチアジドの合剤，オメプラゾールを処方されている．

各論 腎生理を理解して，患者さんの尿細管内の尿の流れを理解しよう

救急外来での検査データ：

血圧104/62mmHg，体温37.6℃，脈拍64回/分，意識レベル低下，呼吸は努力様．腹部，全体に圧痛あり，心電図 QTc 510msec

血清検査：

Na 135mEq/L，K 3.2mEq/L，Cl 106mEq/L，Ca 6.81mg/dL，Mg 0.44mg/dL

動脈血液ガス room air（室内気）：

pH 7.58，$PaCO_2$ 46mmHg，HCO_3^- 29mmol/L

その他の検査：

iPTH 11pg/mL，尿中 FEMg 2.8％（＞2％ 腎外性喪失）

　この症例は，胃腸炎様の症状の後，循環不全を呈して，救急外来に搬送されたようである．低K血症・低Ca血症・低Mg血症・代謝性アルカローシスといった多彩な電解質異常を呈している．悪心・嘔吐と摂食不良や低Mg血症を呈しており，本例は体内のMg^{2+}含量の低下が電解質異常の主因のように思われる．また，低Ca血症に比し，iPTHが低く，低Mg血症による副甲状腺機能低下症を発症しているようである．さらに，低K血症・低Ca血症・低Mg血症は，いずれも心電図QTcの延長をきたすが，マクロライドの併用もQTcの延長に寄与していると思われる．

　低Mg血症の原因として，本例は，FE_{Mg}の低下がみられないので，腎性の喪失，つまり，EGF受容体抗体のセツキシマブ，サイアザイド系利尿薬のヒドロクロロチアジドにより尿細管におけるMg^{2+}の再吸収が抑制されていることが主因と思われる．さらに，PPIの投与，胃腸炎の症状，食事摂取量が減少し腸管からのMg^{2+}の吸収が低下していることも本例の病態に関与していると思われる．低K血症・低Ca血症・低Mg血症は，いずれも細胞膜電位を変化させるので，その症状が類似しており，常に体内Mg^{2+}含量の低下を疑うべきである．

　EGF受容体抗体のセツキシマブは，遠位尿細管の血管側のEGF受容体を介したシグナルを阻害して，同部位でのMg^{2+}の再吸収を抑制することが解明されており，セツキシマブによる低Mg血症に専門医は苦慮されているようである（経口のMg製剤は，下痢をきたすことが多いため．sodium/glucose co-transporter 2〈SGLT2〉阻害薬が低Mg血症の改善に有用ではないかという意見がある）．セ

第10話 カルシウム・マグネシウムの異常

　ツキシマブのような悪性腫瘍に対する分子標的薬は，専門機関で外来投与を，そして，高血圧等のコモンな疾患はかかりつけ医での管理を受けることが増えつつあり，腫瘍の専門医でなくてもこれらの薬剤の副作用に精通する必要がある．また，他の分子標的薬も尿細管に作用することが多く，電解質異常が生じやすいことに注意すべきである[8]．

　本例の病態を改善させるには，Mg^{2+}代謝を改善させることが必須である．Mg^{2+}の不足を改善させないと他の電解質異常は改善しないことを理解すべきである．本例は，腎機能が正常なことを確認後，循環不全・症状が強いことから，1〜2gの$MgSO_4$（8〜16mEqのMg^{2+}）を50mLの0.9%NaCl液に溶解し，15分以上かけて静脈内投与を行うべきである[9]．そして，病態を悪化させた薬剤を中止し，持続点滴として，4〜8gの$MgSO_4$（32〜64mEqのMg^{2+}）を，250〜500mLの0.9%NaCl液に溶解し6時間以上かけて投与する．細胞内のMg^{2+}含量が補充されるまで，3〜7日続ける必要がある．本例は腎性喪失の症例であり当てはまらないが，腎外性の場合は，体内のMg^{2+}含量が増加すると，血中Mg濃度の改善とともに，尿中FE_{Mg}が増えてくるといわれている．腎機能低下時は，その投与量を減らし，深部反射の消失の有無や頻回の血中Mg濃度の確認を行い，高Mg血症の発症に注意すべきである．同時に，K^+，Ca^{2+}の補充を行うが，$MgSO_4$のSO_4^{2-}が陰イオンとして尿中に排泄されることから，腎からK^+排泄が増加することを考慮して補正すべきである．

（注：$MgSO_4$液は，10%のものと0.5M（1mEq/mEg/mL）の2種類がある．10%のものは，保険適応は子癇のみ．0〜0.5Mのものは，$MgSO_4$補正液として電解質異常補正に保険適応あり．

$MgSO_4$ 1gは，Mg 4mmol，8mEq．

10% $MgSO_4$液：1A（20mL）中に$MgSO_4$ 2g，Mg^{2+}として8mmol・16mEq/20mL

0.5M $MgSO_4$液：1A（20mL）中に$MgSO_4$ 2.46g，Mg^{2+}として10mmol・20mEq/20mL）

 これらの病態って，入院などでよく遭遇する病態ですよね．じゃあ，低Mg血症はしばしば遭遇する病態で，入院中にみられるMg^{2+}だけじゃなくてMg^{2+}以外の電解質異常の病因にも関与している可能性もあるといえますね．

各論　腎生理を理解して，患者さんの尿細管内の尿の流れを理解しよう

血中 Mg 濃度の測定は一般ではないからしばしば見逃されているっていうことを考えて対応する必要があるんですね！

Mg^{2+} 代謝の難しいところは，Mg^{2+} は主に細胞内に存在するイオンであり，血清 Mg 濃度の測定のみでは，体内の Mg^{2+} 代謝の状態を正確に知ることができない点なんや．よって，血清 Mg 濃度が正常でも，Mg^{2+} 欠乏と判断すべき場合もあるやろな．また，経口での Mg^{2+} の補充が困難である（経口薬は下剤として使用されている薬剤が主であること）ことも問題となっとるで．
（筆者注：Ma^{2+} は，Ca^{2+} と比較して水和物を形成しやすく，水和物の分子サイズが大きいことから，Ca^{2+} と比較して，腸管で吸収されづらいことが知られている．）

そういえば Mg^{2+} 欠乏は，糖尿病・心血管疾患の悪化因子であり，血管の石灰化を促進させると指導医の先生に教えてもらいました．これからは Mg^{2+} 代謝にももっと注目します．

それから，高 Mg 血症に関する NEJM の総説[7]は，"Hypermagnesemia is rare and occurs primarily in patients with kidney disease who are receiving magnesium-retaining drugs." の一文で終わっているんやけど，ワイは，高齢者が多いわが国では，医原性の高 Mg 血症による救急搬送が今後増えるのではと危惧しているんや．

たしかに先日，慢性腎臓病 chronic kidney disease（CKD）の高齢患者さんで，Mg^{2+} 含有下剤の関与が疑われる症例を経験しました．

高齢者は便秘であることが多いからな．腎機能低下時の Mg^{2+} 含有下剤の投与には気をつけないかんな．さらに，うっ血性心不全や CKD に頻用される SGLT 2 阻害薬やミネラルコルチコイド受容体拮抗薬 mineralocorticoid receptor antagonist（MRA）は，腎臓からの Mg^{2+} の排泄を低下させることが知られているから，これらの薬剤による高 Mg 血症にも注意すべきやとワイは思うわ．

カルシウム・マグネシウムの異常

> **MEMO** CaとMg ～尿細管での再吸収の違い～

Ca^{2+}，Mg^{2+}は両イオンとも，糸球体で，タンパク質に結合していないものが濾過される（Ca^{2+}は血中に存在する50～60％程度，Mg^{2+}は70％程度が濾過される）．

Ca^{2+}は，尿中に1日200 mg程度排泄されるが，近位尿細管で65％，ヘンレの太い上行脚 thick ascending limb of Henle loop（TAL）で25％，遠位集合管で5～10％，集合管で5％程度再吸収され，濾過された～2％が尿中に排泄される．近位尿細管やTALでのCa^{2+}の再吸収は，NaClの再吸収を利用するとされているが（サイアザイド系利尿薬による尿中Ca^{2+}排泄の減少は，体液量減少に伴う近位尿細管でのCa^{2+}再吸収増加が主たる成因といわれている）．一方，遠位尿細管の再吸収は，PTHやビタミンDで活性化される transient receptor potential vanilloid 5（TRPV5）を介して能動的に行われると考えられている．

Mg^{2+}は，1日約2,000 mg濾過されるが，100 mg程度が尿中に排泄される．近位尿細管では，Na^+，K^+，Ca^{2+}，Cl^-，PO_4^{3-}と異なり，濾過されたMg^{2+}の20％程度しか再吸収されない（この再吸収はNa^+の再吸収に依存している）．一方，TALにおいては，濾過されたMg^{2+}の40～70％が再吸収される．このTALにおけるMg^{2+}の再吸収は，Ca^{2+}と同じくCaSR（Mg^{2+}も二価陽イオンでありCaSRに作用する）にて調節されている（よって，高Ca血症時に尿中Mg^{2+}の排泄増加によって低Mg血症をきたしていることが多い）．遠位尿細管では，TRPM6を介して5～10％が再吸収される（このTRPM6の再吸収はEGFを介して増加する．よって，肺がんなどに使用されるEGF受容体に作用する分子標的薬により低Mg血症をきたすことがある）．

Ca^{2+}，Mg^{2+}の腎臓での再吸収の大きな違いは，再吸収における近位尿細管の役割である．Mg^{2+}の近位尿細管での再吸収が少ないのは，ヘンレ下行脚やヘンレの細い上行脚の尿細管腔において，Mg^{2+}がCa^{2+}に拮抗してCa^{2+}沈着・結石形成の予防に関与しているからだという意見がある．

各論 腎生理を理解して，患者さんの尿細管内の尿の流れを理解しよう

Ca^{2+}・Mg^{2+}は細胞機能の維持に重要なイオンであるが，その異常はしばしば見逃されている．常に Ca^{2+}・Mg^{2+}を腎機能・電解質の測定に加えよう．

文献

1) American College of Physicians: Chapter06. Calcium and Bone Disorders. MKSAP 17: Endocrinology and Metabolism. pp.61-70, 2016.
2) Riccardi D, Brown EM: Physiology and pathophysiology of the calcium- sensing receptor in the kidney. Am J Physiol Renal Physiol, 298: F485-499, 2010. PMID: 19923405
3) Patel AM, Goldfarb S: Got calcium? Welcome to the calcium-alkali syndrome. J Am Soc Nephrol, 21: 1440-1443, 2010. PMID: 20413609
4) Renaghan AD, Rosner MH: Hypercalcemia: etiology and management. Nephrol Dial Transplant, 33:549-551, 2018.
5) Higdon ML, Higdon JA: Treatment of oncologic emergencies. Am Fam Physician, 74: 1873-1880, 2006. PMID: 17168344
6) Hansen BA, Bruserud Ø: Hypomagnesemia in critically ill patients. J Intensive Care, 6: 21, 2018. PMID: 29610664
7) Touyz RM, de Baaij JHF, Hoenderop JGJ: Magnesium Disorders. N Engl J Med, 390: 1998-2009, 2024. PMID: 38838313
代謝，特に低 Mg 血症に対する最新の総説．薬剤性低 Mg 血症の注意喚起が参考になる．
8) 杉本俊郎：分子標的薬を用いた targeted therapy における電解質異常．日本医師会雑誌，148: 1955-1958, 2020.
9) 日本内科学会専門医制度審議会 救急委員会編：内科救急診療指針 2022．日本内科学会，2022.

第10話 カルシウム・マグネシウムの異常

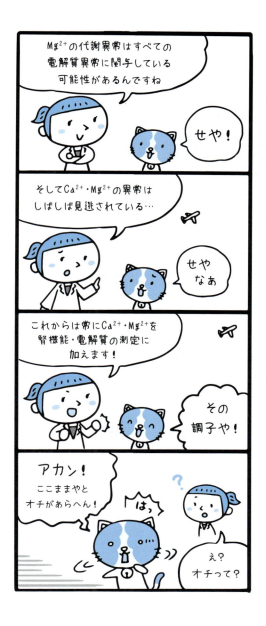

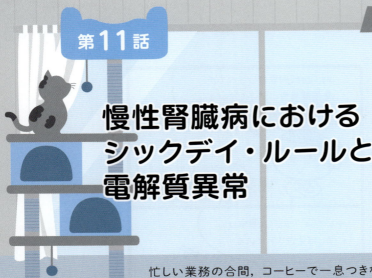

第11話

慢性腎臓病における シックデイ・ルールと 電解質異常

忙しい業務の合間，コーヒーで一息つきながらどこか遠くを眺めているナトリン．気になったきどにゃんが声をかけてみると，ナトリンは何か気がかりなことがあるようで……？

> 超高齢社会のわが国において，薬剤による急性腎障害・電解質異常の発症に注意すべきである

 きどにゃん，最近思うんですけど，高齢のうっ血性心不全や慢性腎臓病 chronic kidney disease（CKD）の患者さんが多いですよね．最近は，これらの病態への予後改善作用を有する臨床的エビデンスの質の高い薬剤が出てきて，以前と比べて積極的な薬物療法が行われるようになってきていると思うんです．これで，患者さんの予後が改善すれば良いのですが，救急外来や病棟で，これらの薬剤による急性腎障害 acute kidney injury（AKI）・電解質異常の発症が増えていているのではないかと……気がかりなんです．

 ナトリン，いいこと言うな．確かに，うっ血性心不全，CKD の臓器保護・予後改善作用が認められている薬剤（RAS 阻害薬，sodium/glucose co-transporter 2〈SGLT2〉阻害薬等）は，体液量減少効果や糸球体濾過量

第11話 慢性腎臓病におけるシックデイ・ルールと電解質異常

glomerular filtration rate（GFR）を一時的に低下させる効果を有する薬剤やから，AKI・電解質異常が増える可能性はあるな．体液量減少効果や GFR を一時的に低下させる効果によって，「原尿の流れが低下する」ので，低 Na 血症，高 K 血症が増えるかもしれんな……．

では，どうしたらよいでしょう？

それは，「原尿の流れの維持」やな！

……？

そんな難しいことではないで．KDIGO の AKI のガイドライン[2]で，AKI の予防バンドル（表11-1）が提言されているんやけど，この AKI 予防バンドルを外来でも病棟でも考えながら対応すると，ナトリンの懸念を解決できるんやないかな．さらに，種々 CKD のガイドラインでも，シックデイ・ルールを提唱して，薬剤による AKI を予防しようとしているで（表11-2，図11-1）[3, 4]．

ありがとうございます．参考にしてみます！

これらのガイドラインに書いてあることをまとめると，「RAS 阻害薬を投与すると，血圧・腎灌流圧が体液量に依存して変化するので，体液量の変化に sensitive になる必要がある」ということやな．

そうすると，シックデイは，体液量が減少する可能性が高い病態といえますね．

表11-1　KDIGO AKI 予防バンドル

- 体液量の維持
- 腎灌流圧の維持・血圧のコントロール
- 腎毒性物質の回避・中止（薬剤，造影剤等）
- 血糖の維持
- 血清 Cr 濃度・尿量のモニタリング

（KDIGO clinical practice guideline for acute kidney injury. Kidney Int, Suppl 2: 1-138, 2012より作成）

表11-2 日本腎臓学会編：エビデンスに基づくCKD診療ガイドライン2023が推奨するシックデイ・ルール

- 高齢者やCKD患者はAKIのリスクが高く，薬剤性のAKIを合併しやすい．体調不良のシックデイには薬剤性を含むAKIリスクが高くなる．このためCKD患者は，著しい体調不良時には速やかに医療機関を受診し，薬物の減量や一時休薬を含めた適切な治療を受ける必要がある
- さまざまな疾患や病態でシックデイ・ルールが提唱されているが，CKD患者に対するシックデイの定義や，シックデイ・ルールは確立されていない．脱水状態では，血圧が低下し，腎血漿流量が低下するなどして腎機能が低下し，薬剤性腎障害のリスクが高くなるため，腎排泄性薬や腎障害性のある薬物の一時休薬や減量を検討する
- 脱水状態では，NSAIDs投与によりAKIのリスクが，ビグアナイド投与により乳酸アシドーシスのリスクが，それぞれ高くなるため休薬する．糖尿病と慢性腎臓病患者に対するSGLT2阻害薬は，脱水状態ではケトアシドーシスのリスクが高まるため休薬する．慢性心不全治療を目的としたSGLT2阻害薬のシックデイにおける一時休薬は，医療機関で病態に応じて判断する
- 脱水状態では，利尿薬やRA系阻害薬によりAKIリスクが高くなるが，休薬により心不全の増悪やCVDリスクが高まる可能性があるため，医療機関において病態に応じて休薬を判断する
- 著しい食思不振や脱水状態では，高カルシウム血症やAKIの発症予防と重症化抑制を目的として，活性型ビタミンD（VitD）薬の一時休薬を考慮してもよい

（日本腎臓学会（編）：エビデンスに基づくCKD診療ガイドライン2023. p.141. 東京医学社, 2023より）

だから，病気を併発したときだけじゃなくて，薬物の変更や，減塩等の食事療法の変化も考える必要がありますね．そういえば，入院で高K血症が発症した症例がありましたよね（各論第8話「慢性腎臓病における代謝性アシドーシス」〈p.217〉参照）．

鋭いやんけ．東北大学の長澤先生は，ライフイベントの変化（宅配弁当を頼んだだけでもNaClの摂取が減り，薬剤性のAKIを生じる可能性もある）等も注意しなさい[6]，と書籍に書いておられるで．

そんなことまでですか！？

よって，シックデイ・ルールを，各々の状況で決める必要があると思うで．しかし，残念ながら，シックデイ・ルールの有用性に関する質の高いエビデンスが乏しいのが現状であり，今後の検討が必要やと思う．さらに，シックデイ・ルールの特徴として，薬剤の再開がしばしば忘れられることが多いことにも注意せなあかんやろな（図11-1）．

第11話
慢性腎臓病におけるシックデイ・ルールと電解質異常

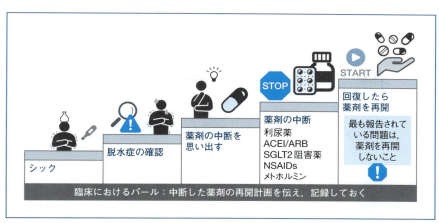

図11-1 KDIGO シックデイ・ルール
(Kidney Disease: Improving Global Outcomes (KDIGO) CKD Work Group: KDIGO 2024 Clinical Practice Guideline for the Evaluation and Management of Chronic Kidney Disease. Kidney Int, 105: S117-S314, 2024 より作成)

まとめ

- 薬剤による AKI・電解質異常の発症を減らすには原尿の流れの維持・腎灌流圧の維持を図ることが重要である．
- シックデイ・ルールを，施設ごとに作成して対応すべきである．
- シックデイが改善したら，処方を戻すことを忘れてはいけない．

文献

1) #Neph JC: The KDIGO 2024 CKD Guidelines: part 2. 〈https://www.nephjc.com/news/kdigo-ckd-part2〉（2024年12月アクセス）
2) KDIGO clinical practice guideline for acute kidney injury. Kidney Int, Suppl 2: 1-138, 2012.
3) 日本腎臓学会（編）: エビデンスに基づく CKD 診療ガイドライン 2023. 東京医学社, 2023.
4) Kidney Disease: Improving Global Outcomes(KDIGO)CKD Work Group: KDIGO 2024 Clinical Practice Guideline for the Evaluation and Management of Chronic Kidney Disease. Kidney Int, 105: S117-S314, 2024. PMID: 38490803

改訂2版の執筆にあたり 2)〜4) のガイドラインを参考にした．

5) 杉本俊郎: 腎臓の診療にすぐに役立つ 63 の Q&A. 金芳堂, 2024.
6) 長澤将: 薬剤師力がぐんぐん伸びる 専門医がやさしく教える 慢性腎臓病フォローアップの勘所. 日経BP, 2023.

改訂2版の執筆にあたり，5)〜6) の書籍を参考にした．

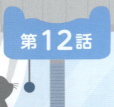

第12話

急性期の輸液の一考察

これまで水・電解質異常についてさまざまなトピックで学んできたナトリン．そんなナトリンはやはり，あのテーマが気になっているようで……？

 病棟や外来で輸液を行っているんですが，いつもどうしたらいいか悩みながら輸液しています．

 この世の中で，常に自信をもって正確に輸液療法を行うことができる医師はおらんとワイは思っとるよ．それは，輸液に関して，質の高いエビデンスが少ないことが寄与しとるんやないかな．実際，臨床的に質の高いエビデンスに基づいた急性期の病態に対する輸液のガイドラインは存在せんからな．

 えー？ じゃあ，どうやって輸液を勉強したらいいんですか？

 ワイは常々，「輸液療法の基本は，急性期の輸液にあり」と思っとる．急性期の輸液の目的は，❶循環の改善を目的とした蘇生，❷病態が改善した後の維持，❸不足した水・電解質などの補充，❹栄養の4つしかないといわれとるんや．

 4つですか．❸補充，❹栄養は不足しているものを輸液として投与するとい

第12話
急性期の輸液の一考察

うことで，イメージできるのですが……．❶，❷はよくわかりません．

そうやな．ワイも，❶循環の改善の蘇生，❷病態が改善した後の維持が，輸液を行う上で最も難しく，かつ重要なものと思っとる．よってここからは，急性期の輸液について，❶・❷の2点を中心に勉強していこか．

急性期の輸液の基本，循環を改善させる蘇生 ～最新の輸液理論とは～

ナトリンは，「急性期の輸液」にどんなイメージをもっとるかな？

うーん……例えば今，腎臓内科の病棟で担当しているのは，下痢からhypovolemiaをきたした腎前性の急性腎障害 acute kidney injury (AKI) の患者さんや，敗血症 sepsis で多臓器不全をきたした患者さんですね．そういう患者さんに，現在輸液を行っています．

ほな，これらの症例に輸液を行う目的は何や？

えっ？ 目的と言われても……有効循環血漿量の補正，でしょうか？

ナトリンがあげた患者さんは急性の循環不全を生じていて，「臓器における循環を是正し酸素供給を改善させる」のが「急性期の輸液 resuscitation fluid therapy」の目的といわれとる（図12-1）．

なるほど，末梢の循環の是正による酸素供給の改善が目的なんですね．

最近，この resuscitation fluid therapy の理論が変わってきているのを知っとるかな？

新しくなっているんですか？

265

各論　腎生理を理解して、患者さんの尿細管内の尿の流れを理解しよう

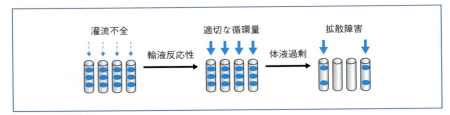

図12-1　急性期の輸液の目的
輸液の目的は、心拍出量を増加させ、臓器の毛細血管での循環を改善させることにある。敗血症やhypovolemiaなどの急性期の病態は、毛細血管での循環が滞っており、適切な輸液がその循環を改善させる。しかし、過剰な輸液による毛細血管での不適切な循環量の増加や間質の浮腫は、赤血球と間質との距離が遠くなり、組織の酸素化が障害される。●は赤血球。

(Ince C, Groeneveld AB: The case for 0.9% NaCl: is the undefensible, defensible?. Kidney Int, 86: 1087-1095, 2014より作成)

 いまだ確立された理論やないんやけど、現在ナトリンが知っておくべき「急性期の輸液」の考え方は、次の3点にまとめられると思うで。

きどにゃん's Point

❶ 過剰な輸液を避けよ、体液過剰 fluid overload を避けよ、血管内皮の glycocalyx を保護せよ
❷ 輸液が有効な症例のみに輸液せよ (fluid responsiveness)、そして、輸液忍容性 fluid tolerance にも注意せよ
❸ Cl⁻の多い輸液の問題点も注意せよ

これから、この3点を勉強していこか。

過剰な輸液を避けよ、fluid overload を避けよ、血管内皮の glycocalyx を保護せよ

 最近の敗血症やAKIに関する集中治療の分野の臨床研究の結果から、resuscitation fluid therapy を過剰に行い、fluid overload の状態になると、かえって予後が悪化することが知られるようになってきたんや。

第12話
急性期の輸液の一考察

 入れすぎはダメってことなんですね．でも，どうして輸液過剰はいけないんでしょうか？

 毛細血管内外の溶液や溶質のやり取りの調節は，どうなっとったかな？

 確か学生のときに勉強しました！「Frank-Starling の法則」ですよね．アルブミンを投与すると，膠質浸透圧の関係から血管内にとどまり，電解質輸液より少ない量（理論的には1／3～1／4の投与量）で循環血漿量の改善につながると習いました（図12-2 A）．

 せやけど，実際に敗血症などの症例でアルブミン製剤の効果を検討したところ，等張性アルブミン製剤と電解質輸液の投与量は，1：1.5程度で，敗血症などの病的状態ではナトリンがいま言ったほどには，アルブミン製剤は血管内にとどまることができないことが明らかになってきたんや．

 敗血症などの病的な状態では，アルブミンが毛細血管から漏れやすいってことですか？

 そういうことやな．現在の最新の理論においては，毛細血管の内皮の内腔側（endothelial surface layer〈ESL〉）に，glycocalyx という層が存在し，血液タンパクの漏出を防いでいると考えられとるんや（二重のバリヤーを形成している）．そして，glycocalyx の下層と内皮の間の間隙にはほとんどタンパク質は存在しないといわれとる（この機構が，血管外への溶液の漏出を防いでいる）．よって，従来は血管内＞間質の膠質浸透圧により，間質の溶液が血管内へ戻ると考えられとったんやけど，glycocalyx の下層と内皮との間隙の膠質浸透圧がほぼゼロであることから，血管内＞間質の膠質浸透圧であっても，溶液はほとんど血管内に戻らず，血管内から流出した溶液はリンパとして流出すると考えられるようになったんや（no return theory）（図12-2 B）．
敗血症などの病態において，腫瘍壊死因子α tumor necrosis factor-α（TNF-α）などの炎症性サイトカインが glycocalyx を障害することで，血管の透過性が亢進し，間質の浮腫をきたすといわれとる（図12-3）．このような病態に過剰な輸液を行い体液量が増えると，「glycocalyx を障害する心房

各論 腎生理を理解して，患者さんの尿細管内の尿の流れを理解しよう

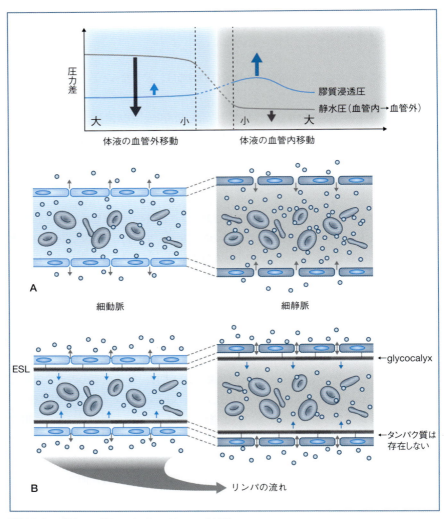

図12-2 新しい「Frank-Starlingの法則」
A：古典的な考え方．
B：glycocalyxを考慮する新しい考え方．glycocalyxの血管外側の間隙にはほとんどタンパク質がなく，膠質浸透圧により血管内に溶液が戻ることはない．
(Ding X, Cheng Z, Qian Q: Intravenous Fluids and Acute Kidney Injury. Blood Purif 43: 163-172, 2017より作成)

性 Na 利尿ペプチド atrial natriuretic peptide（ANP）」が増加し，さらなる血管のバリヤー機能が障害されると考えられとるんや．よって，血管のバリ

第12話
急性期の輸液の一考察

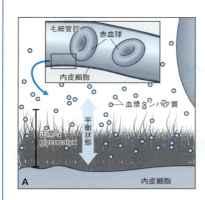
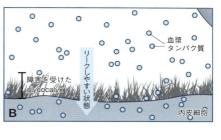

図12-3　glycocalyxの障害
血管内腔はglycocalyxで覆われている(**A**). 敗血症などの病態でglycocalyxが障害を受け, 浮腫をきたしやすくなる(**B**).
(Myburgh JA, Mythen MG: Resuscitation fluids. N Engl J Med 369: 1243-1251, 2013より作成)

ヤー機能が障害されている状態において, たとえアルブミン製剤を投与しても, 血管外に輸液が漏出(リーク)し, 浮腫がさらに増悪して, 組織の酸素不足が悪化するだけの結果になるといわれとる.

「輸液過剰を防ぎ, 血管内皮の glycocalyx を保護するような輸液を行え」ということですね.

🐾 輸液が有効な症例のみに輸液せよ(fluid responsiveness), そして, 輸液忍容性(fluid tolerance)にも注意せよ

これは, 体液過剰を防ぐためにも, 必要なときのみ輸液を行えってことですか?

せや. 以前は, 血圧の低下, 中心静脈圧の低下, 尿量の低下があったときに有効循環血漿量が低下したと判断し, 輸液を行っとった. しかし現在, 集中治療の領域では, このような「静的な指標」に基づいて輸液を行うことは不適切と考えられとる.

269

各論 腎生理を理解して，患者さんの尿細管内の尿の流れを理解しよう

えー？ 今まで外科で研修していたとき，術後などに「尿量が減少したら輸液負荷」という診療を行ってきたんですけど，不適切だったんですか？

例えば，術後48時間の尿量の減少は，侵襲に対する神経ホルモン系の反応による腎血管の収縮・尿細管再吸収の亢進による生理的なものや，術中の輸液過剰による腎うっ血の可能性もあるやろ？ せやから，病態を考慮せずただ単に「尿量が減少したら輸液負荷」という対応やと，fluid overload から予後の悪化につながる可能性が十分にあるやろな．

じゃあ，どのような指標をみて，輸液をするべきなんですか？

「臓器における循環を是正し酸素供給を改善させる」という「急性期の輸液」の目的は，「輸液により心拍出量を増やす」と言い換えることができるんや．このような考えに基づき，輸液反応性を知るために，心拍出量の変化といった「動的な指標」を使うべきという意見が現在主流となっとる．いまだ確立された「動的な指標」はないんやけど，passive leg raising (PLR) test といって，患者さんの下肢を挙上させ心臓の前負荷を増やすことで，心エコーなどで心拍出量が増加するかを検討し，増加した場合を輸液反応性と判断することが有効であると考えられとるで（図12-4）．

じゃあ，「Frank-Starling の法則」（正確には「Frank-Starling の心臓の法則」）は有効なんですね．

このように，輸液に関する指標は最近変化してきとるんや．以前は，中心静脈圧を測定し，それを上昇させるように輸液を行ってきたものやけど，よく考えてみると中心静脈圧を上げるということは，心臓に血液が戻るのに抵抗を増やすということを意味するやろ？ 中心静脈圧が上昇した状態で静脈内の輸液を行っても，心拍出量は増加しないと考えるべきということやな．

なるほど，今後は「動的な指標」にも注目したいと思います．

それから，輸液は行っているときは，輸液に耐えることができるか，fluid

第12話
急性期の輸液の一考察

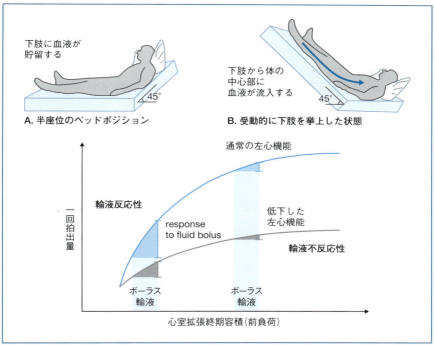

図12-4　動的指標の一例，PLR test
下肢挙上により前負荷が増え，「Frank-Starlingの法則」により，心拍出量が増加（10〜15％程度）すれば，「輸液反応性」と判断し，輸液を行う．増えなければ，「輸液不反応性」と考え輸液を行わない．
(Bentzer P, Griesdale DE, Boyd J, et al.: Will This Hemodynamically Unstable Patient Respond to a Bolus of Intravenous Fluids?. JAMA, 316: 1298-1309, 2016より作成)

tolerance[22]も考える必要があるで……．

fluid tolerance？？？

輸液も薬剤や．薬物投与で副反応や副作用を考えないことはないやろ？

それは当然ですね．輸液反応性があっても，その輸液の負荷に耐えられるかを検討せよということですね．

図12-5や表12-1は，AKIにおける輸液反応性とfluid toleranceをみたも

各論 腎生理を理解して，患者さんの尿細管内の尿の流れを理解しよう

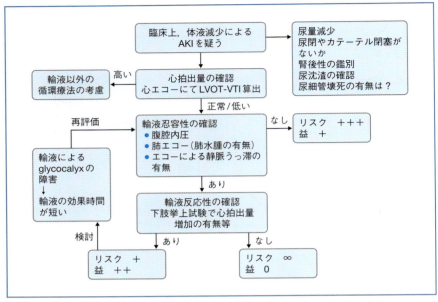

図12-5　乏尿・AKIへの有効かつ安全な急性期輸液を行うための方法
POCUSの評価が重要である．LVOT-VTI：左室流出路血流の速度時間積分値．
(Argaiz ER, et al.: Fluid management in acute kidney injury: from evaluating fluid responsiveness towards assessment of fluid tolerance. Eur Heart J Acute Cardiovasc Care, 11: 786-793, 2022より作成）

のやけど，輸液するときにこれらを考慮せないかんな……．

 ベッドサイドでエコーを行うこと（point of care ultrasonography〈POCUS〉）が必要なんですね[23]．

Cl⁻の多い輸液の問題点も注意せよ

 Cl⁻の多い輸液というのは，「生理食塩水」のことですか？

 そうや．以前から，多量の0.9％NaCl液の投与は，高Cl性代謝性アシドーシスをきたすことが知られとったんやけど，近年，集中治療や外科の領域から，「急性期の輸液」として0.9％NaCl液を中心とした輸液を行うと，高Cl性代

第12話 急性期の輸液の一考察

表12-1 AKIにおける輸液忍容性・輸液反応性からみた輸液療法の戦略例

クリニカル シナリオ	輸液忍容性	輸液反応性	持続的な蘇生 輸液の投与	有害性 / 有益性
体液量減少を伴う AKI（下痢等）	あり	あり	可 （体液量減少が 改善するまで）	＋ / ＋＋＋＋
若年者の他疾患の ない敗血症	あり	あり	条件付き可 （初期のみ輸液 反応性あり）	＋ / ＋＋
初期輸液後の若年 者の急性膵炎	なし 肺エコーで B line あり（肺うっ血を 示唆）	あり？	条件付き可 （初期のみ輸液 反応性あり）	＋＋＋ / ＋ 体液過剰になれ ば利尿薬を投与 すべき
肺高血圧症例の嘔 吐と下痢	なし エコーで静脈うっ 血あり	おそらくあり？ 心機能による	不可	＋＋＋＋ / ＋ 腎代替療法の導 入を考慮
敗血症による心筋 障害（うっ血・浮腫 なし）	あり	なし 下肢挙上試験で 心拍出量増えず	不可	＋＋＋＋ / 0 益なし 昇圧薬・強心薬 を使用

(Argaiz ER, et al.: Fluid management in acute kidney injury: from evaluating fluid responsiveness towards assessment of fluid tolerance. Eur Heart J Acute Cardiovasc Care, 11: 786-793, 2022より作成)

謝性アシドーシスのみならず，AKIや出血傾向などの術後の合併症が増加することを示唆する臨床報告が増えてきていて，注目されとるんや．

えー，「生理食塩水」の輸液で問題が生じる可能性があるってことですか？

まぁ，Cl⁻の多い輸液の弊害に関しては，高Cl性代謝性アシドーシスをきたすことは事実なんやけど，リンゲル液などの balanced salt solution（BSS）と比較して死亡率など臨床的に有意な差を認めなかったという報告もあるから，今後さらなる検討が必要であるといわれとるで．
せやけど，0.9％NaCl液が「生理食塩水」や「normal saline」と呼ばれるようになったのは臨床的な観点からではないんや．試験管の中で，等張である0.9％NaCl液を用いるとカエルの赤血球が溶血しなかったということから「生理食塩水」と呼称されるようになっただけなんやで．よってNa⁺ 154 mEq/L，Cl⁻ 154 mEq/L という体液の組成からかけ離れた製剤を「生理食塩水」や「normal saline」と呼ぶことは，歴史上の観点からも間違いであることは明

273

各論 腎生理を理解して，患者さんの尿細管内の尿の流れを理解しよう

確やと思うで[8]．

「Cl の多い輸液の問題点も注意せよ」の意味，ばっちり理解しました！

> **MEMO** 輸液が足りない[16, 17]
>
> 　本書の初版を執筆していた時点（2018 年 4 月 24 日）の最新の NEJM 誌の perspective に，"米国の病院において輸液製剤が不足している""輸液製剤不足 その解決法"といった，日本で診療を行っているわれわれにとって衝撃的な記事が掲載されていた[16, 17]．
>
> 　これらの記事によると，米国は何度か，輸液製剤，特に 0.9％NaCl 液（種々のサイズの製剤がある）の不足に見舞われているそうだ（2007，2013，2014，2016，2017 年に不足し，2007，2014 年の不足は解決に 1 年かかり，2013，2016，2017 年の不足は記事掲載時点では解決していないということだった）．そして 2018 年の輸液製剤の不足は，米国の輸液製剤の 44 ％ がプエルト・リコの製薬工場で生産されており，2017 年 9 月 20 日に同地を襲ったハリケーン，Maria により製薬工場が被災したことが原因だそうである．
>
> 　この度重なる米国の輸液製剤不足は，救急外来の診療に深刻な影響を与えており，ボストンの Brigham and Women's Hospital の救急内科外来のチームは，中等度までのいわゆる脱水症の症例に対しては，経口的に水分を摂取する oral rehydration therapy を行い，輸液製剤に劣らず良好な成績を得ていると報告している．
>
> 　わが国において，ただちに輸液製剤不足が生じるとは考えづらいと思われていたが，2024 年の初頭に，一部の酢酸リンゲル液の不足が生じた．よって，その安全性のみならず，医療経済的な面からも，oral rehydration therapy は，わが国の内科外来でも応用できる方法ではないかと思う．

維持輸液 〜何を維持するのか？〜

循環を改善させる急性期の治療が終了し，経過が安定したら，どうするんやったかな？

第12話
急性期の輸液の一考察

 維持輸液を行います．

 まぁ，せやな．せやけど，維持輸液とは何や？

 えっと，1日に必要な電解質や水の量と，筋肉などの体タンパク質を分解・異化を抑えるための最低限のカロリーであるブドウ糖100g（4×100kcal）を投与する輸液だって習いました．
よって輸液量としては，1日約2L Na^+ 100〜200mEq，K^+ 40mEq なので，約1/3生理食塩水程度の，500mLの「いわゆる3号輸液」ボトルを1日あたり3〜4本程度投与しています．

 せやけどナトリン，いつものナトリンの生活で，これらの摂取量は一定しとるかな？

 そう言われると……．

 健常人で，腎機能などが正常であれば，1日ぐらいであれば何も飲み食いしなくても，腎臓が反応して，大きな体液バランスの異常は生じひんやろ？

 それはそうですけど……．でも，維持輸液が必要な患者さんは病的な状態であるから入院しているわけですよね．そんな患者さんの腎臓に無理をさせる訳にはいかないんじゃないでしょうか？

 それはその通りや．Belding H. Scribner は，その著書において，維持輸液の考え方として「腎臓に負担をかけないような尿に対する basic allowance（維持輸液量）」という概念を提唱しとる[13, 14]．つまり，「尿に対する allowance は，体内に水・電解質が不足したときも，あるいは多すぎたときも，腎臓がそれを無理なく調節するのに必要な十分な材料を与える輸液」と考える．つまり維持輸液が必要な病態は，原則，水・電解質の過不足がないので維持輸液量 basic allowance となるんや．
よって，維持輸液として，
①水は1,500〜2,000mL/日程度

275

②Na$^+$は100〜200mEq/日
③K$^+$は40mEq/日程度

を与えれば，多くの場合，腎臓に負担をかけずに尿へ排泄される水・電解質が補充でき，水・電解質平衡の異常を招かずにすむと述べとる．

「必要量でなく，腎臓に負担をかけない輸液」ですか．わかりやすいですね！

NEJM 誌の "Maintenance Intravenous Fluids in Acutely Ill Patients" という総説[10]には，「維持輸液の目的は，正常な電解質のバランスの範囲内で細胞外液量を維持することにあり，適切な輸液は，電解質・酸塩基平衡異常をきたさずに，良好な組織の還流を保つものである」という記載があるで．

必要なものを補充せよ，っていうものではないんですね．

病態が安定すれば，輸液といった直接細胞外液に影響を与えるものより，自然で生理的な，経口摂取などの消化管を介した投与のほうが安全性が高いはずやろ？

「輸液が必要か常に考えろ」ってことですね．

さっきナトリンは，維持輸液に「約1/3生理食塩水程度のいわゆる3号輸液を1日2L程度」投与しているということやったけど，このような比較的低張輸液を使用することの問題点が注目されてきとるんや．

それは，指導医の先生に習いました．「低 Na 血症」ですよね．維持輸液投与時にときどき血清電解質濃度を測定するように言われました．

入院している患者さんというのは，痛み，悪心・嘔吐などによるアルギニンバソプレシン arginine vasopressin (AVP) の分泌亢進状態や，うっ血性心不全・肝不全・腎障害や非ステロイド性抗炎症薬 non-steroidal anti-inflammatory drugs (NSAIDs) の投与などの水利尿不全状態であることが多く（図12-6），自由水の多い低張輸液の投与は注意すべきやと考えられとる．この維持輸液に

第12話
急性期の輸液の一考察

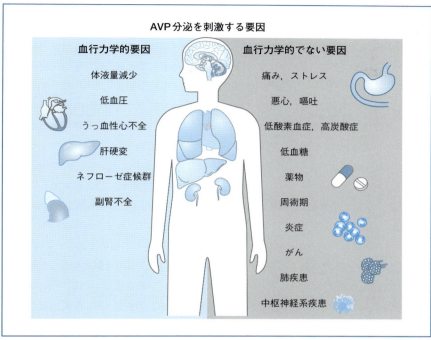

図12-6　低張維持輸液のリスク：病院内は低Na血症のリスクだらけ
(Moritz ML, Ayus JC: Maintenance Intravenous Fluids in Acutely Ill Patients.
N Engl J Med, 373: 1350-1360, 2015より作成)

よる低Na血症は特に小児の領域で注目されとって（低Na血症による脳浮腫を起こしやすいため），欧米のガイドラインでは，小児において低張液の使用を戒める提言がなされとる．

つまり，入院時の病的な状態だと腎臓からの水の排泄が障害されている可能性が高いので，水分排泄に対する尿のallowanceを低く見積もり，輸液による自由水の投与を減らせってことですね．

ナトリン鋭いなぁ．まさにその通りや．

各論　腎生理を理解して，患者さんの尿細管内の尿の流れを理解しよう

> **MEMO** 輸液の歴史〜 Gamble先生の論文を読んで思うこと〜[18, 19]
>
> 　静脈内への液体の投与の臨床的効果が認められたのは，1831年に Latta TA 先生が，コレラの患者に0.4％NaCl 液，0.3％NaHCO₃液を投与した報告が最初である．このとき用いられた輸液製剤は，0.9％NaCl 液ではなく，アルカリ化剤を含んだ現在の BSS に近い製剤なのだが，現在，Latta 先生が0.9％NaCl 液，つまり生理食塩水（Latta 先生の論文に saline という記載はあるが）を使用したという総説や書籍が目につく．
>
> 　酸塩基平衡異常の解釈に重要である gamblegram やアニオンギャップ（AG）を提唱した Gamble JL 先生が1953年に記した輸液療法の歴史に関する論文[18, 19]をみると，最初に取り上げられているのは，Latta 先生の輸液に関する論文ではない．O'Shaughnessy 先生が1831年にコレラの患者において，NaCl のみならず，アルカリが欠乏していることを報告した論文の写真が載っているのである．この O'Shaughnessy 先生の論文に基づいて，Latta 先生は，アルカリ製剤を含んだ輸液製剤を投与したとされている．決して，0.9％ NaCl 液を投与した訳ではない．Gamble 先生は，コレラのような下痢症の本態は，NaCl の喪失のみならず，HCO₃⁻の喪失にあるということを認識していたから，O'Shaughnessy 先生の論文を最初に取り上げているのであろう（普通であれば，Latta 先生の論文を取り上げるのではないだろうか？）．
>
> 　リンゲル液や0.9％NaCl 液は，カエルの心臓や赤血球を *in vitro* の実験に用いるのに有効であった溶液であり，ヒトの体内に投与する場合，NaCl 欠乏に対す

表12-2　輸液製剤の成分

		0.9％NaCl 液	リンゲル液	乳酸リンゲル液
電解質 (mEq/L)	Na⁺	154	147	131
	K⁺	―	4	4
	Ca²⁺	―	4.5	3
	Cl⁻	154	155.5	110
	lactate⁻	―	―	28
糖質 (g/L)		―	―	―
pH		6.4	6.4	6.7
浸透圧比		約1	約1	約1

0.9％NaCl 液，リンゲル液はCl濃度が高い．

第12話
急性期の輸液の一考察

る有効循環血漿量の低下には有効であったであろうが，Cl 濃度が高いので，代謝性アシドーシスになってしまう問題が出てきた（表12-2）．そのような現状において，Hartmann AF 先生が，リンゲル液に乳酸 Na を加えることで代謝性アシドーシスに有効であるという報告（乳酸リンゲル液，ハルトマン液の開発）を行い，現在の BSS の開発につながったようである．

　21世紀現在のわれわれが，急性期治療において，0.9％NaCl vs. BSS の臨床研究を行ったり，米国で0.9％NaCl 液製剤が不足したりする現状は，「どこかで，輸液療法の開発の歴史を忘れてしまった」ことの結果ではなかろうか？

メリハリのある輸液を
〜急性腎盂腎炎の初期輸液〜

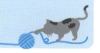

 ほな，ナトリン，ここでちょっと考えてみよか．急性腎盂腎炎の初期治療はどうする？

 抗菌薬の投与と，輸液ですかね？

 輸液は具体的にどうするんや？

 具体的にっていわれても，細胞外液（リンゲル液）を500 mL 程度投与すると思いますけど……？

 NEJM 誌に "Acute Pyelonephritis in Adults" という急性腎盂腎炎に関する総説が掲載されとった[11]．この総説の治療に関する項目の supportive care の部分に，"Fluid resuscitation reduce malaise, nausea, and vomiting" という記載があるんや．

 急性腎盂腎炎の初期治療に，resuscitation（蘇生）という言葉が出てくるんですか？ってことは，急性腎盂腎炎の症状の改善に輸液が有用ってことですね．

279

各論 腎生理を理解して，患者さんの尿細管内の尿の流れを理解しよう

米国では，中等症までの腎盂腎炎は外来で治療するのが一般的やそうや．初期治療を行い全身症状を改善させるために，この総説では，"an initial intravenous fluid bolus" が有効やという記載があるで．

輸液のボーラス投与，ですか？

敗血症を起こしていれば，30 mL/kg の細胞外液を最初の3時間に投与することがガイドライン的に推奨されとる．そこでワイは最近外来で，発熱以外にバイタルサインが乱れていない中等症までの急性腎盂腎炎の初期対応として，「15 mL/kg，1 L 程度の細胞外液（リンゲル液）を3時間で投与する」ようにしとるんや（明確な体液過剰がないことを確認後）．漫然と細胞外液を 500 mL 投与していたときと比較して，この輸液方法の工夫後，嘔気・嘔吐や全身倦怠感などの症状の改善がより得られるようになったで．比較的短時間に有効な量の細胞外液を投与することで，腎盂腎炎で生じる全身性の炎症の病態から生じる症状の改善を図る「病態に応じて輸液せよ」の有効性を身をもって経験できたと思っとる．

すごいですね．「常に目的をもって輸液せよ」ということですね．

腎障害の患者の輸液
～リンゲル液の K の投与は？～

ところで先日，外科で研修をしている友人に，腎障害のある患者さんの手術中の輸液について質問を受けたんです．

ほほう．どんな質問なんや？

えーっとですね……手術中に，細胞外液を含んだ輸液を行うときについてです．「普段は乳酸リンゲル液を使っているんだけど，この輸液は低いながら K^+ 4 mEq/L が含まれているよね．腎障害がある患者さんなんだけど，高 K 血症はきたさないのかな？」という質問でした．でも私，はっきりと答えられなく

第12話
急性期の輸液の一考察

て……．高K血症を避けるのであれば，0.9％NaCl液を投与すればいいのではないかと思ったりもしたんですが……．

腎障害を有する症例における手術中の輸液に関しては，ナトリンがいま言ったような clinical question があって，腎臓移植を受ける症例において，血清K濃度と同程度のK^+を含むBSSと，0.9％NaCl液を比較した臨床試験が複数行われとるで．

結果はどうだったんですか？

結果は，K^+を含まない0.9％NaCl液のほうが，高K血症や代謝性アシドーシスの悪化をきたしやすいという結果やったんや[9]．さらに，急性期輸液でのBSSの有用性を検討したSMART試験の二次解析[24]が報告されているんやけど，高K血症が投与前に存在した症例においても，0.9％NaCl液とK^+を含むBSS投与の間で重症高K血症の発症に差を認められなかったんや．

えーー！？

0.9％NaCl液は，strong ion difference（SID）がゼロで，血漿と比較してかなり低く，以前から多量に投与すると代謝性アシドーシスをきたすことが知られとったんや．よって，アシドーシスが細胞内からのK^+移行をきたし，高K血症をきたすんやないかと考えられとる．

このような臨床研究の結果から，英国の外科医向けの輸液のガイドラインでは，AKIにおいても，注意深く投与するのであれば，血清K濃度と同程度のK^+を含むBSSを投与することを0.9％NaCl液よりも推奨しとるんや．

すっごく勉強になりました！

欧米においては，「0.9％NaCl液は内科医の輸液，BSSは外科医の輸液」と呼ばれとった．これは外科医が，手術中はBSSのほうが0.9％NaCl液よりも，利尿がつきやすいことを知っていたからやといわれとる[15]．実際，Cl濃度の高い0.9％NaCl液では，より多くのCl^-が腎臓の緻密斑 macula densa

各論 腎生理を理解して，患者さんの尿細管内の尿の流れを理解しよう

に達し，尿細管糸球体フィードバック tubologlomerular feedback（TGF）を介して腎糸球体輸入細動脈を収縮させ糸球体濾過量 glomerular filtration rate（GFR）を低下させるんやないかという仮説もあり[7]，この外科医の臨床的観察は正しいんやないかとワイは思っとる．

（筆者注：リンゲル液という呼称は正しくない．*in vitro* でのカエルの筋肉の収縮が Ca イオンの添加で持続することを発見したリンガー先生は，イギリスの方であり，リンゲル液ではなく，リンガー液と呼称すべきである．筆者は，常々，リンガー液と呼称しており，本書でもリンガー液と記載すべきであるが，わが国の慣習に従いドイツ語読みで記載した．）

MEMO SIDとは？

SID は，酸塩基平衡異常の解釈の 1 つである Stewart 法で用いられる酸塩基平衡を決定する独立した因子の 1 つである．strong ion は体液中でほとんど電離しているもの指し，SID は，陽イオン濃度−陰イオン濃度で表される．電解質による水の電離を酸塩基平衡の決定因子として重視する Stewart 法においては，Na^+，K^+ などの陽イオンは塩基，陰イオンである Cl^- は酸と考えられる．よって，SID＝0 mEq/L の 0.9％NaCl 液は，SID＝約 40 mEq/L の血漿と比較して，より酸性と考えられ，これが大量の 0.9％NaCl 液の投与にて代謝性アシドーシスをきたす原因と考えられている．

MEMO 低アルブミン血症のみで，浮腫むのか？[21]

筆者が内科のカンファレンスに参加していると非常に気になるのが，同僚の内科医や研修医の，高齢者の低栄養の症例などでの「血清アルブミンが低いので浮腫があります」というコメントである．本項で述べた新しい「Frank-Starling の法則」が提唱される以前の古典的な「Frank-Starling の法則」が信じられていたときから，腎生理学の教科書には，

① 低アルブミン血症のみでは肺水腫は生じない．
② 肝硬変の腹水の発生機序は，低アルブミン血症ではない．
③ ネフローゼ症候群の浮腫は，その発症早期を除き，腎臓での NaCl 排泄障害で生じる．

第12話 急性期の輸液の一考察

という記載があるのにもかかわらず，いまだにこのような発言がある．教科書には，

① 低アルブミン血症のみで肺水腫が生じない理由として，肺胞の毛細血管は，アルブミンの透過性が高く，血管内と間質の間で膠質浸透圧格差が生じない．さらに，肺においては，リンパ系が発達していることも加わり，毛細血管内の静水圧の上昇を伴わないと，肺水腫は生じない．

② 肝臓の類洞は有窓性でアルブミンの透過性が高く，血管内と間質の間で膠質浸透圧較差はなく，門脈圧の上昇が腹水の原因である．

③ ネフローゼ症候群では，四肢の血管において，低アルブミン血症に伴い間質の膠質浸透圧の低下がみられるので，膠質浸透圧較差の上昇はみられない．尿タンパクそのものが腎尿細管でのNaClの再吸収を増加させ，有効循環血漿量の増加から浮腫が生じる(over filling theory)．

などが，低アルブミン血症のみで浮腫が生じない理由としてあげられている．

さらに現在提唱されている新しい「Frank-Starlingの法則」が正しければ，血管内静水圧が上昇するか，glycocalyxが障害されて血管の透過性が増すか，間質のリンパの還流が生じない限り，浮腫は生じないはずである(no return theory)．

実際，カンファレスで取り上げられた症例について診察すると，過剰な輸液がされていたり，寝たきりで静脈系やリンパ系の還流不全が伴っていたりすることが多い(直立しているときの足部の静脈圧は，100 mmHgに達するらしく，われわれは，歩行することで下腿部の筋肉の収縮と静脈弁を用いて，静脈血流を確保している)．

ただ，血清アルブミン濃度が低いと，血管内の水分保持能力が低下するのは事実であり(陰性荷電のアルブミンが減少することで，ドナン膜平衡から，陽イオンであるNa^+が間質に移行する影響もあり)，より正確には，「血清アルブミン濃度が低下すると，血管内静水圧の上昇やリンパ還流障害による浮腫が生じやすくなる」と表現すべきと考える．よって，浮腫をみたときには，血清アルブミン濃度の上昇を図ることではなく，血管内静水圧の上昇やリンパ還流の改善を図ることを主とすべきである．

しかし，過去40年来，教科書に記載されている内容が，正しく伝わらないのはなぜであろうか？

各論 腎生理を理解して，患者さんの尿細管内の尿の流れを理解しよう

- 最善の輸液療法は，輸液をしないこと．
- 輸液は必要なのか？ 常に考えること．そして，輸液反応性のみならず，輸液負荷に耐えられるかも常に考えること．
- 0.9％NaCl 液を，生理食塩水や，normal saline と言ってはいけない．
- POCUS をマスターせよ．

文献

1) Davision D, Basu RK, Goldstein SL, et al.: Fluid management in adults and children: core curriculum 2014. Am J Kidney Dis, 63: 700-712, 2014. PMID: 24332766
2) Danziger J, Hoening MP: The Role of the Kidney in Disorders of Volume: Core Curriculum 2016. Am J Kidney Dis, 68: 808-816, 2016. PMID: 27497524
3) Ding X, Cheng Z, Qian Q: Intravenous Fluids and Acute Kidney Injury. Blood Purif, 43: 163-172, 2017. PMID: 28114128
4) Myburgh JA, Mythen MG: Resuscitation fluids. N Engl J Med, 369: 1243-1251, 2013. PMID: 24066745
5) Bentzer P, Griesdale DE, Boyd J, et al.: Will This Hemodynamically Unstable Patient Respond to a Bolus of Intravenous Fluids?. JAMA, 316: 1298-1309, 2016. PMID: 27673307
6) Ince C, Groeneveld AB: The case for 0.9% NaCl: is the undefendable, defensible?. Kidney Int, 86: 1087-1095, 2014. PMID: 25007167
7) Lobo DN, Awad S: Should chloride-rich crystalloids remain the mainstay of fluid resuscitation to prevent 'pre-renal' acute kidney injury?: con. Kidney Int, 86: 1096-1105, 2014. PMID: 24717302
8) Awad S, Allison SP, Lobo DN: The history of 0.9% saline. Clin Nutr, 27: 179-188, 2008. PMID: 18313809
9) O'Malley CM, Frumento RJ, Hardy MA, et al.: A randomized, double-blind comparison of lactated Ringer's solution and 0.9% NaCl during renal transplantation. Anesth Analg, 100: 1518-1524, 2005. PMID: 15845718
10) Moritz ML, Ayus JC: Maintenance Intravenous Fluids in Acutely Ill Patients. N Engl J Med, 373: 1350-1360, 2015. PMID: 26422725
11) Johnson JR, Russo TA: Acute Pyelonephritis in Adults. N Engl J Med, 378: 48-59, 2018. PMID: 29298155
12) Malbrain MLNG, Van Regenmortel N, Saugel B, et al.: Principles of fluid management and stewardship in septic shock: it is time to consider the four D's and the four phases of fluid therapy. Ann Intensive Care, 8: 66, 2018. PMID: 29789983
13) B.H. スクリブナー著，柴垣昌功訳：体液−電解質バランス：臨床教育のために．中外医学社，1971.
    数十年前からこの書籍を読みたかったが，本書の初版執筆時に古書をインターネット通販で購入した．柴垣先生の訳者注が非常に参考になった．
14) 柴垣昌功：初学者のための水−電解質問答．中外医学社，1978.
    筆者は，2003 年の年末に古書をインターネット通販で購読し読破した．この書籍も，スクリブナー先生から柴垣昌功先生へと伝わった体液−電解質バランスの考え方が理解できる良書である．

第12話
急性期の輸液の一考察

15) 和田孝雄, 近藤和子：輸液を学ぶ人のために. 第3版, 医学書院, 1997.
    和田孝雄先生が,（本来は）看護師さん向けに書かれた輸液に関する本. 筆者は, 研修医だった30年前に病棟に置いてあった旧版を読んで感激した覚えがある. 現在も購入可能であり, 一読を薦める.

16) Mazer-Amirshahi M, Fox ER: Saline Shortages-Many Causes, No Simple Solution. N Engl J Med, 378: 1472-1474, 2018. PMID: 29561694

17) Patiño AM, Marsh RH, Nilles EJ, et al.: Facing the Shortage of IV Fluids -A Hospital-Based Oral Rehydration Strategy. N Engl J Med, 378: 1475-1477, 2018. PMID: 29561701

18) 井上リサ：点滴史を築いた人びと（1）〜トーマス.A.ラッタ〈http://ringer.cocolog-nifty.com/blog/2007/03/a_b615.html〉（2024年12月アクセス）
    井上リサ氏のブログ. 輸液療法の歴史を知るための最善のものである.

19) Gamble JL: Early history of fluid replacement therapy. Pediatrics, 11: 554-567, 1953. PMID: 13055370

20) Tayler AE: Capillary fluid filtration. Starling forces and lymph flow. Cir Res, 49: 557-575, 1981. PMID: 7020975

21) Icupearls.org Achive: Lone hypoalbuminemia and pulmonary edema. 2018.〈http://icuroom-futurearchive2.blogspot.com/2018/05/lone-hypoalbuminemia-and-pulmonary-edema.html〉（2024年12月アクセス）

22) Argaiz ER, Rola P, Haycock, et al.: Fluid management in acute kidney injury: from evaluating fluid responsiveness towards assessment of fluid tolerance. Eur Heart J Acute Cardiovasc Care, 11: 786-793, 2022. PMID: 36069621

23) Díaz-Gómez JL, Mayo PH, Koenig SJ: Point-of-Care Ultrasonography. N Engl J Med, 385: 1593-1602, 2021. PMID: 34670045

24) Toporek AH, Semler MW, Self WH, et al.: Balanced Crystalloids versus Saline in Critically Ill Adults with Hyperkalemia or Acute Kidney Injury: Secondary Analysis of a Clinical Trial. Am J Respir Crit Care Med, 203: 1322-1325, 2021. PMID: 33503391

25) 杉本俊郎：腎臓の診療にすぐに役立つ63のQ&A. 金芳堂, 2024.

26) Pandya S: Practical Guidelines on Fluid Therapy 2024. 3rd edition. 2024.
    改訂2版の執筆にあたり参考にした書籍. 輸液に関して学ぶならこの本一冊で十分ではないかと思う.

第13話

救急外来で遭遇する電解質異常
〜アルコール依存症と高血糖緊急症〜

きどにゃんに水・電解質異常についていろいろなことを教えてもらったナトリンは，だいぶ自信がついてきたようです．ですが，一筋縄ではいかない症例もあるようで……？

先日の当直のときに，アルコール依存症の患者さんが意識障害で救急搬送され，多彩な電解質異常を呈されていてすごく苦労しました．それと，別の当直のときには，意識障害で搬送された患者さんが糖尿病性ケトアシドーシスと診断されたんですけど，この患者さんも多彩な電解質異常を呈されていて，どのように治療していくべきかすごく悩みました．

せやね．アルコール依存症や糖尿病の高血糖緊急症 hyperglycemic crisis は，本当にいろんな代謝異常，水電解質・酸塩基平衡異常を呈するから，対応に苦労することもあるやろな．それに，これらの病態はコモンなものであり，医療従事者であれば日々遭遇し，対応していく必要のあるものや．よっしゃ，今日は，アルコール依存症や多飲，糖尿病の急性代謝失調である高血糖緊急症における水・電解質，さらに酸塩基平衡異常についても勉強しよか．

第13話
救急外来で遭遇する電解質異常

> **MEMO** 高血糖緊急症とは？
>
> 糖尿病の急性代謝失調は，古典的には，糖尿病性ケトアシドーシス diabetic ketoacidosis（DKA）と高浸透圧高血糖症候群 hyperosmolar hyperglycemic syndrome（HHS）に分けられる．英国糖尿病学会 Diabetes UK はこれらの病態各々のガイドラインを作成しているが，米国糖尿病学会 American Diabetes Association（ADA）は，これら2つの病態を高血糖緊急症としてまとめて1つのガイドラインを作成している．

アルコール依存症・高血糖緊急症の代謝異常の本質は，グルコース代謝の異常

ワイは，アルコール依存症や糖尿病性ケトアシドーシスなどの高血糖緊急症の代謝異常の本質を理解するためには，細胞におけるグルコース代謝を理解すべきやと考えとる．

グルコース代謝？ 具体的にはどういうことですか？

細胞の一般的な栄養分はグルコースであり，細胞でグルコースが適切に代謝されるためには，ニコチンアミドアデニンジヌクレオチド nicotinamide adenine dinucleotide$^+$（NAD$^+$）が必要と考えられとる（図13-1）．

NAD$^+$ですか？ 生化学の授業で教わったような気がします．

NAD$^+$はその細胞内含量が非常に少ないため，グルコースが適切に代謝されるためには，常にその供給が必要と考えられとる．図13-1に示すように，十分な酸素がある条件下のミトコンドリアにおいてTCA回路や電子伝達系といった酸化的リン酸化 oxidative phosphorylation は，細胞の機能を維持するための十分なアデノシン三リン酸 adenosine triphosphate（ATP）とNAD$^+$を供給するという働きをもっており，重要なんや．
（筆者注：ATPの継続した供給には，アデノシン二リン酸 adenosine diphosphate

各論 腎生理を理解して，患者さんの尿細管内の尿の流れを理解しよう

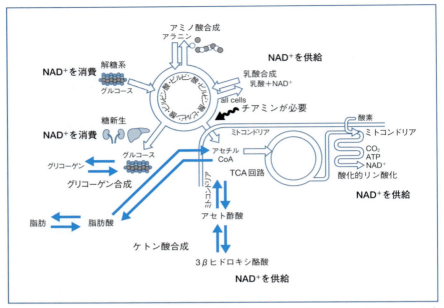

図13-1 定常時（インスリンが適度に作用）の細胞内グルコース代謝：NAD$^+$ が代謝に必要

(Faubel S, Topf J: The fluid, Electrolyte And Acid-Base Companion. 1st edition. p.329, 1999より作成)

〈ADP〉が必要であり，ATPの消費が止まるとADPの供給が止まるといわれている．ADPの細胞内含量も非常に少ないと考えられており，ATPの継続した消費が必要である．）

 へー，そういう考え方があるんですね．

 さらに，図13-1に示す代謝が安定して起こるためには，適度なインスリンの作用も必要や．インスリンの作用の障害は，インスリン分泌の低下のみならず，インスリンに拮抗するグルカゴンや交感神経系（特にα_1作用）の亢進でも生じるで．

 そうか，糖尿病の急性合併症である高血糖緊急症は当然のこと，アルコール依存は，飢餓などにより交感神経系，副腎皮質ホルモンなどのストレスホルモン，グルカゴンの亢進がみられる病態ですよね．つまり，インスリンの作

第13話 救急外来で遭遇する電解質異常

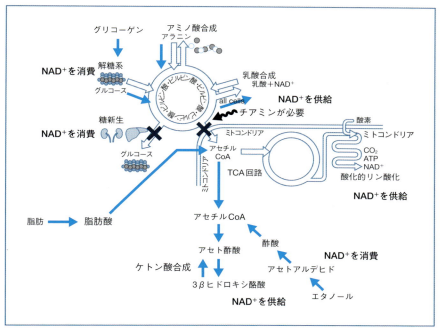

図13-2　アルコール多飲・糖尿病性ケトアシドーシスの病態
アルコール多飲・高血糖緊急症では，インスリン作用不足，グルカゴン作用の亢進・交感神経系の亢進（主にα_1作用）によって交感神経系・副腎皮質ホルモンなどのストレスホルモンが亢進した状態になる．よって，ケトン体や乳酸（lactate⁻）の産生が増加する．
(Faubel S, Topf J: The fluid, Electrolyte And Acid-Base Companion. 1st edition. p.329, 1999より作成)

用が障害されている病態ともいえるってことですよね（図13-2）．

そういうことや．高血糖緊急症の1つである糖尿病性ケトアシドーシスも，インスリン欠乏・グルカゴン作用（交感神経系，副腎皮質ホルモンなどのストレスホルモンの作用）の亢進で生じる病態なんや．また，組織におけるグルコース利用障害による高血糖と，脂肪分解亢進から脂肪酸が大量に肝臓に取り込まれ，細胞内のNAD⁺を供給するためにケトン体や乳酸（lactate⁻，ケトン体が主）が合成される病態ともいえるんや．
（筆者注：正確には，乳酸〈lactate⁻〉の合成過程

$$\text{pyruvate} + \text{NADH} + \text{H}^+ \leftrightarrow \text{lactate}^- + \text{NAD}^+$$

では，酸は生じない．これは，同時にATPが分解されるときに，H⁺が2分子産生

されるので，lactate⁻とH⁺1分子が細胞外に移行することで，アシドーシスとなるからである〈「きどにゃんとゆく！ 酸塩基平衡を学ぶ旅 腎生理がわかれば，酸塩基平衡もわかる！」を参照〉．よって，本書においては，「乳酸」を「乳酸（lactate⁻）」と表記している．なお，前述の理由から最近，乳酸をlactate⁻と記載する書籍も増えてきている．）

 アルコール依存症の場合はどうなるんですか？

 摂取されたエタノールは，NAD⁺（NAD：Needed for Alcohol Detoxicationと呼ばれる）を用いて，肝臓で代謝されるんや．アルコールを多飲した場合，その代謝に必要なNAD⁺を，ミトコンドリアでの酸素（ADPも細胞内の含量が少ないのでATPの消費が必要であり，時間がかかる）に依存した代謝（oxidative phosphorylation）を介さずに，解糖系からの乳酸（lactate⁻）の合成で補充することにより，より速く大量にエタノールを代謝（解毒）することが可能になると考えられとる．さらにNAD⁺は，エタノール代謝で生じた酢酸を3βヒドロキシ酪酸へ代謝することでも補充できる．つまり，アルコールを多量に摂取すると，（毒物であるエタノールをより早期により多量に代謝するために）好気性のミトコンドリア機能が抑制され，乳酸アシドーシス・ケトアシドーシスが生じると考えてもええと思うで．

さらに，アルコール依存状態の患者さんは，適切な食事の摂取量が減少することによる糖質やビタミン（サイアミン）不足，エタノールによる肝障害，悪心・嘔吐の合併などにより，より重篤，かつより多彩な水・電解質異常，酸塩基平衡異常が生じると考えられとるんや．

 「アルコール依存症・高血糖緊急症の代謝障害の本質は，グルコース代謝の異常」ということが理解できたと思います．

 せやな，グルコース（脂質）も完全に代謝されると，水と二酸化炭素に代謝されるので，循環呼吸器系が正常であれば，酸塩基平衡異常は生じへんはずや．せやから，「アルコール依存症・高血糖緊急症の代謝障害の本質は，グルコース代謝の不完全な代謝」ともいえるかもしれんな．ほな，この考えを基本にして，アルコール依存症・高血糖緊急症における代謝異常について勉強していこか．

第13話 救急外来で遭遇する電解質異常

MEMO 高浸透圧高血糖症候群について

HHS は，インスリン分泌が比較的保たれている2型糖尿病患者（高齢者が多い）において，感染症や心血管障害の発症を契機に次第に血糖が上昇し，高血糖からの浸透圧利尿などにより，有効循環血漿量が低下し腎臓からの尿糖の排泄も低下することで，さらなる高血糖となり，意識障害をきたす病態を示す．比較的早期に発症する DKA と比較し，その発症に数日から1週間程度かかると考えられている．DKA と比較して，ケトアシドーシスの程度は軽く，体液量減少による循環不全が目立つ病態である．また，高齢者に多いことから，経過中に感染症や心臓脳血管障害を併発することが多く，DKA より予後不良であると考えられており注意すべきである．

英国のガイドラインによると HHS の定義は，高浸透圧 > 320 mOsm/kg：高血糖 > 30 mmol/L (540 mg/dL)：アシドーシスがない pH > 7.3，HCO_3^- > 15 mmol/L，血中3βヒドロキシ酪酸 < 3 mmol/L などがあげられている．

治療の中心は，十分量の細胞外液の投与と，経過中出現する低 K 血症などの電解質異常への対応である．高血糖には，輸液による循環の改善により腎臓からのグルコース排泄を増加させることが中心的な対応であると考えられている．さらに英国のガイドラインにおいて，インスリンは，血中3βヒドロキシ酪酸 > 1 mmol/L，もしくは輸液だけでは血糖の改善がみられなくなったときに，0.05 unit/kg/時間程度の持続性静脈内投与を行い，血糖の低下が時間 5 mmol/L (90 mg/dL) を超えないように注意すべきとされている．

HHS において，インスリンの投与が治療の主役とされていないのは，その病態の本態が有効循環血漿量の低下であり，インスリン投与によって急激な血糖低下をきたし血液浸透圧が低下すること（浸透圧の低下より細胞内へ水が移行するため）による循環血漿量の低下や，脳浮腫（インスリンが脳細胞 Na^+-H^+ exchanger を活性化することにより細胞内 Na^+ 含量が増え，細胞内浸透圧の上昇もあり）を予防するためであると考えられている．この考え方は，インスリン作用不足が主体である DKA の治療でも同様で，持続インスリン投与量を，小児の場合は急速な血糖低下による脳浮腫発症予防，そして，低血糖と低 K 血症の予防のために，0.1 unit/kg/時間を超えないように投与すべきという専門家の意見がある．

各論　腎生理を理解して，患者さんの尿細管内の尿の流れを理解しよう

アルコール依存症はあらゆる電解質異常を引き起こす

症例

　60歳代，男性．高血圧で通院中，アルコール多飲の病歴あり．
　ここ数日食事が摂れなくなり，頻回の嘔吐の出現と全身倦怠感が強いということで，平日の午後の時間外外来に，家人に連れられ歩いて来院．食事は入院2日前から摂れておらず，代わりに，ビールを来院10数時間前まで飲んでいたそうである．

来院時血清検査：
Hb 12.2 g/dL, TP 7.9 g/dL, Alb 3.6 g/dL, AST 236 IU/L, ALT 114 IU/L, LDH 537 IU/L, BUN 27 mg/dL, S-Cre 2.45 mg/dL, UA 11 mg/dL, Na 145 mEq/L, K 4.2 mEq/L, Cl 98 mEq/L, Ca 7.2 mg/dL, Pi 2.4 mg/dL, Mg 1.5 mg/dL, Glu 8 mg/dL, 静脈血乳酸（lactate⁻）濃度 15.2 mmol/L, 総ケトン体濃度 810 μmol/L

動脈血液ガス　room air（室内気）：
pH 7.02, PaO$_2$ 90 mmHg, PaCO$_2$ 37 mmHg, HCO$_3^-$ 9.0 mmol/L

来院時随時尿検査：
U-Na 38 mEq/L, U-K 48.1 mEq/L, U-Cl 8.0 mEq/L, U-UN 67.2 mg/dL, U-UA 13.0 mg/dL, U-Cre 229.7 mg/dL

この症例は，私が先日の救急外来で経験したものなんです．多くの電解質異常，酸塩基平衡異常をきたしていて，驚きました．

せやなぁ．具体的にはどのような異常を起こしとるかな？

第13話 救急外来で遭遇する電解質異常

具体的には，次のような異常だと考えました．

❶ 血液ガスの結果（HCO_3^-＝9.0 mmol/L アニオンギャップ〈AG〉＝38 mmol/L）や，乳酸（lactate⁻）やケトン体の実測より，乳酸アシドーシス，ケトアシドーシス（軽度）を呈している

❷ 低血糖

❸ 肝障害

❹ 急性腎障害 acute kidney injury（AKI）

❺ 尿中の Cl^- が低く，ΔAG＝26 mmol/L，補正 HCO_3^-＝9＋26＝35 mmol/L より，嘔吐によるものと考えられる代謝性アルカローシス

❻ 著明なアシデミアにもかかわらず正常血清 K 値を呈していることから K^+不足などの代謝異常が存在する

さらに，$PaCO_2$ 37 mmHg は，呼吸性アシドーシスがあると思うで．
（筆者注：アルコール依存者は呼吸性アルカローシスを呈することが多く〈アルコールによる肝障害からプロゲステロンが蓄積し呼吸中枢を刺激するため〉，今回の症例も，入院時の病態が改善後，呼吸性アルカローシスを呈していた．今回の症例の呼吸性アシドーシスは，アルコールによる中枢神経機能の抑制が原因ではないかと筆者は考えている．中枢神経機能が抑制されていることより，血糖値が 8 mg/dL でも歩行可能であったのではないだろうか．）

さらに，今回の症例の病態（摂食不良や AKI など）から，Ca^{2+} 不足や，血中濃度は正常範囲やけど，Mg^{2+}不足，Pi 不足も併発していると思うで．

本当にいろんな代謝異常をきたしているんですね．きどにゃん，このような症例にはどのような対応をすべきですか？

今回の症例のような慢性的アルコール依存の病態が，急性期のアルコール多飲の病態と異なる点は，食事摂取不良や慢性的な肝障害による肝臓のグリコーゲン（グルコース）含量の枯渇と糖新生の抑制（細胞質内 NAD^+不足や乳酸アシドーシスによるピルビン酸不足は糖新生を抑制する）による低血糖，嘔吐などによる有効循環血漿量の低下とそれに伴う腎障害，ビタミン B_1 やビオチンなどの不足などが存在することやな（表13-1）．有効循環血漿量の低下・腎障害・栄養不足が，今回のようにエタノール代謝による乳酸アシドーシス，ケトアシドーシスの病態をさらに悪化させるばかりでなく，低 K 血症も併存させ

各論　腎生理を理解して，患者さんの尿細管内の尿の流れを理解しよう

表13-1　アルコール多飲（急性期）とアルコール依存（慢性）との病態の違い

	アルコール多飲（急性）	アルコール依存（慢性）
臨床的所見		
エタノール摂取	機会飲酒	常習＋多量
胃炎と嘔吐	しばしばあり	しばしば合併する
有効循環血漿量	存在しても軽度低下	通常低下
検査異常		
血糖値	正常	通常低下
血清 K 濃度	低下，正常，上昇	しばしば低下
代謝性アシドーシス＋アルカローシス	あり	あり
乳酸アシドーシス	軽度	重度
呼吸性アルカローシス	あり	慢性肝臓疾患，肺炎，もしくはアルコール離脱時にあり
栄養欠乏		
ビタミン B_1, D 不足	なし	あり

ると考えられとる．せやから，このような症例の治療には，有効循環血漿量の低下を改善させる細胞外液の投与と低血糖を改善させるための多量の水溶性ビタミン（ビタミン B_1：サイアミンを含む）・グルコースの投与や，K^+ の補充が重要やと思うで．
（筆者注：体液量の減少を改善させることによる交感神経活性化の抑制や腎機能〈AKI〉の改善，低血糖改善によるグルカゴン分泌の抑制・インスリン分泌促進によるケトン体合成低下，ビタミン B_1 の補充などが，前述したアルコールによる代謝異常の改善を促進させる．）

確かに今回の症例でも，指導医の先生は，1日2,500 mL の輸液（ブドウ糖加リンゲル液〈500 mL〉×3本，ブドウ糖加 K^+ 含有3号輸液〈500 mL〉×2本，すべてのボトルに複合ビタミン B 製剤〈ビタメジン®〉を添加）を施行し，入院第4病日には症状の改善を得ました．

Ca^{2+}, Mg^{2+}, Pi の代謝異常はどうしたんや？

入院数日後には食事が摂取できるようになり，2週間ほどで改善しました．

今回の症例では必要なかったようやけど，Mg^{2+}不足が続くと，尿細管からのK$^+$分泌が抑制され，低K血症の改善が得られない可能性があるんや．さらに，ワイの経験から，このような症例はintact PTH（iPTH）濃度が上昇していることが多く，おそらく摂取不良によるビタミンD不足であるように思う．よって，活性型ビタミンDの補充により，腸管からMg^{2+}の吸収を促進すること，iPTHを抑制し尿中へのPiの排泄を減少させることが可能やと思うで．実際，同様の症例に活性型ビタミンDを投与して改善を得とるからな．
（筆者注：本書初版の執筆当時〈2017年〉は，ビタミンD$_3$の測定が保険では不可能であった．2024年現在では可能である．）

 活性型ビタミンDの補充によって，Ca^{2+}，Mg^{2+}，Piの代謝異常を改善させる可能性があるってことですね．
アルコール摂取時の代謝異常が起こる機序を考えることで，より病態生理に応じた対応ができるんですね．しっかり覚えて今後に活かします！

高血糖緊急症
〜糖尿病性ケトアシドーシスの一例〜

 症例

50歳代，女性．近医にて1型糖尿病にて加療中の患者．インフルエンザ罹患後，摂食不良となりインスリンの皮下注ができず，全身倦怠感が悪化し，救急外来を受診した．

来院時血清検査：
Hb 15.6 g/dL，WBC 117,900/μL，Plt 24.4万/μL
TP 7.9 g/dL，Alb 4.1 g/dL，AST 21 IU/L，ALT 22 IU/L，LDH 289 IU/L，
CPK 139 IU/L，AMY 196 IU/L，Glu 931 mg/dL，BUN 63 mg/dL，
Cre 1.70 mg/dL，UA 15.8 mg/dL，Pi 8.0 mg/dL，Mg 3.5 mg/dL，
Ca 9.6 mg/dL，Na 131 mEq/L，K 6.0 mEq/L，Cl 95 mEq/L，
T-CHO 285 mg/dL，TG 526 mg/dL，HDL-C 48 mg/dL，

各論　腎生理を理解して，患者さんの尿細管内の尿の流れを理解しよう

静脈血乳酸(lactate⁻) 27 mg/dL，総ケトン体 16.7 mmol/L，3βヒドロキシ酪酸 13.1 mmol/L，アセト酢酸 3.7 mmol/L，HbA1c 9.5 %

検尿：
尿蛋白　1 +，糖　4 +，ケトン体　3 +，潜血　2 +

動脈血液ガス　room air（室内気）：
pH 7.050，$PaCO_2$ 14 mmHg，PaO_2 126 mmHg，HCO_3^- 3.8 mmol/L，AG 32 mEq/L

この症例も，先日救急外来で経験した症例です．1型糖尿病の患者さんが，感染症の体調不良時に，インスリン投与が適切にできなくてインスリン不足になり，ケトアシドーシスをきたしたと診断しました．ただ，この症例も多数の電解質異常をきたしていて，驚きました．

せやな．ナトリン，復習も兼ねて，DKAはどのような病態を示すか思い出してみよか．

インスリン作用の障害により，高血糖による血漿高浸透圧・浸透圧利尿からの有効循環血漿量の減少と，ケトン体の過剰産生による代謝性アシドーシスによる循環・代謝障害が主たる病態です．

ばっちりやな．ほな，この症例の病態について検討していくで．

えーっと，まずこの症例は，1型糖尿病でインスリンが投与困難であったという病歴と，血液ガスの結果から，AGの開大を伴った**代謝性アシドーシス**（pH 7.050，HCO_3^- 3.8 mmol/L，AG ＝ 32 mEq/L）と呼吸性代償（$PaCO_2$ 14 mmHg），そして，3βヒドロキシ酪酸 13.1 mmol/L（＞ 3 mmol/L），血糖 931 mg/dL（＞ 200 mg/dL）を示しているので，DKAと診断しました（英国ガイドラインに準じて）．血糖が高いですが，病歴からDKAが主たる病態と判断しました．さらに，高血糖と経口摂取の不良により，有効循環血漿量の減少を

第13話
救急外来で遭遇する電解質異常

きたし，AKI をきたしたものと考えます（BUN 63 mg/dL，Cr 1.70 mg/dL）．

電解質の異常はどうなっとるかな？

血清 Na 濃度は 131 mEq/L と低めですが，これは，高血糖により細胞内から水を引っ張ってきたことによる**偽性低 Na 血症**じゃないかと思います．血糖 100 mg/dL 上昇の度に約 2 mEq/L 血清 Na 濃度が低下するといわれています．この症例では，血糖が 800 mg/dL 上昇しており，推測 Na 濃度は 147 mEq/L となるので，実際は高 Na 血症の可能性があります．

せやな．よって治療には，Na^+ 含量の多い細胞外液を使用するから，血糖の低下による血清 Na 濃度の変化に注意して管理すべきやな．ナトリン，K^+ についてはどうや？

血清 K 濃度は 6.0 mEq/L と**高 K 血症**を示しています．これは，インスリン不足，代謝性アシドーシスによる細胞内からの移行，AKI による尿中排泄低下が関与していると考えました．

さらに K^+ は，高血糖による高浸透圧により，水が細胞内から外へ移行するときに，細胞内から外へ K^+ も移行する（solvent drag）という現象も生じると考えられとる．

さらに，AKI のため，**高 Pi 血症**（8.0 mg/dL），**高 Mg 血症**（3.5 mg/dL）も呈していますよね．
でも，高 K 血症，高 Pi 血症，高 Mg 血症を呈してはいるんですが，DKA の場合，**K^+，Pi，Mg^{2+} の体内含量は減少しており**，特に K^+ は治療の経過をみて補充していく必要があると考えました．

高血糖による浸透圧利尿や，陰イオンであるケトン体が尿中に大量に排泄されることにより，K^+ や Mg^{2+} の喪失，アシドーシスにより Pi の尿中喪失が生じるといわれとるで．
ほな，この症例の治療はどうする？

各論　腎生理を理解して，患者さんの尿細管内の尿の流れを理解しよう

 治療は，次のように行いました．

> **ナトリン's Point**
>
> ❶ 有効循環血漿量の回復を図るため，ガイドラインには，0.9％NaCl 液の投与を行う，となっています．輸液量の目安として，123のルール：最初の1時間に1L，次の2時間に1L，次の3時間に1L，6時間で3L 程度の輸液を行う，が有名です．
>
> ❷ ケトアシドーシス・代謝性アシドーシスの改善のため速攻型インスリン 0.1 unit/kg/時間の持続静脈投与を開始します．この症例は，血清 K 濃度が高く，最初からインスリン投与は可能と考えます（ガイドラインでは，低 K 血症を認めるときは K^+ の補正をしてからインスリン投与を行うとなっています）．

急激な血糖の低下による循環不全や脳浮腫を避けるため（特に小児の場合），血糖の降下速度は，50 mg/dL/時間程度にすべきといわれています（実際はこれ以上のスピードで血糖が改善することが多い）．インスリンに関しては，ケトアシドーシスが改善するまで，持続静脈投与を行います．インスリンによりケトン体の産生が抑制される前に血糖が改善することが多く，低血糖を防ぐために血糖が250 mg/dL 程度になったらブドウ糖を含んだ輸液を行うべきとされています．

（筆者注：食事が開始になり皮下注射のインスリンが開始されても，皮下注のインスリンが効果を発揮するまでインスリンの持続静脈投与を継続することが，ケトアシドーシスの再燃を防ぐために重要であると考えられている．2023年に改定された英国DKA のガイドラインでは，血糖が14 mmol/L 未満（252 mg/dL 未満）になれば，低血糖・低 K 血症の予防のために，速効型インスリン投与量を0.05 unit/kg/時間に減少させるという推奨がなされている[18]．）

 よく勉強しとるみたいやな．ほな，電解質の管理はどうすればええかな？

 治療を開始後，2時間おきに電解質の変化を追うべきといわれています．特に低 K 血症の発症に注意すべきとされていて，血清 K 濃度が4 mEq/L になれ

第13話 救急外来で遭遇する電解質異常

ば K$^+$ の補充を開始すべきとされています．

この症例でも，輸液とインスリンの投与により利尿がつくにつれ，血清 K 濃度の低下が得られたので，KCl 製剤を輸液製剤に混合し，K$^+$ の補充を開始しました．

今日のナトリンは優秀やったな．そろそろ，ワイがナトリンに教えることも少なくなってきたのかもしれんな……．

> **MEMO** 内科輸液療法の代表疾患
> ～高血糖緊急症（DKA, HHS）治療の本質は輸液療法にあり～
>
> DKA・HHS の治療の基本は，高血糖による高浸透圧利尿からの有効循環血漿量の低下・循環不全を改善させる細胞外液の輸液（resuscitation）である．現在，米国や英国の診療ガイドラインにおいて，0.9%NaCl 液を使うことが推奨されている．しかし，各論第12話「急性期の輸液の一考察」（p.264）で述べたように，0.9%NaCl 液はその高い Cl 濃度（154 mEq/L）から，生理的な輸液とはいえず，治療中に高 Cl 性アシドーシスをきたすリスクが高い（特に DKA の場合，将来の HCO$_3^-$ になるケトン体の尿中排泄もアシドーシスに関与する）．そのため，最近その安全性に関して，特に集中治療の分野から疑義が示されてきた．
>
> 実際，DKA において 0.9%NaCl 液と balanced salt solution（BSS）を比較した臨床試験が報告されている．BSS のほうが，アシドーシスの改善が早いことや早期から利尿がつくことを示す報告があるが，死亡率などの臨床的アウトカムに関しては，両輸液製剤の間で有意な差を認めなかったことが報告されている[10, 11]．われわれは，わが国の多施設において，入院時 AKI を併発していた高血糖緊急症（DAK・HHS の両病態を含む）の症例の検討を行った[19]．入院中の Cl$^-$ の投与量と AKI 回復の関連はなく，懸念されていた Cl$^-$ 投与による腎毒性は認められなかった．ここ数年，Cl$^-$ 含量の多い輸液の毒性が懸念されていたが，アシドーシスによる高 K 血症の発症を除いて，0.9%NaCl 液と BSS との差を認めなかった報告が増えているように思う．筆者は，輸液療法の基本，すなわち有効循環血漿量の減少を補正し，過剰な輸液による体液過剰を避けることが，高血糖緊急症においても適応されると考えている．英国のガイドラインでも，check fluid overload という項目がある[18]．

各論 腎生理を理解して，患者さんの尿細管内の尿の流れを理解しよう

　しかし，BSSに関しては，わが国で市販されているリンゲル液はNa 130 mEq/L程度であるが，この程度の自由水の投与でも脳浮腫が発症した報告があり，注意すべきである[12]．

　また，DKA・HHSは，その発症の過程でK$^+$の喪失が多く，治療の経過中，輸液やインスリン投与により低K血症をきたし，不整脈などの心血管障害の発症につながるので，K$^+$を投与し，補正すべきとされている（K$^+$補正が治療のキモと記載している教科書も多い）．

　DKA・HHSにおけるケトアシドーシスに関する診断であるが，筆者は，血液ガスからAGを計算してケトアシドーシスの存在を確認する方法（米国ガイドラインが推奨）では，血中Cl濃度の測定の精度の問題や，血中アルブミン濃度でAGを補正する必要があること（多量の細胞外液輸液によりアルブミン濃度は低下するはず）などから感度に問題があり，ケトアシドーシスを見逃す可能性があると考えている．そこで筆者は，血中ケトン体3βヒドロキシ酪酸（アセト酢酸ではない）を実測している（英国ガイドラインも3βヒドロキシ酪酸の測定を推奨している）．血中ケトン体を実測する方法は，AG法と比較して，ケトアシドーシスへの感度が高くなり，インスリンを過剰に投与する傾向があるのではないかと考えている．過剰なインスリンの投与は，血糖の過剰な低下や，脳細胞Na$^+$-H$^+$ exchangerを活性化することによる脳浮腫のリスクの増加などの問題があり，注意すべきである．

　また，近年，SGLT2阻害薬による高血糖を伴わないケトアシドーシス例の報告もあり，DKAの血糖異常の定義（米国＞250 mg/dL，英国＞200 mg/dL）に関しても今後検討していく必要があると思われる．

　このように，ガイドラインに記載されている高血糖緊急症（DKA，HHS）の診断・治療においてすら，現在でもいまだ解決されていない問題が存在しているとことを理解して診療にあたるべきであろう[13, 14]．この記載は，2024年の現在でも同様であると筆者は考える．

（注：糖尿病ケトアシドーシスの本質は，3βヒドロキシ酪酸の蓄積である．米国は，ケトン体の測定は3βヒドロキシ酪酸の測定に不適なニトロプルシド反応が中心であるので，AGを糖尿病ケトアシドーシスの診断・治療の指標として用いているようである[16]．一方，英国は，3βヒドロキシ酪酸の測定が一般的になっているので，直接3βヒドロキシ酪酸を測定することをガイドラインとして推奨しているようである．）

第13話 救急外来で遭遇する電解質異常

> **MEMO 高血糖緊急症とAbbas E. Kitabchi先生**[15, 17]
>
> 　1980年ぐらいまでDKAの治療は，多量のインスリン（～100 units/時間，当時はインスリン抵抗性が強いと考えられていたようである）を用いる非常に複雑なものであったが，Abbas E. Kitabchi（1933.8.28～2016.7.18）先生のグループの精力的な研究により，現在われわれが施行している低用量インスリン投与にて簡便に，かつ安全に施行できるようになった．米国において，1980年以前はDKAの死亡率は15％を超えていたが，Kitabchi先生らが提唱した簡潔なプロトコールが広まるにつれ，1％未満まで低下したそうである．さらに，Kitabchi先生らは，臨床研究を通じて，DKAにおけるルーチンのリン酸やNaHCO₃の投与が不要であることも証明した（NaHCO₃の投与に関しては，DKA症例の髄液中のpH，グルコース，HCO₃⁻，ケトン，モル浸透圧濃度の経時的な変化を検討した）．Kitabchi先生の業績は，現在においても米国糖尿病学会の高血糖緊急症診療ガイドラインの根幹を成していることをわれわれは忘れてはいけない．

まとめ

- アルコール依存と高血糖緊急症は，救急外来でしばしば遭遇する病態であり，多彩な水・電解質異常，酸塩基平衡異常を呈する．
- これらの病態に対する臨床上質の高いエビデンスに基づいた治療法はいまだ確立しているとはいえず，その病態生理の理解が重要である．
- つまり，アルコール依存症と高血糖緊急症は，水・電解質異常，酸塩基平衡異常の王様である．

各論　腎生理を理解して，患者さんの尿細管内の尿の流れを理解しよう

文　献

1) Palmer BF, Clegg DJ: Electrolyte Disturbances in Patients with Chronic Alcohol-Use Disorder. N Engl J Med, 377: 1368-1377, 2017. PMID: 28976856
   アルコール依存症における電解質異常のすべてがまとめてある総説．

2) Alawi AMA, Majoni SW, Falhammar H: Magnesium and Human Health: Perspectives and Research Directions. International Journal of Endocrinology, 2018. 〈https://doi.org/10.1155/2018/9041694〉（2024 年 12 月アクセス）
   ビタミン D が腸管からの Mg^{2+} 再吸収に関与しているという記載あり．

3) Faubel S, Topf J: The fluid, Electrolyte And Acid-Base Companion. 1st edition. 1999. 〈http://pbfluids.com/2017/09/the-fluid-electrolyte-and-acid-base-companion/〉（2024 年 12 月アクセス）
   Joel M. Topf 先生のブログから PDF ファイルが無料でダウンロードできる．

4) Kamel KS, Halperin ML: Acid-base problems in diabetic ketoacidosis. N Engl J Med, 372: 546-554, 2015. PMID: 25651248

5) Dhatariya KK, Vellanki P: Treatment of Diabetic Ketoacidosis(DKA)/Hyperglycemic Hyperosmolar State(HHS): Novel Advances in the Management of Hyperglycemic Crises(UK Versus USA). Curr Diab Rep, 17: 33, 2017. PMID: 28364357
   英国と米国の診療ガイドラインの相違点についてまとめてある．

6) Savage MW, Dhatariya KK, Kilvert A, et al.: Joint British Diabetes Societies guideline for the management of diabetic ketoacidosis. Diabet Med, 28: 508-515, 2011. PMID: 21255074
   英国の DKA の診療ガイドライン．

7) Scott AR, Joint British Diabetes Societies(JBDS)for Inpatient Care, JBDS hyperosmolar hyperglycaemic guidelines group: Management of hyperosmolar hyperglycaemic state in adults with diabetes. Diabet Med, 32: 714-724, 2015. PMID: 25980647
   英国の HHS の診療ガイドライン．

8) Kitabchi AE, Umpierrez GE, Miles JM, et al.: Hyperglycemic crises in adult patients with diabetes. Diabetes Care, 32: 1335-1343, 2009. PMID: 19564476
   高血糖緊急症の米国糖尿病学会診療ガイドライン．

9) Usman A: Initial Potassium Replacement in Diabetic Ketoacidosis: The Unnoticed Area of Gap. Front Endocrinol, 9: 109, 2018. PMID: 29619008
   DKA における低 K 血症の心血管系障害のリスクや K^+ の補充方法に関する質の高い臨床的エビデンスは存在しない．

10) Chua HR, Venkatesh B, Stachowski E, et al.: Plasma-Lyte 148 vs 0.9% saline for fluid resuscitation in diabetic ketoacidosis. J Crit Care, 27: 138-145, 2012. PMID: 22440386

11) Van Zyl DG, Rheeder P, Delport E: Fluid management in diabetic-acidosis--Ringer's lactate versus normal saline: a randomized controlled trial. QJM, 105: 337-343, 2012. PMID: 22109683

12) Dhatariya KK: Diabetic ketoacidosis. BMJ, 334: 1284-1285, 2007. PMID: 17585123

13) Dhatariya KK: Why the definitions used to diagnose diabetic ketoacidosis should be standardised. Diabetes Res Clin Pract, 135: 227-228, 2018. PMID: 28941708

14) Dhatariya KK, Umpierrez GE: Guidelines for management of diabetic ketoacidosis: time to revise?. Lancet Diabetes Endocrinol, 5: 321-323, 2017. PMID: 28372975

15) Umpierrez GE: Abbas E. Kitabchi, PhD, MD: An Exemplary Mentor and Clinical Researcher. Diabetes Care, 39: 333-336, 2016. PMID: 26908930

16) 田中竜馬：帰ってきた　竜馬先生の血液ガス白熱講義 22 問．中外医学社, 2017．
    田中先生は米国の病院に勤務されており，糖尿病性ケトアシドーシスの診断・治療に，ニトロプルシド反応によるケトン体の測定でなく，AG の測定・計算を推奨されている．

第13話 救急外来で遭遇する電解質異常

17) Kitabchi AE, Umpierrez GE, Miles JM, et al.: Hyperglycemic crises in adult patients with diabetes. Diabetes Care, 32: 1335-1343, 2009. PMID: 19564476
18) Dhatariya KK, Joint British Diabetes Societies for Inpatient Care: The management of diabetic ketoacidosis in adults-An updated guideline from the Joint British Diabetes Society for Inpatient Care. Diabet Med, 39: e14788, 2022. PMID: 35224769
19) Takahashi K, Uenishi N, Sanui M, et al.: High versus low chloride load in adult hyperglycemic emergencies with acute kidney injury: a multicenter retrospective cohort study. Intern Emerg Med, 19: 959-970, 2024. PMID: 38488997
20) Umpierrez GE, Davis GM, ElSayed NA, et al.: Hyperglycaemic crises in adults with diabetes: a consensus report. Diabetologia, 67: 1455-1479, 2024. PMID: 38907161
 2024年に米国の高血糖緊急症の新しいガイドラインが公表された．DKAの高血糖＞200mg/dLとなり，ケトーシスの診断に血中ケトン体3βヒドロキシ酪酸＞3mmol/Lの測定が推奨されるようになった．AGの計算は，アシドーシスの診断・治療経過において，推奨されなくなった．
21) 杉本俊郎：詳述！ 学べる・使える水・電解質・酸塩基平衡異常Q&A辞典【電子版付】．日本医事新報社, 2019.
22) 杉本俊郎：腎臓の診療にすぐに役立つ63のQ&A. 金芳堂, 2024.
23) Pandya S: Practical Guidelines on Fluid Therapy: Complete Monogram on Fluid, Electrolytes, and Acid-Base Disorders. 3rd edition, Sanjay Pandya, 2024.
24) 杉本俊郎：きどにゃんとゆく！ 酸塩基平衡を学ぶ旅 腎生理がわかれば，酸塩基平衡もわかる！ 南山堂, 2021.
 改訂2版の執筆にあたり，21)～24)の書籍を参考にした．

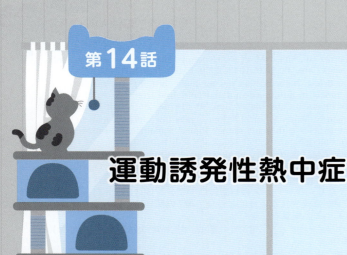

第14話

運動誘発性熱中症

久しぶりにのんびりと休日を過ごしている，きどにゃんとナトリン．ふと，ナトリンの先日の休みの日の話になりました．

 きどにゃん，私この前，学生時代の運動部の後輩と会ってきたんです．

 それで，どうしたんや？ ずいぶん得意げな顔をしとるけど……．

 運動時に，どのように水分を摂取したらいいか聞かれたんですよ．だから，脱水に注意して，喉が乾く前にこまめに水を飲むように勧めてきました！

 ……なんで，そういうアドバイスをしたんや？

 え？ だって，当たり前じゃないですか？ それに，「健康のため水を飲もう」推進運動っていう運動（https://www.env.go.jp/water/water_supply/nomou/index.html）でも，「のどの渇きは脱水が始まっている証拠であり，渇きを感じてから水を飲むのではなく，渇きを感じる前に水分を摂ることが大事です」という提言がされています．

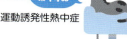

第14話 運動誘発性熱中症

 はぁぁ……（ため息）．人間界では，まだそんなことを言っとるんか？ よっしゃ，ほな，今日は，運動時の水分摂取や，運動時の熱中症関連疾患 exertional heat-related illness (EHRI) の予防について考えてみよか．

人類は元来脱水に強いはず？

 この問題はな，人類の進化の過程を考えることで解答が得られるんやないかとワイは考えとる[1]．

 それって，腎臓の進化を学んだときと同じ方法ですよね．あのときはきどにゃんと出会ったばかりでしたよね……．

 せやなぁ……って，それはいまはええわ．ナトリン，人類の特徴はなんやと思う？

 いろいろありますけど……火の使用とかですか？

 確かにそれもあるな．火を使うことを可能にした人類の特徴はなんや？

 火の使用を可能に……両手を自由に使える，つまり，二足歩行ですか？

 せや．考古学の分野では，化石が出てきたときに人類の化石と判断する基準の1つに，「頭蓋骨の後頭孔が下を向いているか」，つまり，直立二足歩行をしとったかどうかがあるそうや．
現在のヒトの祖先は，アフリカの草原で誕生したといわれとるんやけど，人類最速のウサイン・ボルト選手でさえ，アフリカの草原の四足歩行の哺乳類よりは鈍足やといわれとる．四足動物のギャロップ走行には，二足では勝てへんということや．

 あれ？ っていうことは，過去のアフリカの草原では，ヒトの祖先は最弱だったんですか？ でもそれだと，人類（ヒト）がその後「万物の霊長」と自称するほど繁栄した存在になったことと合わないと思います！

各論　腎生理を理解して，患者さんの尿細管内の尿の流れを理解しよう

それが，そうでもないんやな．原則として四足歩行の霊長類であるチンパンジーと比較して，二足歩行は，移動において消費カロリーが少ないといわれとる．よって，二足歩行を確立したヒトの祖先は，周りの四足歩行の哺乳類よりも，「長時間・長距離を移動することが可能」となり，食物を狩ったり集めたりできるようになったという仮説があるんや[1]．そのような中，ヒトの祖先に外見上大きな変容が起きるんやけど，何かわかるか？

うーん，なんだろう……全身の毛皮・体毛がなくなったことですか？

ヒトの体毛はなくなったんやないで．チンパンジーと本数は変わらへんけど，細くなったんや．それに，全身に汗腺（eccrine 腺）が出現しているのもヒトの特徴やな．

汗腺が出現した，っていうことは，毎日長時間歩き回っても，発汗することで体温調節が可能になったってことですね．

せやな．ヒトの祖先は，口呼吸でしか体温調節ができない四足歩行の哺乳類を長時間追いかけ回して，体温調節が破綻して動けなくなった状態に追い込んで，狩りを行っていたという仮説があるで．

それで，速度では負ける四足歩行の動物を狩ることができていたんですね．その当時，ヒトの祖先が水筒なんてもっていたとは思えないですから，ヒトは長時間動き回っても体温調節が可能だった，つまり発汗が可能であったはずで，すなわち脱水に強いはずだということですか？

ほぼ正解や．より正確に述べると，二足歩行を確立するには，心臓から脳に血流を送る必要があるさかい，ヒトの祖先は，四足歩行時と比べると血圧が上昇していたはずや．血圧が上昇すると，必然的に糸球体濾過量 glomerular filtration rate（GFR）は増えるはずやろ？さらに，発汗で Na^+ や水分を喪失しやすくなったこともあいまって，腎臓での NaCl や水の再吸収をさらに増加させることで，二足歩行と日々の長時間の移動に対応したはずやで．

第14話
運動誘発性熱中症

なるほど．それに，確かヒトの祖先の NaCl 摂取量は現代より少なかったんですよね．

せやな．NaCl で，1日3g 未満と推測されとる．
よって，ヒトには，さっき言ったような進化の過程で，尿細管糸球体フィードバック tubuloglomerular feedback（TGF）がより鋭敏な方向に向かう変異が生じたんやないかという仮説があるほどや．

へぇ……じゃあ，話を戻しますけど，きどにゃんは，ヒトはもともと運動による脱水には強いはずだと考えているんですか？

せや．ヒトは，水分不足（脱水）に対しては口渇という優れたセンサーを有しとるのに，水過剰にはいかなるセンサーも有していないことからも，それは裏付けられると思わんか？ まぁ，せやけど，それはあくまでも「昔のヒト」の話や．（昔のヒトと比較して）塩分を日々過剰に摂取し，運動もほとんどせん，エアコンを使って常に快適な環境にいる「現代のヒト」が脱水に強いという訳やないで．

なぜ巷では，運動時に水分補給が必要といわれているのか？ 〜運動時の体温調節〜

ナトリン，運動時の身体の生理的変化はどうなっとるか考えたことはあるか？

ふふふ．私，学生時代は運動部だったので，それはバッチリです！
運動すると，主に四肢の骨格筋を使うので，骨格筋の収縮による熱産生が起こります．この熱産生によって，深部体温が上昇します．よって，運動するためには筋肉への血流を増やす必要があるとともに，体温上昇を避けるため，皮膚への血流を増やす必要があります．皮膚への血流増加は，主に発汗に利用されて，蒸発による気化熱で熱を放散するのに使われるんですよね．運動時には筋肉や皮膚への血流増加が必要なので，脱水，正確には，有効循環量の低下を防ぐために，飲水や塩分の補充が必要なんだと考えられます！
（筆者注：本項では体温は，原則として深部体温を意味する）

307

各論 腎生理を理解して，患者さんの尿細管内の尿の流れを理解しよう

 さすが元運動部なだけあって，よう知っとるな．運動時に生じた熱を放散する仕組みに，非蒸発性熱放散である伝導・輻射・対流と，今ナトリンが述べた蒸発性熱放散，口呼吸による熱放散（運動時に口呼吸ができるのはヒトのみ），そして発汗による熱放散があるんや．冷所における軽い運動や，安静時には，非蒸発性熱放散が中心なんやけど，処暑環境時や運動強度が増加したときには，蒸発性熱放散が中心になるといわれとる（図14-1）[2]．

 だから，運動時に水分補給が必要なんじゃないですか？

 せやけどナトリン，運動強度が強く，湿度が高く発汗による蒸発が起こりづらい場合でも，水分補給で運動時の体温上昇を予防できると思うか？（湿度75％を超えると発汗による熱調節は困難になる．）

 そっか……そういう場合だと，発汗による熱放散が起こりづらいので，水分補給の意味があまりないんですね．

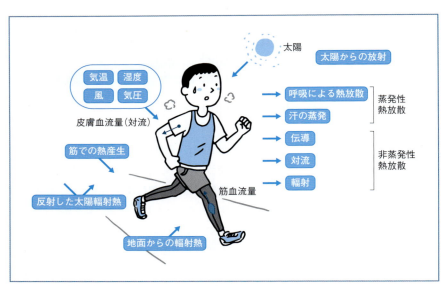

図14-1 運動時の環境ストレスと熱放散経路
（日本スポーツ協会（編）：スポーツ活動中の熱中症予防ガイドブック．p.21, 2019より）

第14話
運動誘発性熱中症

 せや．つまりな，運動時に熱放散が効率よく行われず，体温が上昇する状態は，いわゆる脱水がなくても起こりうる訳や．「EHRI は，脱水を伴っている」や「水分を摂取していれば EHRI は防げる」という考えは，運動時の体温調節 thermoregulation からみて誤りであることを理解すべきやな．

よって，ヒトの熱放散の仕組みを鑑みて，EHRI の予防の温度指標として，湿球黒球温度 wet-bulb globe temperature (WBGT) が用いられとる．暑さ・寒さに関する環境因子は，気温，湿度，輻射熱，気流が関与するんやけど，WBGT は，これらの 4 要素のすべてを取り入れた因子なんや．例えば日本スポーツ協会の「熱中症予防のための運動指針」でも，必ず運動する環境の WBGT を測定して，EHRI の予防をすべきとされとるんや[2]（図 14-2）．

（筆者注：最近は，学校向けの熱中症予防のガイドラインの作成の手引きが，文科省から公開されていて，暑さ指数〈WBGT〉に応じた対応をすべきことが強調されるようになっている[3]．）

運動時の EHRI とは？

 ナトリン，EHRI の診療の基本は何か知っとるか？

 EHRI は体温調節機構の破綻だから……体温の測定ですか？

 体温の測定で正解や．ただし EHRI の病態把握に必要な体温測定方法は，深部体温（直腸温）の測定のみであることを理解しておくんやで．さらに，EHRI の病因に基づいた分類も大切や[4, 5]．

 EHRI の病因に基づく分類，ですか？

 まず，heat edema という病態を知っとるか？

 うーん……文字だけみた感じだと，暑くて浮腫むってことですか？

 まぁそういうことやな．正確には heat edema は，EHRI というよりも，

各論　腎生理を理解して，患者さんの尿細管内の尿の流れを理解しよう

WBGT ℃	湿球温度 ℃	乾球温度 ℃		
31 ▲▼	27 ▲▼	35 ▲▼	運動は原則中止	特別の場合以外は運動を中止する．特に子どもの場合には中止すべき．
28 ▲▼	24 ▲▼	31 ▲▼	厳重警戒（激しい運動は中止）	熱中症の危険性が高いので，激しい運動や持久走など体温が上昇しやすい運動は避ける．10～20分おきに休憩をとり水分・塩分を補給する．暑さに弱い人※は運動を軽減または中止．
25 ▲▼	21 ▲▼	28 ▲▼	警　戒（積極的に休息）	熱中症の危険が増すので，積極的に休息をとり適宜，水分・塩分を補給する．激しい運動では，30分おきくらいに休憩をとる．
21 ▲▼	18 ▲▼	24 ▲▼	注　意（積極的に水分補給）	熱中症による死亡事故が発生する可能性がある．熱中症の兆候に注意するとともに，運動の合間に積極的に水分・塩分を補給する．
			ほぼ安全（適宜水分補給）	通常は熱中症の危険は小さいが，適宜水分・塩分の補給は必要である．市民マラソンなどではこの条件でも熱中症が発生するので注意．

1) 環境条件の評価にはWBGT（暑さ指数とも言われる）の使用が望ましい．
2) 乾球温度（気温）を用いる場合には，湿度に注意する．湿度が高ければ，1ランク厳しい環境条件の運動指針を適用する．
3) 熱中症の発症リスクは個人差が大きく，運動強度も大きく関係する．運動指針は平均的な目安であり，スポーツ現場では個人差や競技特性に配慮する．

▶屋外で日射のある場合
WBGT＝0.7×湿球温度＋0.2×黒球温度＋0.1×乾球温度

▶屋外で日射のない場合
WBGT＝0.7×湿球温度＋0.3×黒球温度

図14-2　運動時のWBGTからみた熱中症予防運動指針
※暑さに弱い人：体力の低い人，肥満の人や暑さに慣れていない人など．
（日本スポーツ協会（編）：スポーツ活動中の熱中症予防ガイドブック．p.15-16, 2019より）

　暑さに慣れる気候順応 acclimatization によって有効循環血漿量が増加し，浮腫をきたす病態なんや．

 へー，そんな病態が存在するんですね．

第14話
運動誘発性熱中症

次に熱失神 heat syncope は，処暑環境下で長時間起立したり，運動時に急に姿勢を変更したりしたときに，交感神経系の調節が追いつかんようになって，血圧の低下から失神を起こす病態や．この病態は，処暑環境下における神経系の調節異常から生じとる．せやから，体液の喪失や深部体温の異常の関与は少ないとされとるんや．

これはわかりやすいですね！　初夏に運動会の入場行進の練習と称して，暑い運動場で立たされて気分不良を訴える，あのパターンですね．

この病態は，暑さに対する気候順応を行うことで予防可能や．
次に，**運動誘発性筋けいれん exercise-associated muscle cramps（EAMC）**は，処暑環境や体温上昇の関与が示唆されるような日本語やけど，実際は寒冷下の運動でも生じ，体温の上昇も関与しとらんのや．EAMC の病因は現状では不明で，激しい運動による神経・筋肉系の異常が成因という意見もあるんや．さらに，以前からいわれとった発汗による塩分の喪失の関与を否定する報告も多数存在しているんや．

私も，運動による発汗で塩分を喪失することが原因だと思ってました．必ずしもそうではなくて，激しい運動そのものが主因ってことですね．

熱疲労 heat exhaustion は，運動に伴う体液量喪失や体温調節異常による障害のうち，深部体温の上昇（＜40.5℃）や中枢神経障害，横紋筋融解，肝障害，急性腎障害 acute kidney injury（AKI）などの臓器障害を認めない病態を指しとる．一方で **heat injury** は，heat exhaustion と同様の病態やけど，中枢神経障害以外の臓器障害を認めるものを指すで．

夏場の救急外来に搬送されてくる患者さんに最も多いのが，この2つの病態ですね．

最後に**熱射病 heat stroke** は，EHRI の最重症型で，中枢神経障害と深部体温の上昇（＞40.5℃）を伴う病態であり．ただちに体温を下げる処置を行う必要があるんや．

各論 腎生理を理解して，患者さんの尿細管内の尿の流れを理解しよう

 EHRIにはいろんな病態があって，すべてが脱水で生じる訳でもないし，飲水や輸液だけが治療法でもないんですね．

2％か4％か？

 運動時に（いわゆる）脱水を避けるべきと結論づけているEHRI関連の多くの医学的総説においては，運動時に2％以上の体重減少が生じるとEHRIのリスクが増すと記載されとる[5]．これは，運動時に体重が1％減少すると0.25℃の深部体温上昇がみられることに基づいとるようや．
さらに，運動時の口渇感は，体液を喪失して1〜2％の体重減少を生じないと起こらないとされていて，これが「運動時は，口渇感が生じる前にこまめに飲水しよう」（これをzero percent dehydration doctrineと呼ぶ）につながっているようや．

 すごく合目的的じゃないですか？

 せやけどな，この2％以上の体重減少をもとにした，zero percent dehydration doctrineに疑義を呈しとる意見もある[6, 7]．

 どうしてですか？

 まずは，運動時の体重減少が，すべて体液量の喪失というわけではない，という点やな．骨格筋などでグルコースが代謝されるときには代謝水ができるさかい，体重の減少だけで体液量の喪失と判断するのは問題があるんやないか，ということや．さらに，サイクリングや持久走など，比較的緩やかな運動を移動しながら行う運動においては，4％の体重減少がみられても，深部体温の上昇や運動能力の低下がみられないことが報告されとる（サイクリングにおいては，体液喪失を防ぐために輸液をした群と体重4％減少群において，深部体温の上昇や運動能力に差がないという報告あり）．

 えっ……4％減少しても問題ないんですか？

312

第14話
運動誘発性熱中症

 サイクリングや持久走は，移動することで身体の周りに気流が生じて，蒸発性熱放散が起こりやすいからやないかな．4％の体重減少でもEHRIが生じないという説をとると，体重が1〜2％減少したとき，つまり「口渇感に応じて水分を摂りましょう」という提言（drink to thirst doctrine）になるんや．

 新しいdoctrineが出てきちゃいましたけど，いったいどっちが正しいんですか？

 ナトリン，結論を急いだらあかんで．運動にもいろいろあるやろ？

 確かにいろいろありますけど，つまりどういうことですか？

 運動の性質によるということや．2％と4％，つまりzero percent dehydration doctrineとdrink to thirst doctrineについて論文を検討すると，2％（zero percent dehydration doctrine）を採用している論文は，アメリカンフットボールのような短期間に激しい運動を行うスポーツに関するもの，4％（drink to thirst doctrine）を採用している論文は，サイクリングや持久走などの比較的緩やかな運動を長時間行うスポーツに関するものと，性質によって分かれる傾向にあることがわかったんや[6〜8]．

 あっ，そっか！ 運動の性質，つまり運動による熱産生や運動時の環境を考慮せずに，画一的に水分摂取量が決まるほうがおかしいってことですね．

 ワイは最近，学校におけるEHRIと思われる報道の記事や，学校におけるEHRI事例の調査報告書を読んどるんやけど，EHRIの予防に運動中の飲水ばかり強調する傾向があって，この現状を危惧しとるんや．そこで，学校におけるEHRIを二度と起こさんためには，体温調節が未熟な小児や，体育やクラブ活動などで運動を強制されやすい学生は，いわゆる2％（zero percent dehydration doctrine）に分類されるスポーツや労作を極力避けるべきやと思っとる．短期間に激しい運動をすることで，熱産生量の急激な増加による体温上昇，発汗過多による循環不全，口渇感に依存した飲水が間に合わんリスクなどがあるからな．（筆者注：2018年発行の本書初版において，飲水は重要であるが，飲水のみでEHRI

313

各論　腎生理を理解して，患者さんの尿細管内の尿の流れを理解しよう

を予防するものではないと強調した．2024年現在でもこのことを同じように強調せねばならないのは，残念である．）

そういえばきどにゃん！　確かに，2%（zero percent dehydration doctrine）に分類されるスポーツは，ヒトの遺伝的本質，つまり長時間動き回るような狩りや採集とも異なりますね．

ナトリン，ええこと言うなあ！　さらに，2%（zero percent dehydration doctrine）は新たな問題を引き起こしたんや．それが，運動誘発性低Na血症 exercise-associated hyponatremia（EAH）や．

運動誘発性低Na血症

2%（zero percent dehydration doctrine）が新たな問題を引き起こしたというお話でしたけど……．

運動時の水分補給に関しては，"no water doctrine" から，"zero percent dehydration doctrine"，そして，"zero percent dehydration doctrine"・"drink to thirst doctrine" へと変遷していった経緯があるんや．"no water doctrine" から，"zero percent dehydration doctrine" へ変遷したときに，マラソン大会などで，新たなEHRIが出現したんやけど[8, 9]……．

それがEAHなんですね．低Na血症っていうことは，過剰な発汗によるNaClの喪失で生じるんでしょうか？

以前は，発汗による塩分喪失が主病因やと考えられとったけどな．今は，運動によるインターロイキン6 interleukin-6（IL-6）などのサイトカインや痛みなどのストレスにより，抗利尿ホルモン antidiuretic hormone（ADH）が不適切に分泌され，水利尿不全から低Na血症が発症するとされとる（図14-3）[11〜13]．もしも発汗による塩分喪失であれば，汗は血液よりNa濃度は低く自由水が多いので，低Na血症ではなく，高Na血症になると考えるべきやないかな．

314

第14話
運動誘発性熱中症

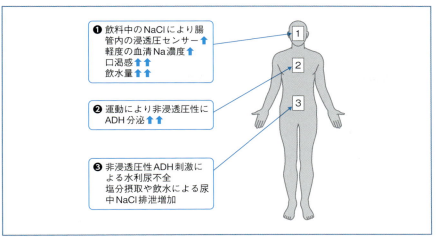

図14-3　運動誘発性低Na血症の発症機序
飲料にNa⁺を添加しても予防困難である．
(Hew-Butler T, Noakes TD, Siegel AJ: Practical management of exercise-associated hyponatremic encephalopathy: the sodium paradox of non-osmotic vasopressin secretion. Clin J Sport Med, 18: 350-354, 2008より作成)

そっか，確かにそうですね……．じゃあEAHは，抗利尿ホルモン不適合分泌症候群 syndrome of inappropriate secretion of antidiuretic hormone (SIADH) と類似の病態で，水利尿不全が主因ってことですか？

その通りや．せやけど，慢性の病態が多いSIADHとは違って，EAHは運動中という短期間に急激に低Na血症が発症するやろ？　せやから脳浮腫などの脳症や非心原性肺水腫をきたし，重篤な症状を起こしうるために注意が必要やと考えられとる．ボストンマラソンのような大規模なマラソン大会などの場合，体調の悪化をきたした参加者は，水分摂取不良による高Na血症を呈することがほとんどではあるんやけど，一部の参加者では水分過剰摂取と水利尿不全による低Na血症を呈する場合があることが知られとる．しかし，両者の症状は類似しとるから，鑑別のために現場で血清Na濃度を測定することを米国のガイドラインは強く推奨しているんや．

えっ，マラソン大会の現場で血清Na濃度の確認ですか？　なんでそんな確認が必要なんでしょう．

各論　腎生理を理解して，患者さんの尿細管内の尿の流れを理解しよう

それはな，EAH かどうかで対応が大きく異なるからや．EAH の場合，意識障害は低 Na 血症による脳浮腫の可能性が高く，より早期に 3％NaCl 液などの高張液を投与するべきとされとる．さらに EAH の場合は，ADH 不適合分泌による水利尿不全が起こっとるさかい，脱水症の治療に用いるリンゲル液や 0.9％食塩水でも尿の浸透圧より低い場合があって，そうすると低 Na 血症が悪化する可能性があるやろ？（表 14-1）

そっか，「マラソン大会で倒れた！脱水による熱中症だ！救急車を呼んで輸液だ！」という対応では，より病態を悪化させる可能性があるということですね．

そういうことや．この運動に伴う熱中症と EAH の鑑別のアルゴリズムが EAH のガイドラインに出ているし紹介するわ（図 14-4）．このガイドラインにも，等張液投与のリスクが書かれとる．

飲水不足もダメ，飲水過剰もダメ……．運動時の飲水って，難しいものなんですね．

せやで．zero percent dehydration doctrine による「口渇が出る前に飲水を」という対応やと，水過剰から EAH を引き起こし，死亡例まで報告されるようになったんや．せやからこそ，drink to thirst doctrine が提唱されるようになったともいえるな．

厳しくいえば，巷の議論のような，運動時の環境，運動の内容，運動の強度などを考慮せずに「熱中症は脱水で生じる，だから飲水を」と主張することは，非科学的で検討に値せんということや．現状では，質の高いエビデンスに基づい

表 14-1　暑いところから救急搬送，すぐに輸液は，問題である

	熱中症	EAH
体液量の減少	あり（循環不全）	なし（水利尿不全）
リンガー液の投与による変化	循環は改善する	desalination をきたす（輸液中の Na 濃度は 130 mEq/L であり，血清 Na 濃度は低下する．脳浮腫・肺水腫をきたす可能性あり）

EAH の場合，体液量の減少はなく，尿より浸透圧の低い輸液では，投与した Na$^+$ は尿中に排泄され，ADH の作用により投与した水が尿中に排泄されず，低 Na 血症が増悪する可能性がある（desalination）．

第14話
運動誘発性熱中症

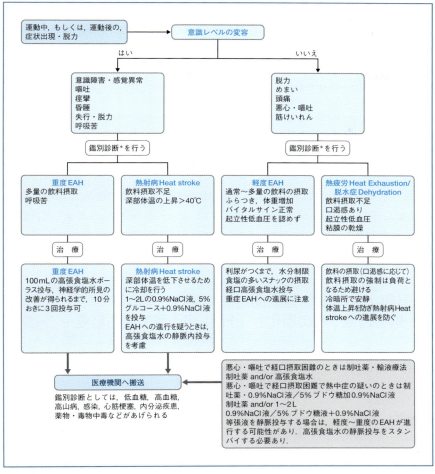

図14-4 熱中症とEAHの鑑別

いわゆる熱中症とEAHは症状だけでは鑑別できず，運動の状態，飲水量，体重の変化などをみて鑑別すべきことが示されている．EAHの場合は，意識の障害があれば，3%NaCl液の静脈内投与，軽症であれば，自由水の摂取制限とNaClの経口摂取が推奨されている．

(Bennett BL, Hew-Butler T, Rosner MH, et al.: Wilderness Medical Society Clinical Practice Guidelines for the Management of Exercise-Associated Hyponatremia: 2019 Update. Wilderness Environ Med, 31: 50-62, 2020より作成)

たEHRI・EAHを予防するための水分摂取量は確立されとらんことを，肝に銘じておく必要があるで．

各論　腎生理を理解して，患者さんの尿細管内の尿の流れを理解しよう

確かに厳しい言い方ですね〜．できるだけ多くの人が EHRI・EAH にならないように，ということでわかりやすく「喉が渇く前の水分補給」を推し進めているんでしょうけど……．EHRI・EAH はどのようにして起こって，どのように予防すればいいのかをわかりやすく広めて，それぞれが自分のいる環境や運動に合わせて適切な水分補給をできるようになるといいですね．

> **MEMO** 日本で初めてのEAHの症例報告[15]
>
> 上記の通り，文献15において報告されている日本での初めての EAH の症例では，EAH による非心原性肺水腫も発症していた．対応にあたられた著者の先生方が，適切に治療されていたことに，筆者は感銘を受けた．この症例に，熱中症対応のルーチンであるリンゲル液を投与していたら，desalination によって，低Na 血症が悪化して，脳浮腫で亡くなられていた可能性がある．

EHRI の対応は，運動開始前に終わっている？
〜処暑環境下への順化が EHRI の予防で最も重要〜

EHRI の予防で，飲水以外に，最も確実で効果のある方法があるんやけど，何かわかるか？

……もしかして，よくいう「暑さに慣れる」ってことですか？

せや．処暑環境において効率よく熱放散を行えるように適応する生理的現象が気候順応 acclimatization や．この気候順応っちゅーのは，処暑環境下で次第に運動強度を増加させることでなされ，1週間から数週間の期間が必要やと考えられとる．気候順応により，発汗が起こる体温の域値が低下し，発汗量が増加し，汗の NaCl の濃度が低下するんやけど，このような変化は，体液量，心拍出量，皮膚血流の増加により起こるとされとる．また，この処暑環境に対する気候順応は，処暑環境下を離脱すると，比較的短期間で消失するとされとるで．

第14話
運動誘発性熱中症

そういえば，暑くなり始めの初夏より，真夏の暑い最中のほうが熱中症が少ないですよね．これは，初夏の間に暑さに慣れて熱中症が減るんですね．でも，処暑環境下を離脱すると気候順応がすぐに消失するってことは，暑い中でも継続的に運動をする必要があるってことですよね？ EHRI を予防するためには，このことも考慮して対応するべきなんですね．
EHRI の予防は，暑くなる前，運動を開始する前から，ですね！
（筆者注：最近，暑い時期の運動は避けるべきということで，5月に運動会を開催した結果，児童・生徒が熱中症で搬送されたという報道が増えているように思う．暑くなり始めた5月頃の時期は，acclimatization が不良で熱中症を発症する可能性があることを再認識してほしいと筆者は思う．）

運動時の EHRI は，必ず脱水症を伴っているという訳ではない．また，飲水のみで予防できるものでないことを理解すべし！

文　献

1) Bramble DM, Lieberman DE: Endurance running and the evolution of Homo. Nature, 432: 345-352, 2004. PMID: 15549097
2) 日本スポーツ協会編：スポーツ活動中の熱中症予防ガイドブック，2019年5月改訂．〈https://www.japan-sports.or.jp/Portals/0/data/supoken/doc/heatstroke/heatstroke_0531.pdf〉（2024年12月アクセス）
3) 文部科学省：「学校における熱中症対策ガイドライン作成の手引き」について 令和6年4月更新.〈https://www.mext.go.jp/a_menu/kenko/anzen/1401870_00001.htm〉（2024年12月アクセス）
4) Casa DJ, DeMartini JK, Bergeron MF, et al.: National Athletic Trainers' Association Position Statement: Exertional Heat Illnesses. J Athl Train, 50: 986-1000, 2015. PMID: 26381473
5) Nichols AW: Heat-related illness in sports and exercise. Curr Rev Musculoskelet Med, 7: 355-365, 2014. PMID: 25240413
6) Hoffman MD, Cotter JD, Goulet ÉD, et al.: VIEW: Is Drinking to Thirst Adequate to Appropriately Maintain Hydration Status During Prolonged Endurance Exercise? Yes. Wilderness Environ Med, 27: 192-195, 2016. PMID: 27291699
7) Armstrong LE, Johnson EC, Bergeron MF: COUNTERVIEW: Is Drinking to Thirst Adequate to Appropriately Maintain Hydration Status During Prolonged Endurance Exercise? No. Wilderness Environ Med, 27: 195-198, 2016. PMID: 27291700
8) Sylvester JE, Belval LN, Casa DJ, et al.: Exertional Heat Stroke and American Football: What the Team Physician Needs to Know. Am J Orthop, 45: 340-348, 2016. PMID: 27737279
9) Cohen D: The truth about sports drinks. BMJ, 345: e4737, 2012. PMID: 22810386

各論　腎生理を理解して，患者さんの尿細管内の尿の流れを理解しよう

10) Hoffman MD, Bross TL 3rd, Hamilton RT: Are we being drowned by overhydration advice on the Internet?. Phys Sportsmed, 44: 343-348, 2016. PMID: 27548748
11) Hew-Butler T, Noakes TD, Siegel AJ: Practical management of exercise-associated hyponatremic encephalopathy: the sodium paradox of non-osmotic vasopressin secretion. Clin J Sport Med, 18: 350-354, 2008. PMID: 18614887
12) Urso C, Brucculeri S, Caimi G: Physiopathological, Epidemiological, Clinical and Therapeutic Aspects of Exercise-Associated Hyponatremia. J Clin Med, 3: 1258-1275, 2014. PMID: 26237602
13) Hew-Butler T, Loi V, Pani A, et al.: Exercise-Associated Hyponatremia: 2017 Update. Front Med, 4: 21, 2017. PMID: 28316971
14) Bennett BL, Hew-Butler T, Rosner MH, et al.: Wilderness Medical Society Clinical Practice Guidelines for the Management of Exercise-Associated Hyponatremia: 2019 Update. Wilderness Environ Med, 31:50-62, 2020. PMID: 32044213
　運動誘発性低 NA 血症のガイドライン．
15) Kubo M, Horie I, Tokumitsu J, et al.: Exercise-associated Hyponatremia Developing Immediately after a Musical Stage Performance in a Healthy Actress. Intern Med: 4112-24, 2024. (in press)PMID: 39085067

第14話 運動誘発性熱中症

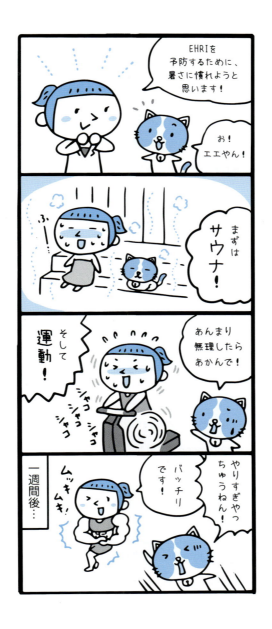

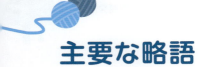

主要な略語

ADH	antidiuretic hormone（抗利尿ホルモン）
AKI	acute kidney injury（急性腎障害）
Ang	angiotensin（アンジオテンシン）
ANP	atrial natriuretic peptide（心房性 Na 利尿ペプチド）
AQP	aquaporin（アクアポリン）
ARB	angiotensin II receptor blocker（アンジオテンシン II 受容体拮抗薬）
ARNI	angiotensin receptor neprilysin inhibitor（アンジオテンシン受容体ネプリライシン阻害薬）
ASN	American Society of Nephrology（米国腎臓学会）
ATP	adenosine triphosphate（アデノシン三リン酸）
AVP	arginine vasopressin（アルギニンバソプレシン）
BSS	balanced salt solution
CAIs	carbonic anhydrase inhibitors（炭酸脱水酵素阻害薬）
CaSR	calcium-sensing receptor（カルシウム感知受容体）
CCD	cortical collecting duct（皮質集合管）
CKD	chronic kidney disease（慢性腎臓病）
CNT	connecting tubule（結合尿細管）
DCT	distal convoluted tubule（遠位曲尿細管）
ENaC	epithelial Na^+ channel（上皮性 Na^+ チャネル）

主要な略語

GDMT	guideline-directed medical therapy（ガイドラインに準拠した薬物療法）
GFR	glomerular filtration rate（糸球体濾過量）
IMCD	inner medullary collecting duct（髄質内層集合管）
MRA	mineralocorticoid receptor antagonist（ミネラルコルチコイド受容体拮抗薬）
NCC	Na^+-Cl^- co-transporter
NKCC	Na^+-K^+-Cl^- co-transporter
NSAIDs	non-steroidal anti-inflammatory drugs（非ステロイド性抗炎症薬）
PTH	parathyroid hormone（副甲状腺ホルモン）
RAS	renin-angiotensin-aldosterone system（レニン・アンジオテンシン・アルドステロン系）
	renin-angiotensin system（レニン・アンジオテンシン系）
SGLT	sodium/glucose co-transporter
SIADH	syndrome of inappropriate secretion of antidiuretic hormone（抗利尿ホルモン不適合分泌症候群）
SZC	sodium zirconium cyclosilicate
tAL	thin ascending limb of Henle loop（ヘンレの細い上行脚）
TAL	thick ascending limb of Henle loop（ヘンレの太い上行脚）
TGF	tubuloglomerular feedback（尿細管糸球体フィードバック）

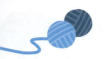

索引

太字の頁数は，見出し項目を示す．

数字索引

0.9％NaCl 液 …………………………… 272
3βヒドロキシ酪酸 ……………………… 300
Ⅳ型尿細管アシドーシス ………… 192, 218

英語索引

A

α₁遮断薬 ………………………………… 177
α細胞 ……………………………………… 46
Abbas E. Kitabchi ……………………… 301
ABCD rule ……………………………… 178
absorption dependent kinetics ………… 131
acclimatization ………………… 310, 318
ACEI ……………………………………… 177
acetazolamide ……………………… 143, 160
ACTH 負荷試験 ………………………… 116
acute kidney injury →AKI
adenosine diphosphate →ADP
adenosine triphosphate →ATP
ADH ………………… 100, 134, 168, 314
ADP ……………………………………… 287
AG ………………………………………… 213
AKI ……………………… 79, 235, 270, 297
 ── 予防バンドル ……………………… 261
aldosterone paradox …………………… 67
aldosterone-sensitive distal nephron … 65
amiloride ………………………………… 46
 ── 系利尿薬 …………………………… 144
angiotensin Ⅱ …………………………… 24
angiotensin converting enzyme inhibitor
　　→ACEI
angiotensin receptor neprilysin inhibitor
　　→ARNI

angiotensin Ⅱ receptor blocker →ARB
anion gap →AG
anionic amino acids …………………… 227
ANP ……………………………… 49, 134, 268
antidiuretic hormone →ADH
anti-R drug ……………………………… 175
anti-V drug ……………………………… 175
AQP1 ……………………………………… 38, 50
AQP2 …………………………………… 16, 246
aquaporin1 →AQP1
aquaporin2 →AQP2
ARB ……………………………………… 191
arginine vasopressin →AVP
ARNI ………………………………… 139, 204
ascending vasa recta …………………… 53
ATP ………………………………… 10, 22, 35
atrial natriuretic peptide →ANP
AVP ……………………………… 17, 156, 182
AVP-AQP-尿素システム ………………… 25
AV 結節遮断薬 ………………………… 208
azosemide ……………………………… 152

B

β₂刺激薬 ………………………………… 197
β細胞 ……………………………………… 46
β遮断薬 …………………………… 139, 184
balanced salt solution →BSS

324

英語索引

Bartter 症候群 ……………………… 41
basic allowance ……………………… 275
Belding H. Scribner ………………… 275
big conductance K$^+$ チャネル　→BK チャネル
bioavailability ……………………… 152
bisphosphonate ……………………… 247
BK チャネル ………………………… 66
BRASH 症候群 ……………………… 208
BSS ………………………… 273, 281, 299

C

CAIs ……………………… 135, 143, 156
calcium channel blocker　→CCB
calcium-sensing receptor　→CaSR
cAMP ………………………………… 234
carbonic anhydrase ………………… 143
carbonic anhydrase inhibitors　→CAIs
cardio-renal syndrome　→CRS
CaSR ………………………………… 42, 245
cationic amino acids ……………… 227
CCB …………………………………… 177
CCD ……………………… 45, 65, 190, 221
Ccr ……………………………………… 80
chronic kidney disease　→CKD
CKD ………………………………… 55, 179
　── 食事療法 …………………… 201
　── 診療ガイドライン ………… 237
Cl$^-$-base anion exchanger ………… 38
Cl$^-$-HCO$_3^-$ exchanger ……… 47, 192, 221
ClC-Kb ……………………………… 41, 44
CNT …………………………………… 45, 65
Cockcroft-Gault の計算式 …………… 91
connecting tubule　→CNT
cortical collecting duct　→CCD
COX-2 ………………………………… 234
creatinine clearance　→Ccr
CRS …………………………………… 129
CURB65 ……………………………… 23
cyclic adenosine monophosphate　→cAMP
cyclooxygenase-2　→COX-2

D

DASH 食 ……………………………… 70
DCT ……………………… 43, 65, 144, 190
dehydration ………………………… 36
desalination ……………………… 111, 316
descending limb of Henle loop　→dHL
descending vasa recta ……………… 53
dHL …………………………………… 39
diabetic ketoacidosis　→DKA
diabetic kidney disease　→DKD
diabetic nephropathy ……………… 179
diluting segment …………………… 8
distal convoluted tubule　→DCT
distal dilutive segment …………… 100
distal sodium and water delivery …… 134
DKA ……………………… 287, 291, 299
　── 治療 ………………………… 301
DKD …………………………………… 179
dose-response curve ……………… 152
drink to thirst doctrine …………… 313

E

EAH …………………………………… 314
EAMC ………………………………… 311
eccrine 腺 …………………………… 306
effective arterial volume …………… 32
EGF …………………………………… 253
EHRI ………………………………… 305
electrogenic reabsorption ………… 66
ENaC ……………………… 17, 66, 144
endothelial surface layer　→ESL
epidermal growth factor　→EGF
epithelial Na$^+$ channel　→ENaC
eplerenone ………………………… 144
ESL …………………………………… 267
exercise-associated hyponatremia　→EAH
exercise-associated muscle cramps
　→EAMC
exertional heat-related illness　→EHRI

325

索引

F

Fantastic Four ……… 139
FE ……… 79
flow dependent ……… 35
fluid overload ……… 266
fluid responsiveness ……… 269
fluid tolerance ……… 269
fractional excretion →FE
Frank-Starling の法則 ……… 267, 270, 282
free water ……… 100

G

Gamble JL ……… 278
GDMT ……… 139, 149
GFR ……… 146, 179, 231
glomerular filtration rate →GFR
glycocalyx ……… 267, 283
granular cell ……… 24
guideline-directed medical therapy →GDMT

H

H^+-ATPase ……… 47
Hartmann AF ……… 279
heat edema ……… 309
heat exhaustion ……… 311
heat injury ……… 311
heat stroke ……… 311
heat syncope ……… 311
HHS ……… 287, 291, 299
Homer W. Smith ……… 4
hydrochlorothiazide ……… 144
hyperglycemic crisis ……… 286
hyperosmolar hyperglycemic syndrome →HHS
hypervolemia ……… 36
hypovolemia ……… 36
hypovolemic hyponatremia ……… 118, 82

I

IL-6 ……… 314

I (cont.)

IMCD ……… 46, 49, 85
indapamide ……… 144
inner medullary collecting duct →IMCD
intact PTH →iPTH
intercalated cell ……… 46, 65
interleukin-6 →IL-6
iPTH ……… 248

J

Joel M. Topf ……… 76
John H. Laragh ……… 174

K

K^+-Cl^- co-transporter ……… 192
K^+-H^+ ATPase ……… 47
kidney specific Cl^- channel-B →ClC-Kb

L

$lactate^-$ ……… 227, 289

M

macula densa ……… 24, 43, 147
mannitol ……… 143
mesonephros ……… 28
metanephros ……… 28
mineralocorticoid receptor antagonist →MRA
mineralocorticoid-responsive hyponatremia of the elderly →MRHE
MRA ……… 139, 145, **183**, 203, 256
MRHE ……… 124

N

Na^+ transporter ……… 156
Na^+-Cl^- co-transporter →NCC
Na^+-H^+ exchanger ……… 37, 143
Na^+-K^+ ATPase ……… 35, 64, 205
Na^+-K^+-$2Cl^-$ co-transporter →NKCC2
NAD^+ ……… 287
Na-dependent chloride/bicarbonate exchanger →NDCBE

英語索引

NaHCO₃ ……………………………… 199
Na 喪失性低 Na 血症 ……………… 118
NCC ……………………………………… 68
NDCBE ………………………………… 156
NDCBE-pendrin ………………… 156, 160
Needed for Alcohol Detoxication …… 290
nicotinamide adenine
　dinucleotide⁺　→NAD⁺
NKCC2 ……………………… 41, 143, 148
no return theory ………………… 267, 283
non-steroidal anti-inflammatory drugs
　→NSAIDs
normal saline ……………………… 273
NSAIDs ……………………… 57, 132, 155

O

O'Shaughnessy ……………………… 278
ODS ……………………………… 105, 121
OMCD …………………………………… 46
oncologic emergency ……………… 251
oral rehydration therapy …………… 274
osmotic demyelination syndrome　→ODS
outer medullary collecting duct　→OMCD
over filling theory …………………… 283
overhydration ………………………… 36
oxidative phosphorylation …… 287, 290

P

parathyroid hormone　→PTH
passive leg raising test　→PLR test
patiromer ………………… 200, 206, 226
pendrin ……………………………… 156
PEW …………………………………… 221
PGE₂ ………………………………… 182
PGs …………………………………… 231
plasma renin activity　→PRA
PLR test ……………………………… 270
POCUS ……………………………… 272
point of care ultrasonography　→POCUS
post-diuretic sodium retention ……… 152
PPI …………………………………… 253

PRA …………………………………… 175
principal cell ……………………… 46, 65
pronephros …………………………… 28
prostaglandin E₂　→PGE₂
prostaglandins　→PGs
protein-energy wasting　→PEW
proton pump inhibitor　→PPI
PTH …………………………………… 44

R

RAS ……………………………… 132, 152
RAS 阻害薬 …………… 179, 225, 260
　──減量・中止 ………………… 203
renal outer medullary potassium channel
　→ROMK
renal plasma flow　→RPF
renin-angiotensin-aldosterone system
　→RAS
renin ………………………………… 185
residual water permeability ………… 49
resuscitation ………………………… 299
resuscitation fluid therapy ………… 265
Robert C. Albright …………………… 99
ROMK …………………………… 41, 64
RPF …………………………………… 94
rule of sixes ………………………… 106

S

SGLT2 阻害薬 ………… 38, 139, 143, 260
　──ループ利尿薬との併用 …… 136, 157
SIADH ……………………… 85, 107, 124
SID ……………………… 118, 281, 282
sodium zirconium cyclosilicate　→SZC
sodium/glucose co-transporter 2 阻害薬
　→SGLT2 阻害薬
spironolactone ……………………… 144
Stewart 法 …………………………… 282
strong ion …………………………… 282
strong ion difference　→SID
sulfanilamide ………………………… 160
syndrome of inappropriate diuretics … 115

327

索引

syndrome of inappropriate secretion of antidiuretic hormone →SIADH
SZC ……………………… 198, 206, 226

T

TAL ……………………… 39, 64, 151
tAL ……………………………… 39
TGF ……………………………… 24, 147
The Laragh Method® ……………… 175
thick ascending limb of Henle loop →TAL
thin ascending limb of Henle loop →tAL
threshold drugs …………………… 152
tight junction ……………………… 38
TNF-α ………………………… 267
tolvaptan ………………………… 145
torasemide ……………………… 152
transient receptor potential family of cation channels →TRPM6
transient receptor potential vanilloid type 5 →TRPV5
triple whammy …………………… 236
TRPM6 …………………………… 44
TRPV5 …………………………… 44
tubuloglomerular feedback →TGF

tumor necrosis factor-α →TNF-α

U

urea recycling …………………… 51
UT-A1 …………………………… 53
UT-A2 …………………………… 53
UT-B ……………………………… 53

V

vasa recta ……………………… 53
vasopressin escape ……………… 183
vasopressin 受容体拮抗薬 ………… 145
vasotocin ……………… 18, 26, 156
vasotocin-AQP-尿素システム ……… 17, 26
V型 ……………………………… 175

W

WBGT …………………………… 309
wet-bulb globe temperature →WBGT
WNK1 …………………………… 68
WNK4 …………………………… 68

Z

zero percent dehydration doctrine ……… 312

日本語索引

あ行

アクアポリン1 …………………… 38
アクアポリン2 ……………… 16, 246
悪性腫瘍 ………………………… 250
アシドーシス ……………………… 60
　──，Ⅳ型尿細管 ………… 192, 218
　──，高Cl性 ………………… 299
　──，呼吸性 ………………… 293
　──，尿細管 ………………… 213
アセタゾラミド ………………… 143, 160
アセトアミノフェン ……………… 235, 237

アゾセミド ……………………… 152
圧センサー ……………………… 32
アデノシン三リン酸 ………… 10, 35, 287
アデノシン二リン酸 ……………… 287
アニオンギャップ ……………… 83, 213
アミロライド ……………………… 46
　──系利尿薬 ………………… 144
アルカリ療法 ……………… 220, 223
アルカローシス ……………… 212, 294
　──，代謝性 ……………… 154, 249
アルギニンバソプレシン …… 17, 182, 276

日本語索引

アルコール依存症 …………………… 287, 292
アルドステロン ………………………………… 66
　　── エスケープ ………………………… 134
　　── 感受性尿細管 …………………… 65, 190
　　── 拮抗薬 ……………………………… 144
アルブミン尿 …………………………………… 179
アンジオテンシン変換酵素阻害薬 …… 177
アンジオテンシンⅡ …………… 37, 150, 180
　　── 受容体拮抗薬 ……………………… 191
アンジオテンシン受容体ネプリライシン
　　阻害薬 ……………………………… 139, 204
アンモニア ……………………………………… 10
維持輸液 ……………………………………… 274
インスリン …………………… 60, 193, 288, 296
インターロイキン 6 ……………………… 314
インダパミド ……………………………… 144
うっ血性心不全 …………………… 149, 202, 235
　　── 急性増悪 …………………………… 152
　　── 治療の原則 ………………………… 129
ウミガメ ………………………………………… 19
運動誘発性筋けいれん ………………… 311
運動誘発性低 Na 血症 …………………… 314
エイ ……………………………………………… 8
エサキセレノン …………………………… 145
エスケープ現象 …………………………… 184
エプレレノン ……………………………… 144
遠位曲尿細管 …………………………… 43, 144
遠位尿細管 ……………………………… 7, 64, 132
遠位ネフロン ……………………………… 89
エンドサイトーシス ……………………… 7
塩類喪失性腎症 …………………………… 41

か 行

海水魚 …………………………………………… 13
ガイドラインに準拠した薬物療法 …… 149
カエル …………………………………………… 18
下行直血管 ……………………………… 53, 56
下垂体前葉機能不全 ……………………… 111
カテコールアミン ……………………… 61, 150
　　── $α_1$ 作用 ………………………………… 61
　　── $β_2$ 刺激 ………………………………… 60

顆粒細胞 ………………………………………… 24
カルシウム─アルカリ症候群 ………… 249
カルシウム感知受容体 ………………… 245
肝硬変 ……………………………… 33, 145, 282
間在細胞 ……………………………………… 46, 65
汗腺 …………………………………………… 306
気候順応 ……………………………… 310, 318
希釈セグメント ……………………………… 8
偽性低 Na 血症 …………………………… 297
急性うっ血性心不全 …………………… 139
急性期の輸液 ……………………………… 265
急性腎盂腎炎 ……………………………… 279
急性腎障害 ……………………… 79, 235, 260
強化利尿薬療法 …………………………… 139
近位尿細管 ……………………………… 37, 49, 64
　　── 分泌能 ……………………………… 94
近位ネフロン ……………………………… 89
筋力低下 ………………………………………… 60
グルコース ……………………………… 61, 193
　　── 代謝 ………………………………… 287
クレアチニンクリアランス …………… 80
クレアチン ……………………………………… 90
経口 K 吸着薬 …………………… 200, 226
　　── 併用 ………………………………… 203
血液腎機能 ……………………………………… 86
結合尿細管 ……………………………… 45, 65
血漿レニン活性 …………………………… 175
血清 Cr 値 ……………………………………… 90
ケトアシドーシス ……………………… 293, 300
　　──, 糖尿病性 ………………… 287, 295
ケトン体 ……………………………………… 289
原尿の流れ ……………………… 21, 134, 225
　　── 維持 ………………………………… 261
原発性副甲状腺機能亢進症 …………… 249
高 Ca 血症 …………………………………… 242
　　── 原因 ………………………………… 247
高 Cl 性アシドーシス …………………… 299
高 Cl 性代謝性アシドーシス ………… 272
高 K・低 Na 食 ……………………………… 70
高 K 血症 ……………………………… 146, 297
　　── emergency な対応 …………… 193

索引

―― リスク ･････････････････････････ 219
高 Mg 血症 ･･･････････････････････ 297
高 Na 血症 ･･･････････････････････ 165
　　―― 病態の鑑別 ････････････ 168
高 Pi 血症 ････････････････････････ 297
降圧利尿薬 ･･･････････････････････ 144
抗アルドステロン系利尿薬 ･･･ 133, 148, 155
恒温化 ･･････････････････････････････ 21
高血圧 ･････････････････････････････ 145
　　―― 診断基準 ･･････････････ 173
高血糖緊急症 ･････････････････ 286, 295
硬骨魚類 ･･････････････････････････ 12
後腎 ･･･････････････････････････････ 28
高浸透圧高血糖症候群 ･･･････ 287, 291
高タンパク質食 ････････････････････ 115
抗利尿ホルモン ･････ 100, 134, 168, 314
抗利尿ホルモン不適合分泌症候群
　　　　　　　　　 107, 182, 315
　　―― 鑑別 ･･･････････････････ 85
高濾過・高吸収型 ･････････････････ 25
呼吸性アシドーシス ･･････････････ 293
古典的利尿薬 ･････････････････ 139, 159

さ 行

サイアザイド系利尿薬 ･･･ 43, 144, 155, 250
　　―― 低 Na 血症 ･･･････････ 181
サイアザイド類似薬 ･･･････････････ 144
サイクリックアデノシン一リン酸 ････ 234
サメ ･･････････････････････････････････ 8
酸塩基平衡 ･･･････････････････････ 227
　　―― 代謝 ･･････････････････ 207
酸化的リン酸化 ･･･････････････････ 287
三段攻撃 ･････････････････････････ 236
シーラカンス ･･･････････････････････ 15
ジギタリス ･･･････････････････ 160, 208
糸球体濾過量 ･････････････ 146, 179, 231
シクロオキシゲナーゼ ･････････････ 234
シスタチン C 濃度 ･････････････････ 93
シスプラチン ･･････････････････････ 94
湿球黒球温度 ････････････････････ 309
シックデイ・ルール ････････････････ 261

集合管 ･････････････････････ 46, 50, 65
自由水 ･････････････････････････ 100, 115
　　―― 摂取障害 ･･････････････ 166
　　―― 喪失 ･･･････････････････ 168
主細胞 ･････････････････････････ 46, 65
腫瘍壊死因子α ･･････････････････ 267
条鰭類 ･････････････････････････････ 12
上行直血管 ･････････････････････ 53, 56
上皮細胞増殖因子 ･･･････････････ 253
上皮性 Na チャネル ･････ 17, 66, 144
食塩 ･･･････････････････････････････ 171
食事療法 ･･･････････････････ 206, 262
植物性タンパク質 ･････････････ 202, 220
処方カスケード ･･･････････････････ 233
腎血漿流量 ･･･････････････････････ 94
腎疾患 ････････････････････････････ 145
心腎症候群 ･･････････････････････ 129
腎性尿崩症 ･･････････････････････ 246
腎臓の本質 ･････････････････ 62, 68, 189
腎タンポナーデ ･･･････････････････ 129
浸透圧順応型 ･･････････････････ 11, 16
浸透圧性脱髄症候群 ････････････ 105
浸透圧調節型 ･････････････････ 13, 14
浸透圧物質 ･･････････････ 11, 22, 53
浸透圧利尿 ･･････････････････････ 171
　　―― 薬 ････････････････････ 143
心不全 ･･･････････････････････ 33, 171
腎不全 ･･･････････････････････････ 151
心房性 Na 利尿ペプチド ･･ 134, 267
腎門脈 ･････････････････････････････ 24
人類の特徴 ･･････････････････････ 305
髄質外層集合管 ･･･････････････････ 46
髄質内層集合管 ･････････････････ 46, 85
水利尿不全 ･････････････････ 115, 118
スピロノラクトン ･･･････････････ 144, 184
生理食塩水 ･･････････････････････ 272
セツキシマブ ･････････････････････ 254
セファゾリン ･･･････････････････････ 90
前腎 ･･･････････････････････････････ 28
ゾウアザラシ ･････････････････････ 26

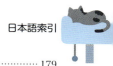

日本語索引

た 行

体液過剰 266
対向流交換系 12, 53, **55**
対向流増幅系 22, 39, 50
代謝性アシドーシス 201, 207, 296
　── リスク 219
　──，高 Cl 性 272
代謝性アルカローシス 154, 249
炭酸脱水酵素 143
　── 阻害薬 135
淡水魚 13
タンパク質制限 201
タンパク尿 179
窒素代謝物 9, 22
緻密斑 24, 43, 147
中腎 28
中枢神経症状 102
中枢性副腎不全 116
鳥類 20
　── 腎臓 27
直血管 53
低 K 血症 133, 154, 293
　── 成因の鑑別 **212**
　── 補正 **214**
低 Mg 血症 253
低 Na 血症 98, 144, 315
　──，運動誘発性 314
　── 成因 77, 100
　── リスク 277
　──，偽性 297
　──，サイアザイド系利尿薬 **181**
　──，慢性 112, 121
低アルブミン血症 154, 282
低血糖 293
低レニン性低アルドステロン症 192, 218
電解質異常 260
天井効果 131
糖尿病 179, 286
　── 関連腎病 179
　── 高血糖緊急症 62
　── 性ケトアシドーシス 287, **295**
　── 性腎症 179
　── 性腎臓病 191
動脈硬化病変 28
トラセミド 152
トラマドール 235, 237
トルバプタン 136, 145

な 行

軟骨魚類 11
肉鰭類 15
ニコチンアミドアデニンジヌクレオチド ... 287
乳酸 227, 289
　── アシドーシス 293
尿化学検査 83
　── 正常値 78
尿細管アシドーシス 213
　──，Ⅳ型 192, 218
尿細管希釈セグメント 100
尿細管糸球体フィードバック 24, 147
尿酸 10, 22
尿浸透圧 86
尿素 10, 22, **51**
　── トランスポーター 53
熱失神 311
熱射病 311
熱中症関連疾患 305
熱疲労 311
熱放散 308
ネフローゼ症候群 33, 62, 282
ネフロンのセグメント 37

は 行

バイオアベイラビリティ 152
ハイギョ **15**
肺水腫 171, 282
バソプレシン受容体拮抗薬 145
バプタン系薬剤 136, 155
バプタン系利水薬 145
皮骨 21
皮質集合管 45, 65, 190
皮質の太い上行脚 64

索引

非心原性肺水腫 ································ 315
非ステロイド性抗炎症薬 ······· 57, 132, 155
ビスホスホネート ································ 247
ヒドロクロロチアジド ·························· 144
フィネレノン ······································ 145
副甲状腺ホルモン ································ 44
不整脈 ·· 60
部分排泄率 ··· 79
プロスタグランジン ···················· 182, 231
フロセミド ································ 131, 137, **151**
　──抵抗性ネフローゼ症候群 ········ 157
　──薬理学的特性 ························· 153
プロトンポンプ阻害薬 ·························· 253
ペンギン ··· 55
便秘 ··· 206
ヘンレ上行脚 ···································· 100
ヘンレの太い上行脚 ··················· 132, 143
ヘンレループ ··························· **39**, **50**, **64**
ポリファーマシー ································ 233

ま行

慢性腎臓病 ··· 55
　──外来での管理 ························ **224**
慢性低 Na 血症 ······················ **112**, 121, 121

マンニトール ······································ 143
水チャネル ··· 50
ミネラルコルチコイド受容体拮抗薬
　································ 139, 145, 183, 203, 256
ミルク─アルカリ症候群 ···················· **249**

や行

有効循環血漿量 ························ 32, 78, 168
輸液忍容性 ······································ **269**
輸液療法 ·································· 264, 273
　──歴史 ····································· 278
用量反応曲線 ···································· 152

ら行

リチウム製剤 ···································· 250
利尿薬の開発 ···································· 160
　──歴史 ····································· 161
利尿薬の併用 ···································· 159
ループ利尿薬 ························ 41, 151, 171
　──サイアザイド系利尿薬の併用 ···· 159
　──比較 ····································· 154
レニン ·· 24
レニン・アンジオテンシン・
　アルドステロン系 ··········· 132, 152, 225

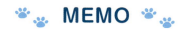
MEMO

著者紹介

杉本俊郎　　滋賀医科大学総合内科学講座　教授
　　　　　　　国立病院機構東近江総合医療センター　内科診療部長

略　歴

1989年	3月	滋賀医科大学卒業
同年	5月	滋賀医科大学医学部附属病院臨床見学生
同年	6月	同　医員(研修医)
1995年	3月	同上卒業　医学博士取得
同年	9月	米国ミシガン大学生化学研究員
1998年	4月	滋賀医科大学附属病院医員
1999年	4月	長寿科学振興財団リサーチレジデント
2000年	10月	滋賀医科大学医学部附属病院　医員
2002年	1月	滋賀医科大学内科学講座　助手
2007年	1月	同　講師(学内)
2008年	2月	滋賀医科大学医学部附属病院　卒後研修センター副センター長
2009年	4月	滋賀医科大学医学部附属病院　糖尿病・内分泌・腎臓内科外来医長
2010年	6月	同　糖尿病・腎臓・神経内科病棟医長
2011年	4月	滋賀医科大学総合内科学講座(地域医療支援)准教授
		国立病院機構滋賀病院内科医長
2013年	4月	国立病院機構東近江総合医療センター(名称変更)　総合内科医長
2015年	4月	滋賀医科大学総合内科学講座(地域医療支援)准教授
		国立病院機構東近江総合医療センター　診療部　総合内科部長
2020年	4月	滋賀医科大学総合内科学講座　教授
		国立病院機構東近江総合医療センター　診療部　総合内科部長
2020年	6月	滋賀医科大学総合内科学講座　教授
		国立病院機構東近江総合医療センター　診療部　内科診療部長

所属学会　取得認定医・専門医

日本内科学会認定医・日本内科学会総合内科専門医
米国内科学会会員
日本腎臓学会専門医・指導医・日本腎臓学会評議員
日本透析学会専門医
日本糖尿病学会会員
日本リウマチ学会専門医

きどにゃんとゆく！水・電解質を学ぶ旅
腎生理がわかれば、水・電解質異常がわかる！

2018年11月1日　1版1刷　　　　　　　　©2025
2023年8月10日　　3刷
2025年1月20日　2版1刷

著　者
　杉本俊郎
　すぎもととしろう

発行者
　株式会社　南山堂　代表者　鈴木幹太
　〒113-0034　東京都文京区湯島 4-1-11
　TEL 代表 03-5689-7850　　www.nanzando.com

ISBN 978-4-525-25902-0

JCOPY　〈出版者著作権管理機構 委託出版物〉
複製を行う場合はそのつど事前に(一社)出版者著作権管理機構(電話03-5244-5088,
FAX 03-5244-5089, e-mail: info@jcopy.or.jp)の許諾を得るようお願いいたします.

本書の内容を無断で複製することは，著作権法上での例外を除き禁じられています．
また，代行業者等の第三者に依頼してスキャニング，デジタルデータ化を行うことは
認められておりません．